名老中医王万林外科处方集

程旭锋　赵慧朵　刘　琦　主　编

河南科学技术出版社
· 郑州 ·

图书在版编目（CIP）数据

名老中医王万林外科处方集/程旭锋，赵慧朵，刘琦主编. —郑州：河南科学技术出版社，2023.12

ISBN 978-7-5725-1330-5

Ⅰ.①名… Ⅱ.①程… ②赵… ③刘… Ⅲ.①中医外科—处方—汇编 Ⅳ.①R289.52

中国国家版本馆 CIP 数据核字（2023）第 198336 号

出版发行：河南科学技术出版社
　　　　地址：郑州市郑东新区祥盛街27号　　邮编：450016
　　　　电话：（0371）65788613　65788629
　　　　网址：www.hnstp.cn
策划编辑：邓　为
责任编辑：杨　莉
责任校对：龚利霞
封面设计：中文天地
责任印制：徐海东
印　　刷：河南省环发印务有限公司
经　　销：全国新华书店
开　　本：720 mm×1 020 mm　1/16　印张：17.75　字数：260千字
版　　次：2023年12月第1版　　2023年12月第1次印刷
定　　价：65.00元

如发现印、装质量问题，影响阅读，请与出版社联系。

本书编写人员名单

主　编	程旭锋	赵慧朵	刘　琦
副主编	王蓓蓓	李飒威	徐留燕
	孟冰心	刘瑞东	
编　委	王丰莲	王　伟	孔刘明
	吴　冰	车志英	王春芳
	张文可	李志鲲	王泽鹏
	袁江山	程梓烨	徐月圆
	刘　琪		

序

　　中华悠悠五千年，医学生生不息延，王氏传承有新观，万言育人孜不倦，林盼成森后世钻。

　　中医药学博大精深，源远流长，是中华民族的宝贵财富，为中华民族的繁衍昌盛做出了巨大贡献。在中医学的不断发展中，出现了许多经验丰富的名老中医，他们将中医药学基本理论、前人经验与当今实践相结合，解决着临床疑难问题，他们的学术思想和临证经验与中医古籍文献相比，更加鲜活、明了，更具可视性，是中医药学伟大宝库中的一笔宝贵财富，值得世代传承。

　　王万林教授作为第五批全国名老中医药专家学术经验继承工作指导老师。他于医门中砥志研思近70年，通过对临床医学知识如饥似渴的学习，集百家所长，在临床中望闻问切，反复思悟，精益求精，逐渐形成了独特的诊疗思路，且带头成立了"三腺研究组"，致力于乳腺、甲状腺、前列腺疾病的中医临床与科研工作。同时对周围血管、皮肤等疾病的诊治也颇具见解。

　　王老从事中西医外科临床教学50余年，学生包括本科生、研究生、进修生等不计其数。而今他虽已至耄耋之年，但一刻也不愿停下忙碌的脚步，仍在临床一线带教，培养年青一代医生，无私地将自己的经验传授给他们。门诊时他悉心教授跟诊的学生如何问诊、诊察脉象、查体、辨病辨证等。王老讲解思路清晰严谨，深入浅出，循循善诱，语言风趣幽默；对于学生的提问，王老答疑解惑，言尽其详，不断培养学生对中医临床诊疗的兴趣，逐步使学生树立起学习中医的信心，深得学生喜爱。

2019年国家中医药管理局成立了"王万林全国名老中医药专家传承工作室"。本课题组在王老的直接指导下，致力于将王老的学术思想与宝贵经验进行系统总结，著之成书，加以传承。

本处方集是由课题组成员于跟诊过程中，选取经典医案，整理汇编而成的。全书共分为乳癖、乳核、乳岩、粉刺性乳痈、乳痈、乳房其他疾病、瘿病、泌尿系疾病、周围血管疾病、皮肤疾病等十一个章节，力求理论系统，经验全面，重在实用。处方的按语中还原分析王老的临证思路及用药经验，以便与医学同仁共鉴，守正创新，薪火相传。

欣然作序，愿本书能使工万林教授的学术思想得到传承，为中医药学的繁荣发展略尽绵薄之力。

王万林全国名老中医药专家传承工作室

2022 年于郑州

目录
Contents

第一节 乳 癖

一、概 论

乳癖是乳腺组织既非炎症也非肿瘤的良性增生性疾病，其临床特点是单侧或双侧乳房疼痛，伴或不伴有肿块，乳房肿块大小不等，形态不一，边界不清，质地不硬，推之活动。相当于西医的乳腺增生病，本质上是由于乳腺小叶和间质不同程度地增生或复旧不全所致的乳腺正常结构紊乱。乳痛、肿块与月经周期及情志变化密切相关。本病好发于 25 ～ 45 岁的中青年女性，其发病率约占乳房疾病的 75%。现代社会女性压力不断增大，本病发病率逐年升高，是临床上最常见的乳房疾病。

现代医学认为本病的发生与体内激素分泌紊乱相关，如卵巢分泌性激素异常，导致外周血中雌激素水平升高，孕激素水平下降，乳腺导管上皮和纤维组织有不同程度的增生，末梢腺管或腺泡形成囊肿；高泌乳素血症影响乳腺生长、发育和泌乳功能，同时影响下丘脑－垂体－性腺轴功能；乳腺组织对性激素敏感性升高，导致乳腺各部分增生程度参差不齐，以及口服避孕药、滥服或接触激素水平过高的保健品、化妆品、不健康的生活方式等因素导致乳腺增生的发生率逐年增高并逐渐年轻化。

王老认为乳癖实证多因肝失疏泄、肝肾亏虚、冲任失调、脾失健运、胃失和降、痰瘀之邪内蕴日久结于乳络所致，其中以"肝郁"为本。肝气条达、肝血充足，既能滋生肾精，又可令气机调畅、气血调和、冲任协调。女子以血为本，以气为用，肝为藏血之脏，司血海，主疏泄，使全身气血通而不滞，散而不郁。若肝疏泄失常，一为疏泄不及，即情志不遂，气机抑郁，肝气郁结，失于宣泄，或因于肝之阴阳气血不足，升发无力，气滞血瘀，经脉阻塞，气机阻滞于乳房时，就会出现乳房胀痛，郁结日久以致气不行血，血运不畅，发为乳房结块。叶天士曾提到"女子以肝为先天，阴性凝结，易于怫郁，郁则气滞血阻"。其二为疏泄太过，肝阳气火升动，过于亢奋，烦躁易怒，肝火循经上扰，炼液成痰，痰瘀互结，停于乳房发为肿块。

虚证多由素体阳虚，营血不足，寒凝痰滞，痹阻于乳络而成。阳动而散故化气，阴静而凝故成形。阳虚则"阳化气"不及，脏腑功能失调，失于温煦而鼓动无力，对阴邪不能形成有效的温化及抑制作用，导致"阴成形"太过，而见异常肿物的形成，在乳房就表现为增生、肿块甚至癌症。阴寒为病故局部肿势弥漫，皮色不变，寒痛无热，并可伴有全身虚寒症状，同时与肝脾肾脏腑的关系密不可分。肝气郁结、情志不畅而致乳络瘀阻；脾虚失运、痰浊内生而致痞涩聚结成癖；肾阳不足、冲任不调而致乳络失养；故病发之。同时与肾及冲任关系密切，肾虚连及冲任，冲任为气血之海，上行则为乳，下行则为经，冲任失调，气血不通，乳房疼痛，发为乳癖。

二、处 方

1. 姓名：马某某　　性别：女　　年龄：42 岁

初诊日期：2021 年 04 月 16 日

临床诊断：中医诊断为乳癖，肝郁气滞证　　西医诊断为乳腺增生病

处方：

陈皮 15g	醋柴胡 12g	川芎 12g	香附 12g
麸炒枳壳 12g	白芍 12g	醋延胡索 15g	炒川楝子 9g
甘草 10g	青皮 12g	合欢花 12g	合欢皮 12g

7 剂，水煎服，日一剂，早晚温服。

【处方解读】

主诉：双乳胀痛 4 天。

现病史：患者 4 天前因与家人争吵后出现双乳胀痛，前来我院就诊。

查体：双乳外上象限可触及质韧团块，压痛阳性。彩超提示：双侧乳腺增生。纳可，寐差、多梦，二便正常。

舌苔脉象：舌淡，苔薄，脉弦。

辨病辨证：乳癖，肝郁气滞证。

治法：疏肝解郁，理气止痛。

【按语】

柴胡疏肝散出自《景岳全书》，原方组成为：柴胡、香附、枳壳、陈皮、白芍、川芎、甘草等。主治肝气郁滞证。症见胁肋疼痛，胸闷善太息，情志抑郁易怒，或嗳气，脘腹胀满，脉弦等。方中醋柴胡疏肝解郁，为君药；香附理气疏肝止痛，川芎活血行气止痛，二药助柴胡解肝郁，更增行气活血止痛之功，共为臣药；陈皮、枳壳理气行滞，白芍、甘草养血柔肝，缓急止痛，为佐药；甘草调和诸药，亦为使药。诸药并举，共奏疏肝解郁、理气止痛之功。

++++++

2. **姓名**：成某　　**性别**：女　　**年龄**：46 岁

初诊日期：2021 年 09 月 10 日

临床诊断：中医诊断为乳癖，肝郁气滞证　　西医诊断为乳腺增生病

处方：

陈皮 15g	醋柴胡 12g	川芎 12g	香附 12g
麸炒枳壳 12g	白芍 12g	醋延胡索 15g	炒川楝子 9g
甘草 10g	当归 12g	生地 12g	清半夏 9g
青皮 12g	制远志 12g	茯神 12g	浙贝母 30g
苏叶 12g	桔梗 9g	生栀子 12g	生姜 3 片

7 剂，水煎服，日一剂，早晚温服。

【处方解读】

主诉：双乳胀痛 7 天。

现病史：患者 7 天前因工作原因与人争吵后出现双乳胀痛，前来我院就诊。查体：双乳外上象限可触及质韧团块，压痛强阳性。彩超提示：双

侧乳腺增生；右乳囊肿。纳可，寐差，入睡困难，多梦，二便正常。

舌苔脉象：舌淡，苔薄，脉弦。

辨病辨证：乳癖，肝郁气滞证。

治法：疏肝解郁，理气止痛。

【按语】

本方为《外科正宗》清肝解郁汤，方中以健脾理气为法，佐白芍、当归、生地以活血养肝，远志、贝母、桔梗以化痰通经、理气消滞。《医宗金鉴·外科心法要诀》亦记载："初起气实者，宜服清肝解郁汤。"王老勤求古训，博采众方，临床处方用药不囿于一方一药，用药灵活，值得后辈学习。

✦✦✦✦✦✦

3. **姓名：**李某某　　　　**性别：**女　　　　**年龄：**33 岁

初诊日期：2021 年 03 月 08 日

临床诊断：中医诊断为乳癖，肝郁气滞证　　　西医诊断为乳腺增生病

处方：

柴胡 15g	白芍 15g	白术 15g	茯苓 15g
醋郁金 18g	醋香附 18g	青皮 12g	川楝子 15g
延胡索 12g	益母草 12g	莪术 9g	夜交藤 20g
远志 12g			

7 剂，水煎服，日一剂，早晚温服。

【处方解读】

主诉：双乳胀痛不适 4 月余。

现病史：患者因生活工作不遂，心情不佳，4 个月前渐感双乳胀痛，经前或情绪不佳时明显，渐加重。症见：双乳胀痛，经前加重，经后减轻，偶有刺痛。伴胸胁胀满，易怒，常失眠，月事周期尚可，但胃纳不佳，大便尚调。查体：双乳外上腺体增厚，按压疼痛，余未触及明显肿块，双乳头未见溢液。彩超提示：双侧乳腺增生。

舌苔脉象：舌红，苔薄白，脉象弦。

辨病辨证：乳癖，肝郁气滞证。

治法：疏肝解郁，理气止痛。

【按语】

方用柴胡、青皮、香附、川楝子、郁金疏肝理气，调畅气血；白芍、延胡索柔肝止痛，茯苓健运脾胃，莪术、益母草活血调经，夜交藤、远志安神助眠。王老认为乳癖主要脏腑定位是肝、脾、肾，并与情志改变、月经不调有关，患者因日常生活工作不顺心，导致情绪烦乱，肝郁不舒，气滞血瘀，故出现乳房、胸胁胀痛，易怒，失眠；肝木克脾土，出现胃纳欠佳；经前治标，治以疏肝解郁，理气止痛为主。患者较年轻，病症为单纯的乳痛症，嘱其保持情绪舒畅，并予思想疏导，病程短，疗效快。

＋＋＋＋＋＋

4. **姓名**：徐某某　　　　**性别**：女　　　　**年龄**：34 岁

初诊日期：2020 年 11 月 08 日

临床诊断：中医诊断为乳癖，肝郁气滞证　　西医诊断为乳腺增生病

处方：

柴胡 12g	郁金 12g	香附 15g	青皮 10g
白芍 15g	川楝子 15g	丹参 10g	当归 15g
川芎 15g	橘叶 10g	橘核 10g	瓜蒌 15g
猫爪草 12g	浙贝母 6g	白术 15g	茯苓 15g
仙灵脾 9g	巴戟天 9g	延胡索 20g	赤芍 12g
炙甘草 6g			

7 剂，水煎服，日一剂，早晚温服。

【处方解读】

主诉：经期乳房胀痛半年。

现病史：半年前患者在经期受精神刺激后出现双乳房胀痛，随后每至经期双乳房胀痛明显，于外院诊断为"乳腺增生"，经口服西药治疗后未见明显好转，遂来诊。症见：双侧乳房胀痛，左乳甚，经期尤剧，喜忧虑，素来月经错后，经量少，色暗，有血块，伴痛经；纳可，寐一般，二便调；触诊双乳房外侧散在大小不等豆粒样结节，质地适中，推之活动。彩超提

示：左侧乳腺低回声结节（BI-RADS 3 级）；局限性增生？双乳囊性结节（BI-RADS 3 级）。

舌苔脉象：舌边尖红，苔白，边有齿印，脉沉细。

辨病辨证：乳癖，肝郁气滞证。

治法：疏肝理气，散结止痛。

二诊：上方 7 剂后，诉乳房疼痛明显减轻，乳房时有灼热感，此乃阳郁化热，故原方加夏枯草、黄芩各 10g；再服 14 剂以疏肝泄热后，自觉包块缩小；继用 21 剂后，包块消失，疼痛完全缓解。

【按语】

方中柴胡、郁金、香附疏肝解郁；川楝子、青皮、延胡索舒肝行气止痛；白术、茯苓健脾化湿；当归养血和血；白芍酸苦微寒，养血敛阴，柔肝缓急；橘叶、橘核理气散结止痛。乳癖病程较长，久病入络，加丹参、赤芍活血化瘀、行气止痛；仙灵脾、巴戟天温肾阳，相互配伍以增强温肾助阳、调摄冲任之效，现代药理研究表明二者皆有拟激素样作用，可调节内分泌紊乱；猫爪草、瓜蒌、浙贝母等化痰散结。

妇人以血为本，以气为用，在上为乳饮，在下为月事。上有不通，则下有瘀滞，王老认为治疗乳癖时，根据患者个体表现，临床治疗时应辨证论治，辨别气滞、血瘀、痰凝为主的兼夹证型，肝与脾胃有关，肝疏泄不及，肝郁化火，损耗气血，致使乳房脉络失畅，肝郁气滞，水湿津液不运，酿成痰湿，痰湿与肝郁气滞相合，本虚标实，形成乳癖。经血来潮，气随血泄，故乳房脉络等亦暂时缓解，继而经前期来临、阳长至重，又将激发肝气之偏旺而郁结。肾水不足，水不涵木，肝气郁结，日久气滞血瘀，痰瘀互结。故宜培植肾元以治本，兼疏肝解郁，理气行滞，化痰和血以治标。根据乳腺增生的发病机制，治疗主要采用补肾疏肝解郁、理气行滞、和血祛痰、化痰散结，并强调方宜温和为贵，反对攻伐太过。

++++++

5. 姓名：刘某某　　**性别：**女　　**年龄：**21 岁

初诊日期：2021 年 05 月 20 日

临床诊断：中医诊断为乳癖，肝郁气滞证　西医诊断为乳腺增生病

处方：

柴胡 10g	青皮 15g	川楝子 15g	香附 15g
延胡索 15g	郁金 15g	茯苓 15g	白芍 15g
莪术 15g	益母草 15g	夜交藤 30g	合欢花 15g

7 剂，水煎服，日一剂，早晚温服。

【处方解读】

主诉：双乳胀痛 3 个月。

现病史：患者因临近大学毕业，东奔西跑忙找工作，多处应聘未成，心烦意乱，3 个月前渐感双乳胀痛，经前或情绪不佳时尤甚，且逐渐加重，明显影响生活质量，遂来我院就诊。末次月经 2021 年 4 月 30 日，平素月经规律。症见：双乳胀痛，偶有刺痛，经前或情绪不佳时尤甚，经后痛减，伴胸胁胀痛，易怒，失眠，胃纳欠佳，二便调。查体：双乳充盈，未及明显肿块，双乳头未见溢液。彩超提示：符合乳腺增生声像。

舌苔脉象：舌质淡红，苔薄白，脉弦。

辨病辨证：乳癖，肝郁气滞证。

治法：疏肝解郁，理气止痛。

二诊：症见：双乳胀痛明显减轻，无胸胁胀痛，纳眠可，二便调。舌质淡红，苔薄白，脉弦。守前方服 7 剂，至月经来潮停药。

三诊：月经前后双乳均无疼痛，无不适。乳腺疼痛及伴随症状无反复。

【按语】

方用柴胡、青皮、香附、川楝子、郁金疏肝理气，调畅气血；白芍、延胡索柔肝止痛；茯苓健运脾胃；莪术、益母草活血调经；夜交藤、合欢花安神助眠。患者缘于找工作应聘未成，情绪不佳，肝郁不舒，气滞血瘀，故出现乳房、胸胁胀痛，易怒，失眠，肝木克脾土，出现胃纳欠佳，此型临床多见于单纯性乳腺上皮增生症。王老认为经前治标，应治以疏肝解郁，理气止痛。王老根据月经前后乳腺组织生理的不同变化，经前顺肝经疏肝理气活血，经后顺冲任需充盈时益之，补肾调冲任治其本。患者年龄轻，病程短，疗效快，为单纯的乳痛症。按中医周期疗法巩固 1 个月，乳房胀痛及伴随症状痊愈。

++++++

6. 姓名：陈某　　性别：女　　年龄：39 岁

初诊日期：2021 年 10 月 16 日

临床诊断：中医诊断为乳癖，肝郁痰凝证　西医诊断为乳腺增生病

处方：

醋柴胡 12g	当归 12g	白芍 12g	茯苓 15g
浙贝母 30g	白术 12g	海藻 12g	陈皮 12g
连翘 12g	制南星 5g	丹皮 12g	炒栀子 12g
川芎 12g	瓜蒌 15g	甘草 6g	

7 剂，水煎服，日一剂，早晚温服。

【**处方解读**】

主诉：经前乳房胀痛 4 月余。

现病史：患者月经前乳房胀痛，情绪波动时加重，月经前后不定期，乳腺彩超提示双侧乳腺增生。现症见：神志清，精神可，经前乳房胀痛，纳寐可，二便调。

舌苔脉象：舌质红，苔薄白，脉弦。

辨病辨证：乳癖，肝郁痰凝证。

治法：疏肝解郁，化痰散结。

【**按语**】

本方为逍遥蒌贝散加减，柴胡主入肝经，条达肝气，疏散郁结；当归补血活血，白芍酸甘化阴，养血柔肝，使肝得条达，气顺痰消；白术、茯苓合用能健脾益气，促使脾脏运化有机，杜绝生痰之源，瓜蒌、浙贝母、南星当属散结化痰之良药，能行理气化痰、祛瘀扶正、软坚散结之效；丹皮、栀子清解肝经郁热，川芎理气止痛，甘草调和诸药。王老认为乳腺增生发生主要是由于女性内分泌功能紊乱引起，包括雌、孕激素比例失调及催乳素升高引起乳腺细胞增殖。乳腺增生患者的护理措施也很重要。现代女性工作压力较大，缺乏运动，平常忙于工作，常吃外卖，而外卖多重油重盐，多具有高脂肪、高蛋白、高热量的特点，容易引起脂肪摄入过多。高脂饮食会导致体内雌激素以及催乳素水平过高，同时丘脑－垂体轴机制

异常会导致雌激素过多分泌，引起乳腺细胞增生，因此需要加强饮食干预。故王老临证中多嘱咐乳腺增生患者多食用蔬菜水果以及豆制品，多食用粗粮，减少高脂肪、高热量食物的摄入。

++++++

7. 姓名：陈某某　　**性别**：女　　**年龄**：30 岁

初诊日期：2019 年 09 月 15 日

临床诊断：中医诊断为乳癖，肝郁痰凝证　西医诊断为乳腺增生病

处方：

柴胡 10g	当归 15g	白芍 15g	白术 15g
茯苓 15g	醋郁金 15g	醋香附 15g	醋三棱 15g
醋莪术 15g	夏枯草 30g	牡蛎 30g	浙贝母 15g
瓜蒌 20g	皂角刺 15g	桔梗 15g	甘草 6g

7 剂，水煎服，日一剂，早晚温服。

外用以散结乳癖膏，外敷于疼痛肿块处。

【处方解读】

主诉：双乳胀痛不适 3 个月。

现病史：患者近几个月工作压力较大，3 个月前渐感双乳胀痛，经前及情绪不良时加重，时有咽喉异物感。近几月月经不规律，量少若无。症见：双乳胀痛，偶有刺痛，情绪易怒烦躁，入睡困难，大便不畅，月经提前量少。乳腺触诊：双乳外上象限增厚，呈片块状。超声提示：双乳增生，导管轻度扩张。

舌苔脉象：舌淡黯，苔薄腻，脉细涩。

辨病辨证：乳癖，肝郁痰凝证。

治法：疏肝健脾，化痰活血。

【按语】

方中柴胡药性苦寒，入肝胆肺经，可疏肝解郁；当归、白芍补血养血，柔肝止痛；茯苓、白术可利水渗湿、补气健脾；瓜蒌、贝母、夏枯草能清热、化痰、散结；牡蛎可平抑肝阳，软坚散结。诸药配伍，可以共同发挥

疏肝解郁、清热化痰、软坚散结的功效。

乳腺增生的发病原因，肝郁气滞者较多。肝主疏泄，体阴而用阳，宜升发而疏散。如情志不畅，则肝气郁结，肝失条达，气血周流失度，凝滞于乳而结块。故有"木郁不达，乳房结癖""其核随喜怒而消长"等阐述，因此临床上疏肝理气是治疗本病的基本治法。而生育期女性生理特点，每月气血循行，如月之盈亏，经前如月亮由亏转盈，血海逐渐充盈，若肝疏泄有度则血海冲盛，经血按时下行，经血通畅而乳腺不癖；若肝气郁结，不能疏泄，郁结于胸，则乳络胀满而疼痛结块，不能下达，则月经量少且不畅，故王老经前予患者疏肝健脾、化痰活血以通肝经任脉，经期活血通经以通血海，经后血海空虚，补肾养血填精以固其肾本，故治疗一个月经周期，症状大有缓解。若想根治，则需连续三个月经周期为宜。见肝之病知肝传脾，当先实脾，故在治肝之时，不忘健脾；脾肾乃先后天之关系，补肾养血，亦当补后天以生先天，故补肾同时，也当健脾，故方中不忘茯苓、白术等健脾之药。

++++++

8. 姓名：程某　　性别：女　　年龄：37 岁

初诊日期：2020 年 02 月 26 日

临床诊断：中医诊断为乳癖，肝郁痰凝证　西医诊断为乳腺增生病

处方：

柴胡 15g	郁金 12g	香附 12g	当归 15g
川芎 15g	白芍 12g	茯苓 10g	白术 15g
瓜蒌 20g	浙贝母 10g	山慈菇 10g	猫爪草 15g
延胡索 20g	川楝子 10g	炙甘草 6g	

7 剂，水煎服，日一剂，早晚温服。

【处方解读】

主诉：经前期乳房胀痛半年。

现病史：患者月经前期乳房胀痛，情志不畅可诱发加重，伴月经不调，或提前或推后，纳可，眠可，二便调，脉缓，舌淡红，苔白。乳腺彩超提

示：双侧乳腺增生。

舌苔脉象：舌质暗，苔白，脉弦细。

辨病辨证：乳癖，肝郁痰凝证。

治法：疏肝解郁，化痰散结。

二诊：诉双乳胀痛不适减轻明显，继服上方 14 剂后，经前期乳房胀痛明显缓解，月经基本规律。改为口服乳癖安合剂，每次 20mL，每日 3 次，连服 4 个疗程后（每疗程 2 周），彩超提示双侧乳腺未见异常。

【按语】

柴胡入肝经气分，疏郁散结，郁金入肝经血分，活血行气止痛，二者合用有疏肝解郁、活血止痛的效能；香附疏肝理气止痛，白芍柔肝养阴、缓急止痛，二者伍用，有疏肝养阴、理气止痛的效能；当归以养血为主，川芎以行气为要，二药伍用，气血兼顾，增强养血调经、行气活血、散瘀止痛之力；瓜蒌、浙贝母、山慈菇、猫爪草化痰散结；延胡索、川楝子活血散瘀、行气止痛。全方疏肝散结、行气止痛。

《内经》记载乳腺病的发生、发展与足厥阴肝经、足阳明胃经及冲任二脉关系密切。陈实功在《外科正宗》中指出："乳癖乃乳中结核，形如丸卵，或重坠作痛，或不痛，皮色不变，其核随喜怒而消长。"他认为乳癖多为思虑伤脾，恼怒伤肝，从而郁结而成。《外证医案汇编》也说："乳症，皆云肝脾郁结，则为癖核。"指出乳癖主要脏腑定位是肝、脾、肾，并与情志改变、月经不调有关。王老在乳腺增生的诊治上积累了几十年丰富的临床经验，门诊类患者较多，中药疗效显著。王老认为，乳腺增生的病机中心在于肝肾，女性子宫、乳房的生理活动都是以肝为枢纽，时时都处于增生、复旧、再增生的周期性过程。虽然乳腺增生临床表现多样，但治本在调肝补肾，并随着月经周期的变化，在治疗上有相应变化，对兼夹的其他证型则辨证论治。

＋＋＋＋＋＋

9. **姓名：**王某　　　　**性别：**女　　　**年龄：**40 岁

初诊日期：2021 年 05 月 18 日

临床诊断：中医诊断为乳癖，肝郁痰凝证　西医诊断为乳腺增生病

处方：

柴胡 10g	当归 10g	白芍 10g	茯苓 15g
白术 15g	瓜蒌 20g	生牡蛎 20g	泽泻 10g
薏苡仁 20g	浙贝母 10g	山慈菇 10g	夏枯草 30g
炙甘草 6g			

14 剂，水煎服，日一剂，早晚温服。

【处方解读】

主诉：双侧乳房胀痛不适半年余。

现病史：半年前患者生气后双乳胀痛不适，平素爱生闷气，后每逢经前加重，且经期颜面肿胀，起痤疮，腹胀。查体：左乳外上象限可触及 1 处肿块，约 2cm×2cm 大小；右乳外上象限亦可触及 1 处肿块，约 1cm×1cm 大小，质韧，活动度尚可，压痛阳性。

舌苔脉象：舌质黯，苔黄，脉弦细。

辨病辨证：乳癖，肝郁痰凝证。

治法：疏肝解郁，化痰散结。

二诊：上方共服 14 剂，自觉乳房肿块消失，偶有疼痛，仍觉腹胀，腰困。察舌苔仍黄，脉弦细。上方加蒲公英 30g、补骨脂 10g，去泽泻、薏苡仁继服 14 剂，共计服药 28 剂，诸症消失而愈。

【按语】

方用柴胡疏肝解郁散结，使肝木条达；当归、白芍补血活血、和营养肝；白术、茯苓、炙甘草健脾和中，体现"见肝之病，知肝传脾，当先实脾"的治未病思想；肝气犯脾，脾失健运，聚湿成痰，郁、痰、瘀互结日久而形成乳癖，故加用浙贝母、瓜蒌化痰散结，生牡蛎化痰软坚，泽泻、薏苡仁健脾利湿，夏枯草清泻肝火，山慈菇消肿散结。综观全方在养肝柔肝的基础上疏肝，在健脾和中的前提下调肝，使疏肝理气不伤肝体，化痰散结不伤肝运。

王老认为肝郁痰凝是本病的主要病机。部分患者的发病与青春期、绝经期、月经期及生育流产等有一定关系，亦有兼因冲任失调的因素。肝为刚脏，体阴而用阳。体阴者，主藏血，以血为本；用阳者，主疏泄，以气为用。肝气宜疏畅而条达，宜升发而疏散。肝之疏泄功能正常，则气机调畅，血运畅通，情志舒畅。肝失疏泄，肝气郁结，蕴结于乳络，经脉阻塞不通，不通则痛，故乳房疼痛，常伴胸闷不舒、精神抑郁或心烦易怒；肝气郁久化热，灼津为痰，肝郁气血周流失度，气滞痰凝血瘀结聚成块，故见乳房结块，或随喜怒而消长。正如陈实功在《外科正宗》中指出，本病多因"思虑伤脾，恼怒伤肝，郁结而成也"，强调乳癖的发生与肝气郁结密切相关。故本病患者每遇情绪变化后症状加重。经前盈而满之，经后疏而泻之，故疼痛和肿块随月经周期而变化。经前面部乳房胀痛伴痤疮、腹胀。王老认为此种属于肝郁气滞型痤疮，主要表现为分布于面部及胸背部的皮疹，伴有胸闷不舒、两肋胀痛、喜生闷气，病位在肝，治疗宜舒肝理气散结。

＋＋＋＋＋＋

10. **姓名**：黄某某　　　**性别**：女　　　**年龄**：32 岁

初诊日期：2020 年 05 月 25 日

临床诊断：中医诊断为乳癖，肝郁痰凝证　西医诊断为乳腺增生病

处方：

当归 10g	白芍 15g	柴胡 10g	郁金 10g
白术 10g	香附 30g	瓜蒌 10g	浙贝母 10g
生牡蛎 6g	藿香 10g	砂仁 6g	莲子 6g
白蔻仁 10g	半夏 10g	生姜 5 片	甘草 6g

7 剂，水煎服，日一剂，早晚温服。

【处方解读】

主诉：发现右侧乳房肿块 1 年余。

现病史：1 年前发现右乳内生一肿块，劳累后增大，不久左侧乳房内亦起一肿块，有随月经而消长的现象，经期恶心、头晕、乳房胀痛。肿块 1 年来逐渐增大，经某县医院及我院门诊，诊为乳腺增生病。查体：左侧乳房外上象限有 4cm×5cm 的大小、不规则可活动的肿块，右侧乳房外上象限有 3cm×4cm 活动性的肿块。质韧，隐痛，胸胁胀闷，食欲不振。

舌苔脉象：舌苔薄白，脉弦细。

辨病辨证：乳癖，肝郁痰凝证。

治法：疏肝解郁，化痰散结。

二诊：服上药7剂后，又来复诊。左侧肿块基本消失，只剩枣核大小，右侧乳房肿块缩小为2cm×3cm，质软，时有微痛，胸背部时而不舒。上方继服20剂，患者诸症消失而痊愈。两年后随访，乳癖未再复发。

【按语】

方中柴胡疏肝解郁，疏散肝郁之气；去除薄荷、连翘，以消除升散过度、耗伤正气之弊；当归、白芍养血柔肝，肝得条达，气顺则痰消；白术健脾祛湿，使运化有机则杜绝生痰之源；瓜蒌、浙贝母、半夏散结化痰；牡蛎软坚散结。共奏疏肝理气、化痰散结之功。两方化裁为一，既保留了逍遥散疏肝健脾之功，又截断了痰邪生化之源，又加强了蒌贝散化痰软坚散结之力，使得该方具有攻补兼施之能。

乳头属肝，乳房属胃，乳房疾病的发生与肝、胆、脾、胃四脏关系密切，足厥阴肝经绕阴器过少腹挟胁肋，乳头为厥阴之气所贯，是以属肝。乳腺增生的发病原因，肝郁气滞者较多。肝主疏泄，体阴而用阳，宜升发而疏散，如情志不畅，则肝气郁结，肝失条达，气血周流失度，凝滞于乳而结块。故有"木郁不达，乳房结癖""其核随喜怒而消长"等阐述，因此临床上疏肝理气是治疗本病的基本治法。而生育期女性生理特点，每月气血循行，如月之盈亏，经前如月亮由亏转盈，血海逐渐充盈，若肝疏泄有度则血海冲盛，经血按时下行，经血通畅而乳腺不癖；若肝气郁结，不能疏泄，郁结于胸，则乳络胀满而疼痛结块，不能下达，则月经量少不畅。

✚✚✚✚✚✚

11. 姓名：张某   性别：女   年龄：51岁

初诊日期：2021年07月02日

临床诊断：中医诊断为乳癖，肝郁痰凝证   西医诊断为乳腺增生病

处方：

生鹿角 20g	醋柴胡 15g	瓜蒌 15g	制香附 15g
浙贝母 10g	当归 15g	忍冬藤 30g	生牡蛎 15g

乌梅 3g　　　　半枝莲 15g　　　白花蛇舌草 30g

7 剂，水煎服，日一剂，早晚温服。

【处方解读】

主诉： 双侧乳房胀痛 1 月余。

现病史： 1 个月前开始出现双侧乳房胀痛，扪之有肿块，边界不清，质地中等，活动度好，乳头偶有少量黄色分泌物溢出，月经时乳胀加重。至我院检查，诊断为"乳腺增生"。

舌苔脉象： 舌红，苔白，脉沉弦有力。

辨病辨证： 乳癖，肝郁痰凝证。

治法： 疏肝解郁，化痰散结。

二诊： 服药后乳房肿块压痛明显，月经已两月未行。舌红无苔，脉缓滑。方药如下：当归 15g，醋麻黄 2g，熟地黄 5g，白芥子 10g，生鹿角 30g，制香附 15g，醋柴胡 10g，地龙 5g，贝母 5g，赤芍药 15g，瓜蒌 15g，日 1 剂，水煎服。

三诊： 疼痛好转，效不更方。予上方续服 15 剂。

【按语】

方中生鹿角咸能入血软坚，温能通行散邪，是治疗乳癖不可或缺的圣药；醋柴胡、制香附疏肝解郁，散中有收；瓜蒌清热散结，活血消肿；忍冬藤清热、解毒、通络，"通经脉而调气血""专治痈疽"；浙贝母、生牡蛎化痰软坚，半枝莲、白花蛇舌草解毒散结，乌梅酸敛而软坚，配伍当归养血活血，化瘀而不伤正。女子乳头属肝，乳房属胃。肝失疏泄，气机郁滞，则乳房腹痛，甚至气滞血瘀形成肿块。若脾胃运化失司则痰浊内生，痰浊结于乳房胃络亦可致病。乳癖的形成与气滞、血瘀、痰凝皆有关系，故治疗要三者兼顾。

++++++

12. **姓名：** 吴某某　　**性别：** 女　　**年龄：** 39 岁

初诊日期： 2021 年 05 月 24 日

临床诊断： 中医诊断为乳癖，肝郁痰凝证　西医诊断为乳腺增生病

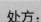

处方：

瓜蒌 15g	浙贝母 15g	柴胡 15g	郁金 15g
延胡索 15g	青皮 15g	香附 15g	陈皮 10g
茯苓 15g	白芍 15g	山慈菇 15g	生牡蛎 30g

7剂，水煎服，日一剂，早晚温服。

【处方解读】

主诉：发现双乳肿块4年，胀痛1年半。

现病史：患者平素性情急躁易怒且喜食辛辣之品。于4年前行乳腺普查时发现双乳肿块，但无明显胀痛，未做治疗。1年半前渐出现双乳胀痛，反复发作，每遇经前或情绪不佳时疼痛加重。至当地医院就诊，考虑为"乳腺增生"，予消乳散结胶囊口服治疗，胀痛症状好转，但停药后双乳胀痛更甚，故来诊。末次月经2021年5月9日，平素月经不规律。症见：双乳肿块伴胀痛，经前或情志不佳时胀痛加重，经后稍缓解，伴神疲耳鸣，夜寐多梦，心烦易怒，纳眠欠佳，二便尚调。查体：双乳外上象限可触及局限性增厚腺体，呈片状，质韧，边界欠清，压痛。彩超提示：双乳囊性增生。

舌苔脉象：舌质淡红，苔白，脉弦滑。

辨病辨证：乳癖，肝郁痰凝证。

治法：疏肝理气，化痰散结。

二诊：服药后双乳胀痛减轻，今日月经来潮，量中，无血块，色鲜红。纳眠可，二便调，舌脉同前。守上方继服7剂。双乳外上象限仍触及局限性增厚腺体，质较前变软，边界欠清，无压痛。

【按语】

方中的柴胡、白芍主入肝，有疏肝解郁之能；瓜蒌、生牡蛎、浙贝母、山慈菇软坚散结；郁金、香附、延胡索疏肝理气止痛；陈皮、青皮行气消滞。诸药合用，治以疏肝理气，化痰散结。该患者性情急躁易怒，情志不畅，郁久伤肝，肝郁气滞，气滞痰凝，故乳房月经前胀痛及肿块明显，月经前以标实为主，经前侧重治标，初诊时值月经前，以疏肝理气，化痰散结为主，予逍遥蒌贝散加减治疗。中医学认为，在月经周期的变化中，乳腺经历着由盛而满、由满而溢、由溢渐虚、由虚而渐复的过程，具有经前充盈和经后疏泄的特点，其中冲任为气血之海，肝、肾、天癸的综合作用直接影响乳房与子宫的生理变化。一旦其生理过程发生异常变化，乳腺一直处于"满而不能虚"或"虚而不能满"的状态中，久而久之，即引起乳腺增生。王老认为平衡内分泌性激素水平是治疗的关键，有赖于肾之阴阳平和、冲任之气血充盛及肝之疏泄调畅。故经后顺冲任需充盈时益之，补肾活血；经前顺肝经需疏泄时导之，疏肝活血。以此为治，收效显著。

＋＋＋＋＋＋

13. 姓名：朱某　　性别：女　　年龄：31 岁

初诊日期：2021 年 03 月 15 日

临床诊断：中医诊断为乳癖，痰瘀互结证　　西医诊断为乳腺增生病

处方：

当归 15g	柴胡 10g	白芍 15g	白术 15g
茯苓 15g	郁金 15g	香附 15g	三棱 15g
浙贝母 12g	猫爪草 15g	莪术 15g	延胡索 20g
瓜蒌 30g	甘草 6g		

7 剂，水煎服，日一剂，早晚温服。

【处方解读】

主诉： 双乳间断胀痛不适 1 年余。

现病史： 1 年前开始出现双乳间断胀痛，经前加重，经后减轻，按压疼痛，曾在外院行乳腺超声检查示双侧乳腺增生。间断服用中西药物治疗，效不佳。来诊时原症同前，并时有胁肋胀痛，情绪急躁易怒。体检可触及双乳外上腺体增厚明显，质韧，有触痛。彩超（外院）提示：双侧乳腺增生。

舌苔脉象： 舌质暗、苔白，脉弦细涩。

辨病辨证： 乳癖，痰瘀互结证。

治法： 疏肝行气，祛瘀化痰。

【按语】

方中柴胡、白芍疏肝气、养肝阴，疏肝柔肝；白术、茯苓健脾气、祛湿邪，使痰无来源；郁金、香附行气止痛，三棱、莪术活血破瘀，使通则不痛；延胡索行气止痛，浙贝母、猫爪草化痰散结，瓜蒌宽胸行气化痰散结，共奏疏肝行气止痛、化痰散结之效。本病病因多为素体急躁，肝郁气滞，肝木乘脾，脾失健运，痰湿内生，气滞则血瘀，气血痰聚而成邪，蕴于乳房胃络而成，辨证属于痰瘀互结证。治疗以疏肝行气、祛瘀化痰为法。一诊后乳房肿痛减轻，但硬结仍存，效不更方；再诊，诸症均轻，瘀象好转，但脾气不健，故去破瘀走窜之品，入陈皮、薏苡仁顾护脾胃。

+++++++

14. **姓名**：徐某某　　**性别**：女　　**年龄**：38 岁

初诊日期：2021 年 04 月 02 日

临床诊断：中医诊断为乳癖，肝郁气滞、痰瘀互结证　西医诊断为乳腺增生病

处方：			
柴胡 15g	郁金 15g	当归 15g	炒白芍 15g
浙贝母 15g	延胡索 15g	白术 15g	茯苓 15g
瓜蒌 15g	路路通 10g	黄芩 15g	蒲公英 15g
川楝子 15g	薄荷 10g	猫爪草 15g	火麻仁 15g
鳖甲 15g	炙甘草 6g		

7 剂，水煎服，日一剂，早晚温服。

【处方解读】

主诉：乳房胀痛 6 年余。

现病史：6 年前哺乳后双侧乳房胀痛，每于月经前发作明显，症状逐渐加重，未做系统治疗。临证时患者正值经前期，右侧乳房胀痛，左乳胀痛灼热、乳头触痛，双侧乳房触之有结节。平素月经基本正常，脾气急躁易怒，口干口苦，不欲饮水，口臭，大便 3~4 天行 1 次，便干，排便困难。彩超提示：双侧乳腺增生伴左乳囊肿。

舌苔脉象：舌体胖大，舌红苔黄腻，边尖有瘀点，脉弦数。

辨病辨证：乳癖，肝郁气滞、痰瘀互结证。

治法：疏肝理气，化痰散瘀。

【按语】

方中柴胡疏肝解郁；郁金活血止痛，行气解郁，使肝气得以条达，为君药。当归甘辛苦温，养血和血；白芍酸苦微寒，养血敛阴，柔肝缓急，川楝子、延胡索、路路通疏肝行气、通络止痛；浙贝母、猫爪草化痰散结，为臣药。白术、茯苓健脾去湿，使运化有权，气血有源；炙甘草益气补中，缓肝之急，加入薄荷少许，疏散郁遏之气，透达肝经郁热；黄芩、蒲公英清热解毒，消肿散结；火麻仁润肠通便，为佐使药。患者生气后乳房胀痛明显，口干口苦，舌红苔黄腻，边尖有瘀点，脉弦数，符合"肝郁气滞，痰瘀互结"的病机，因患者乳房灼痛，口臭，便干，与舌脉合参，提示痰热之象较重，故加薄荷、黄芩、蒲公英清肝热；加茯苓、白术健运脾胃以化痰。考虑患者病程较长，佐用鳖甲咸寒之品，滋阴潜阳，软坚散结。全方共奏疏肝解郁、化痰散结、清热祛瘀之功。

++++++

15. 姓名：韩某　　性别：女　　年龄：53岁

初诊日期：2020年06月05日

临床诊断：中医诊断为乳癖，冲任失调证　西医诊断为乳腺增生病

处方：

仙灵脾10g	仙茅10g	肉苁蓉10g	百合30g
黄柏20g	知母9g	当归10g	柴胡10g
白芍10g	鹿角霜10g	黄芩6g	白术15g
茯苓15g	炙甘草6g		

7剂，水煎服，日一剂，早晚温服。

外用中药硬膏外敷痛处。

【处方解读】

主诉：间断性乳房疼痛1年余。

现病史：患者双乳间断性疼痛不适1年。月经紊乱，心烦易怒，腰酸无力，胁腹疼痛，经期加重。彩超及钼靶提示：双侧乳腺增生，双乳结节3类；右乳钙化2类。查体：双乳外上腺体增厚，质韧，压痛拒按。

舌苔脉象：舌淡，苔薄白，脉沉细弱。

辨病辨证：乳癖，冲任失调证。

治法：调理冲任，开郁化痰。

二诊：双乳疼痛次数减少，偶有刺痛不适，经前乳痛，仍有腰背酸困，脉细弱，苔白。继服上方14剂加乳癖安合剂口服，15mL/次，每日3次。

三诊：心烦易怒、腰酸无力、胁腹疼痛症状消失，双乳疼痛缓解，查体双乳外上腺体变软，无明显压痛。诉咽痒咳嗽，有痰，苔白，脉细。玄参10g，麦冬10g，前胡10g，鱼腥草30g，金银花18g，浙贝母10g，茯苓10g，生薏苡仁30g，泽泻10g，清半夏9g，陈皮10g，甘草6g，继服14副后来诊，诉症状消失。

【按语】

方中仙灵脾、仙茅、肉苁蓉温补肾阳；当归温润养血而调冲任；白术、茯苓、炙甘草健脾和中；知母、黄柏养阴清火，配以百合润肺清心、益气安神，增强知母、黄柏清热生津、除烦润燥的功效；柴胡疏肝解郁散结；白芍和营养肝，其组方补阴而无熟地黄、枸杞类滋腻养阴药，而是通过知柏苦寒坚阴间接达到补阴的目的；用二仙峻补肾阳，恐其燥热过度而加入当归，一以养血，一以润燥。全方共用，则补肾阳而泻相火，调理冲任。

《医宗金鉴·妇科心法要诀》云："先天天癸始父母，后天精血水谷生，女子二七天癸至，任通冲盛月事行。"冲任之气血，上行为乳，下行为经，乳房与胞宫通过冲任二脉的维系而上下连通。肾主藏精，肾为天癸之源，肾气盛，天癸泌，可激发冲任二脉通盛。肾气、天癸、冲任既密切联系，又相互作用构成一个性轴，肾气是这个性轴的核心，乳房和胞宫一样同是性轴的靶器官。冲任血海在肾的主导与天癸的作用下，由盛而满，由满而溢，由溢而渐虚，由虚而渐复盛，具有先充盈后疏泄的特点，冲任的生理变化直接影响到乳房的变化。王老治疗冲任失调型乳腺增生并强调方宜温和为贵，反对攻伐太过。用药配伍中重温阳，温阳药物大多有类性激素样作用，通过对垂体－卵巢轴的作用，进一步对体内的性激素产生双向调节功能，故对乳腺增生有很好的防治作用。

++++++

16. 姓名：王某某　　性别：女　　年龄：47 岁

初诊日期：2019 年 08 月 25 日

临床诊断：中医诊断为乳癖，冲任失调型　西医诊断为乳腺增生病

处方：

仙茅 10g	仙灵脾 10g	肉苁蓉 10g	延胡索 20g
鹿角霜 10g	知母 10g	炒栀子 10g	当归 10g
白芍 10g	薄荷 6g	猫爪草 20g	半夏 10g
砂仁 6g	天麻 10g	炙甘草 6g	

7 剂，水煎服，日一剂，早晚温服。

【处方解读】

主诉：双乳肿物切除术后 1 月余，术后乳房肿胀疼痛不适。

现病史：患者 1 月余前以双侧乳腺肿物在省人民医院行双乳肿物切除术，术后病检提示：右导管内乳头状瘤（癌前病变），左乳腺病伴纤维腺瘤。术后乳房肿胀疼痛不适，头晕，纳差、恶心。查体示：双侧乳房外上腺体增厚，质软，压痛明显，平素时有双乳胀痛明显。既往有高血糖、高血脂病史，4 个月前曾行胆囊切除术，2 年前曾行子宫切除术。

舌苔脉象：舌苔白质紫，脉沉细。

辨病辨证：乳癖，冲任失调证。

治法：调理冲任，化痰散结。

二诊：服药后食欲增加，乳房胀痛消失，诉近日乳房切口处不适（每逢阴雨天加重），舌苔白，脉缓。上方去薄荷，加连翘 10g，继服上方 14 剂后症状消失。

【按语】

方中仙茅、仙灵脾温肾阳，补肾精，辛温助命门而调冲任共为主药；

当归养血柔肝而充血海，以助二仙调补冲任之功；知母滋肾阴而泻虚火，缓解仙茅、仙灵脾的辛热猛烈；薄荷疏散郁遏之气，透达肝经郁热；白芍养血敛阴；炙甘草益气补中，缓肝之急；猫爪草化痰散结；半夏、砂仁健脾和胃。共奏调理冲任，化痰散结功效。

患者虽然已行子宫手术治疗，然术后仍有规律性乳房胀痛，查体见双乳外上肿块，仍以乳癖论治。王老认为本案体弱多病导致肝肾功能失司，冲任不和诱发变证纷出，然冲任失调是百病之根。冲为太冲脉，任为任脉，这两条脉都属于奇经八脉之列。任脉调理阴经气血，为"阴脉之海"。任主胞胎（子宫和卵巢），冲脉为"十二经脉之海"，二者均与女子月经及孕育功能密切相关，冲、任同起于胞中，相互交通，所以任冲失调就是指它们的功能出现障碍，导致了妇科疾病如月经失调、痛经、乳痛等症的发生。

+++++++

17. 姓名：孙某　　性别：女　　年龄：31 岁

初诊日期：2021 年 05 月 04 日

临床诊断：中医诊断为乳癖，冲任失调证　西医诊断为乳腺增生病

处方：

仙茅 10g	仙灵脾 10g	肉苁蓉 10g	蒲公英 30g
知母 10g	黄柏 10g	当归 10g	白芍 10g
香附 10g	浙贝母 10g	麦冬 10g	甘草 6g

7 剂，水煎服，日一剂，早晚温服。

【处方解读】

主诉：乳房间断疼痛 6 年。

现病史：2015 年患者因偶发乳痛就诊省人民医院，被诊断为乳腺增生，未予处理。2017 年生气后疼痛开始加重，月经不调，周期提前十余天或推迟十余天，口干，经期加重，睡眠欠佳。

舌苔脉象：舌苔白，脉弦细。

辨病辨证：乳癖，冲任失调证。

治法：调理冲任，化痰散结。

二诊：服药 7 剂后，乳痛较前缓解，月经如期来潮，舌苔白有齿痕，脉细。上方加五味子、清半夏各9g，去仙灵脾。

三诊：上方加减服用 2 个月，月经如期来潮，经前未再出现双乳疼痛明显现象。

【按语】

方中仙茅、仙灵脾温肾阳、补肾精；黄柏、知母泻肾火、滋肾阴；当归温润养血、调理冲任。全方配伍特点是壮阳药与滋阴泻火药同用，以适应阴阳俱虚于下，而又有虚火上炎的复杂症候。王老在临床治疗乳腺增生疾病中，总结出肝郁痰凝及冲任不调是本病形成的两大主要病机，尤其是乳腺增生合并月经周期不规律，与冲任不调密切相关，临证治疗乳癖合并妇女更年期综合征或抑郁症时，喜用自拟逍遥蒌贝散合二仙汤加减，每获良效。

+ + + + + +

18. 姓名：夏某某　　性别：女　　年龄：52 岁

初诊日期：2021 年 11 月 29 日

临床诊断：中医诊断为乳癖，冲任失调证　　西医诊断为乳腺增生病

处方：

醋柴胡 12g	当归 12g	白芍 12g	茯苓 15g
浙贝母 30g	白术 12g	海藻 12g	陈皮 12g
连翘 12g	制南星 5g	丹皮 12g	炒栀子 12g
川芎 12g	甘草 6g	仙茅 5g	仙灵脾 15g
山慈菇 10g			

7 剂，水煎服，日一剂，早晚温服。

【处方解读】

主诉：乳房间断疼痛 4 月余。

现病史：患者已绝经，4 月余前出现乳房间断性疼痛，情绪波动时加重，乳腺彩超、钼靶提示双侧乳腺增生，遂就诊于王老处。现症见：神志

清，精神可，间断性乳房疼痛，纳寐可，二便调。

舌苔脉象：舌质淡红，苔薄白，脉弦。

辨病辨证：乳癖，冲任失调证。

治法：调和冲任，化痰散结。

【按语】

本方为逍遥蒌贝散合二仙汤加减。该患者为绝经后女性，此年龄段女性雌激素水平下降，出现相关围绝经期诸症，王老认为该阶段女性冲任失调为本，肝郁痰凝为标，治疗应该标本同治。

++++++

19. 姓名：吴某某　　　性别：女　　　年龄：51 岁

初诊日期：2020 年 04 月 26 日

临床诊断：中医诊断为乳癖，冲任失调证　西医诊断为乳腺增生病

处方：

仙灵脾 15g	仙茅 9g	当归 15g	知母 12g
丹参 12g	浙贝母 30g	醋延胡索 15g	炒川楝子 9g
生甘草 6g	青皮 12g	香附 12g	法半夏 9g
夏枯草 30g	菟丝子 20g	女贞子 12g	

7 剂，水煎服，日一剂，早晚温服。

【处方解读】

主诉：发现双乳胀痛 1 年余，加重 5 天。

现病史：患者 1 年前无明显诱因出现双乳胀痛，经前及情绪波动时加重。5 天前无明显诱因出现胀痛加重，前来我院就诊。查体：双乳外上象限可触及质韧团块，压痛强阳性。彩超提示：双侧乳腺增生。腰酸乏力，神疲倦怠，月经失调，3 个月未至，纳可，寐差、入睡困难，二便正常。

舌苔脉象：舌淡，苔薄，脉沉细。

辨病辨证：乳癖，冲任失调证。

治法：调摄冲任，和营散结。

【按语】

本方为二仙汤合四物汤加减。王老认为本病与肝肾亏虚、冲任不充等密切相关，盖因冲、任二脉之阴血，上为乳汁，下为月水，当肝肾亏损、脾胃虚弱导致气血不足时，冲任不充而化火生痰浊，上阻于乳络，则发为本病。治疗宜应调摄冲任、和营散结。

+ + + + + +

20. 姓名：豆某　　性别：女　　年龄：37 岁

初诊日期：2021 年 07 月 11 日

临床诊断：中医诊断为乳癖，肝郁火旺证　西医诊断为乳腺增生病

处方：

当归 12g	醋柴胡 12g	茯苓 12g	白术 12g
瓜蒌子 30g	白芍 12g	清半夏 9g	人参 9g
甘草 6g	夏枯草 30g	蒲公英 30g	金银花 20g
橘叶 12g			

7 剂，水煎服，日一剂，早晚温服。

【处方解读】

主诉：双乳胀痛 1 月余，加重 3 天。

现病史：患者平素情志不畅，脾气暴躁。1 月余前因琐事与人争吵后出现双乳胀痛，口服乳癖消 2 周未见明显效果后自行停药，3 天前胀痛加重，前来我院就诊。查体：双乳外上象限可触及质韧团块，压痛阳性。彩超提示：双侧乳腺增生；双乳结节（BI-RADS 3 类）。口干口苦，口腔溃疡，纳可，寐差、易醒，二便正常。

舌苔脉象：舌红，苔薄黄，脉弦。

辨病辨证：乳癖，肝郁火旺证。

治法：疏肝解郁，清火止痛。

【按语】

本方化用清代王子接《绛雪园古方选注》疏肝清胃丸，同时参考《疡科心得集》中记载薛立斋治疗乳癖经验"逍遥散去姜、薄，加瓜蒌、半夏、

人参主之"。此方解肝气之滞，肝滞解则胃气自舒。瓜蒌、半夏去胸中之痰；夏枯草入厥阴肝经，解郁热散结气；蒲公英入阳明经，散热毒，消痈肿，加以金银花清热散结，橘叶疏肝理气。本方虽小，内又含四君子汤，健运脾土以绝生痰之源，共奏疏肝解郁、健脾化痰、清火止痛之功。

++++++

21. 姓名：宋某　　性别：女　　年龄：36 岁

初诊日期：2021 年 03 月 16 日

临床诊断：中医诊断为乳癖，肝郁火旺证　西医诊断为乳腺增生病

处方：

柴胡 15g	黄芩 12g	龙胆草 6g	焦栀子 9g
泽泻 12g	车前子 9g	生地黄 20g	当归 9g
蝉蜕 10g	防风 15g	百合 20g	知母 15g
柏子仁 20g	醋延胡索 20g	瓜蒌 15g	甘草 6g

7 剂，水煎服，日一剂，早晚温服。

【处方解读】

主诉：双乳头痒痛不适 1 年余。

现病史：1 年余前出现双乳头痒痛不适，外院多次治疗，服用乳癖消、夏枯草片、他莫昔芬等，效果均不明显。患者兼有外阴瘙痒（外院妇科诊断为慢性阴道炎），诉穿内衣都会觉得乳头疼痛不适，影响社交。患者常心烦易怒，口苦时作，睡眠不佳，大便干，舌红，苔薄黄，脉弦数。半月前外院超声检查提示：乳腺增生。查体：双乳扪及散在结节感，质地韧，触痛，双侧乳头无凹陷及湿疹样改变。

舌苔脉象：舌红，苔薄黄，脉弦数。

辨病辨证：乳癖，肝郁火旺证。

治法：清肝泄火。

二诊：服上方后乳头痒痛症状、外阴瘙痒症状缓解明显，仍有大便干，上方加酒大黄、火麻仁各 15g，7 剂继服。

三诊：乳头瘙痒症状完全消失，时有心烦易怒，上方加牡丹皮 10g、

地骨皮 12g，继服 14 剂。

【按语】

肝经绕阴器，布胁肋，故见双乳头痒痛；肝经湿热下注，故见阴肿，阴痒，阴汗，妇女带下黄臭。舌红苔黄，脉弦细有力均为肝胆实火上炎。故方中龙胆草大苦大寒，清利肝胆实火；黄芩、栀子苦寒泻火，燥湿清热；泽泻、车前子渗湿泄热，导热下行；实火所伤，损伤阴血，故加以当归、生地黄养血滋阴，邪去而不伤阴血；柴胡舒畅肝经之气，引诸药归肝经；配伍以蝉蜕、防风搜风止痒；知母、柏子仁养心除烦，安神助眠；瓜蒌散结润肠通便。

乳头属肝，乳房属胃，乳房疾病的发生与肝、胆、脾、胃四脏关系密切，足厥阴肝经绕阴器过少腹挟胁肋，乳头为厥阴之气所贯，是以属肝。本患者双乳头痒痛伴外阴瘙痒，乳头、外阴均肝经所行部位，心烦易怒，大便干结，舌红绛，苔薄黄，脉弦，一派实火证，四诊合参，当属肝经火旺，气火上逆发为乳头痛，夹湿下注而为外阴瘙痒，投以清泻肝经实火之龙胆泻肝汤，对症下药，久病加用蝉蜕、防风搜风止痒。肝火旺盛易致肝阳亢奋，阳长阴消，后期常易伤阴，后期加用牡丹皮、地骨皮养阴透热，缓消余邪。

✦✦✦✦✦✦

22. 姓名：贾某某　　性别：女　　年龄：45 岁

初诊日期：2020 年 07 月 14 日

临床诊断：中医诊断为乳癖，肝经湿热证　西医诊断为乳腺增生病

处方：

龙胆草 6g	酒黄芩 9g	炒栀子 12g	泽泻 15g
泽兰 12g	车前子 12g	酒当归 12g	生地 12g
延胡索 12g	醋柴胡 6g	炒川楝子 10g	醋郁金 12g
甘草 6g			

7 剂，水煎服，日一剂，早晚温服。

【处方解读】

主诉：双侧乳房胀痛半月余。

现病史： 双侧乳房胀痛半月余，未予治疗。患者诉带下量多，色黄臭秽，阴部瘙痒；头晕目眩，口苦咽干，心烦不宁。

舌苔脉象： 舌红，苔黄腻，脉弦滑。

辨病辨证： 乳癖，肝经湿热证。

治法： 清利肝经湿热。

【按语】

本医案为乳癖罕见证型，临床不多见。王老认为，中医学习要以疾病为师，要以患者为师，不能囿于书本，要学会结合临床实际辨证选方用药。乳癖常见证型教材上未提及肝经湿热，要结合患者现有症状，准确辨证用药。

++++++

23. **姓名：** 闫某某　　　**性别：** 女　　**年龄：** 40 岁

初诊日期： 2021 年 03 月 12 日

临床诊断： 中医诊断为乳癖，肝郁脾虚证　　西医诊断为乳腺增生病

处方：

当归 12g	白芍 12g	炒白术 15g	茯苓 30g
醋柴胡 12g	香附 15g	炒桃仁 10g	红花 10g
浮小麦 30g	百合 20g	知母 15g	合欢皮 15g
甘草 6g			

7 剂，水煎服，日一剂，早晚温服。

【处方解读】

主诉： 双乳胀痛间断发作 10 年余，加重 5 天。

现病史： 患者双侧乳房胀痛间断发作 10 年余，月经尚规律，平素性格急躁，情志不畅，偶有痛经，经血有血块，纳可，寐差多梦、盗汗，二便正常。专科检查：双乳可触及散在结节感，质韧硬，压痛（＋）。双乳未触及明显肿物，挤压双侧乳头未见明显溢液，双腋下未触及淋巴结。辅助检查：乳腺彩超提示右乳外上象限有一大小约为 0.5cm×0.4cm 的实性低回声结节，边界较清，内回声不均，周围未见明显血流信号。

舌苔脉象：舌质淡红，苔白厚腻，舌边有齿痕，舌下络脉色暗紫怒张，脉弦。

辨病辨证：乳癖，辨证为肝郁脾虚证。

治法：疏肝理气，化痰散结。

【按语】

患者为中年女性，性格急躁，情志不畅，以致肝气郁结，肝失疏泄，脾失健运，痰邪凝实于内，积聚于乳房经络，冲任不调，血行不畅，而至乳房疼痛，结块。治疗以疏肝理气、化痰散结为法。方以逍遥散加减，用药以当归、白芍养肝理肝；炒白术、茯苓补脾以绝痰源；醋柴胡、香附理气解郁调冲任；炒桃仁、红花活血通络散结；百合、知母补虚清热，养阴润燥；浮小麦止盗汗，合欢皮安神，甘草调和诸药。治疗过程辨病与辨证相结合，充分体现了吾师"肝脾肾"同治的思想。

＋＋＋＋＋＋

24. 姓名：余某某　　性别：女　　年龄：45 岁

初诊日期：2021 年 12 月 05 日

临床诊断：中医诊断为乳癖，肾阳亏虚证　西医诊断为乳腺增生病

处方：

仙茅 10g	仙灵脾 15g	巴戟天 15g	菟丝子 15g
茯苓 15g	麸炒白术 15g	知母 15g	肉苁蓉 15g
制首乌 15g	熟地黄 15g	黄柏 10g	丹参 15g
炒麦芽 30g			

7 剂，水煎服，日一剂，早晚温服。

【处方解读】

主诉：双乳疼痛、便秘反复发作 3 年。

现病史：3 年前出现双乳疼痛、便秘，每于月经前乳房胀痛加重，经后消失，开始时经前自服逍遥丸乳痛可减轻，后渐无效。近几次月经后双乳疼痛未减，且自觉最痛苦处为便秘。为系统诊治，遂至我院门诊。末次月经 2021 年 12 月 2 日。症见：双乳隐痛，伴腰酸耳鸣，面色㿠白，四肢

厥冷，便秘，大便数日一行，排便无力感，每次大便时全身出汗，便稀不成形，夜尿 2~3 次，纳眠欠佳。查体：双乳外上象限可触及条索状及颗粒状结节，质中，轻压痛。彩超提示：双乳囊性增生改变。

舌苔脉象： 舌质淡胖，边有齿痕，苔薄白，脉细无力。

辨病辨证： 乳癖，肾阳亏虚证。

治法： 温肾助阳。

二诊： 双乳疼痛减轻，大便每日一行，排便无力感明显缓解，四肢厥冷减轻，无腰酸耳鸣，夜尿 1 次，纳眠可。舌脉同前。查体：双乳外上条索状及颗粒状结节变软，无压痛。效不更方，上方继服 14 天。

【按语】

方中仙灵脾、巴戟天、菟丝子补肾之阳；制首乌、熟地黄补肾之阴，取"阴中取阳"之意；黄柏、知母泻相火、滋肾阴；辅以茯苓、麸炒白术健脾益气；丹参行气活血；配炒麦芽升清降浊，防诸药滋腻碍胃；肉苁蓉补肾阳，益精血，润肠通便。全方使天癸得充，冲任得调，肝气得疏，盈泄有常。

王老在临床中发现，在乳腺增生病患者中，相当部分患者伴有长期便秘史。认为女性的长期便秘与乳腺增生病存在一定的联系。经常便秘的妇女由于粪便在肠道中存留时间较长，粪便的某些物质在大肠微生物的作用下可分解出一种叫 SP-G3 的化合物，这种物质经吸收后，随血流进入下丘脑，使下丘脑－垂体－卵巢轴的调节功能障碍，卵巢雌激素和孕激素的分泌失调，不能维持其动态平衡，血中雌激素含量增高，刺激乳腺组织，导致乳腺增生。王老临床中亦非常重视便秘对乳腺增生病的不良影响，对便秘的治疗有着丰富的经验。临证应从肝、肺、肾论治，实证便秘多用"通"法，虚证便难多用"补"法，郁证便结多用"和"法，并有独到的用药特点。本例患者便秘为典型虚证便秘，肾阳亏虚，大肠不荣，故见便秘，排便无力感，便时全身出汗，面色㿠白，四肢厥冷，便稀，为一派肾阳虚之证，病程较长，年龄偏大，重点在"肾"，故治以温肾助阳。

++++++

25. 姓名：冯某某　　性别：女　　年龄：28 岁

初诊日期：2021 年 11 月 19 日

临床诊断：中医诊断为乳癖，脾肾阳虚证　西医诊断为乳腺增生病

处方：

| 熟地黄 30g | 炮姜 10g | 肉桂 5g | 生麻黄 3g |
| 鹿角胶（烊化）9g | 白芥子 15g | 醋三棱 9g | 醋莪术 9g |
| 生甘草 6g |

7 剂，水煎服，日一剂，早晚温服。

【处方解读】

主诉： 发现双乳肿块伴刺痛 1 年余，加重 3 天。

现病史： 患者 1 年前自检时出现双乳肿块伴刺痛，经前及情绪波动时加重。3 天前无明显诱因出现刺痛加重，痛不可触，前来我院就诊。查体：双乳外上象限可触及质韧团块，压痛强阳性。彩超提示：双侧乳腺增生。患者平素怕冷，肢体困倦，四肢不温，纳寐可，大便溏泄，小便正常。

舌苔脉象： 舌淡，苔薄白，脉沉。

辨病辨证： 乳癖，脾肾阳虚证。

治法： 温阳化痰，散结止痛。

【按语】

本患者为乳癖之阴寒证。《诸病源候论》曰："若摄养乖方，则三焦痞隔。三焦痞隔，则肠胃不能宣行，因饮水浆多，便令停滞不散，更遇寒气，积聚而成癖。"提出了"癖"的形成可由寒凝水液所致，其在"乳结核候"亦指出，风冷客于阳明经可致气滞血凝而成乳中结核。本方用阳和汤为主加减，重用白芥子，白芥子力专温化寒痰，《景岳全书》称之为"善开滞消痰"。

++++++

26. 姓名：卫某某　　性别：女　　年龄：49 岁

初诊日期：2020 年 10 月 19 日

临床诊断：中医诊断为乳癖，肝肾阴虚证　西医诊断为乳腺增生病

处方：

熟地黄 30g	山药 30g	牡丹皮 15g	泽泻 12g
酒萸肉 12g	茯苓 15g	醋延胡索 15g	炒川楝子 9g
生甘草 6g	青皮 12g	香附 12g	合欢花 12g

7 剂，水煎服，日一剂，早晚温服。

【处方解读】

主诉：发现双乳刺痛 2 年余，加重 1 周。

现病史：患者 2 年前无明显诱因出现双乳刺痛，经前及情绪波动时加重。1 周前无明显诱因出现刺痛加重，痛不可触，前来我院就诊。查体：双乳外上象限可触及质韧团块，压痛强阳性。彩超提示：双侧乳腺增生。腰酸乏力，神疲倦怠，烘热汗出，口苦咽干，纳可，寐差，入睡困难，二便正常。

舌苔脉象：舌淡，苔薄，脉沉细数。

辨病辨证：乳癖，肝肾阴虚证。

治法：滋补肝肾，理气止痛。

【按语】

本方选用传世名方肾气丸加减，滋补肝肾，理气止痛。本患者为围绝经期女性，绝经前后女性肾气渐衰，天癸将竭，水不涵木，继而肝肾阴虚，由此引发烘热汗出、心神不宁、情绪不稳、乳房刺痛等一系列症状，因此治法宜滋阴补肾益肝为主。六味地黄丸由熟地黄、山茱萸、山药、泽泻、牡丹皮、茯苓组方。熟地黄为君，主入肾经，滋阴补肾、填精益髓；山茱萸主入肝经，滋补肝肾，山药入脾经，健脾补虚，涩精固肾，同为臣药；泽泻利湿泄浊，防熟地黄滋腻；牡丹皮清泄相火，制萸肉性温，茯苓渗湿利水健脾，既助泽泻以泄肾浊，又助山药健运脾胃，共为佐药。全方共奏滋肾益肝、清泄虚热的功效，加用醋延胡索、炒川楝子理气止痛，青皮、香附及合欢花疏肝解郁。

第二节 乳 核

一、概 论

乳核是由乳腺组织和纤维结缔组织异常增生而形成的一种乳房良性肿瘤。其临床特点是乳房内可触及单个或多个类圆形或分叶状肿块，肿块增大缓慢，边界清楚，质似硬橡皮球，有弹性，面光滑，易于推动。相当于西医的乳房肿块，如乳腺腺病、乳腺纤维腺瘤、乳腺囊肿、导管内乳头状瘤等。本病好发于20~25岁的青年女性。

现代医学认为雌激素是本病发生的刺激因子，常发生于卵巢功能旺盛期。小叶内纤维细胞对雌激素的敏感性异常增高，与纤维细胞所含雌激素受体的量或质的异常有关。

王老认为乳核多因情志内伤、肝气郁结，或忧思伤脾、运化失职，导致气血、痰浊凝聚而成肿块。由于情志受挫，内伤，肝气郁结，或忧思伤脾，运化失司，湿痰内生，气滞痰凝，或冲任失调，气滞血瘀痰凝，积聚于乳房胃络而成乳核；或肝肾不足、因先天或后天失调、生育过多等，致肝肾亏虚，冲任失调，精血不足，水不涵木，易致肝火上升，火灼津为痰，痰瘀互结，聚而成核；其生长发展常与发育、月经、妊娠等有关，胀痛常在经前加重，经后缓解。王老结合临床观察，认为乳核发病非一日之功，情志异常变化影响人体脏腑气机的升降出入，使其阴阳平衡失常，气机失调，气血紊乱，使气滞、血瘀、痰凝，日久成核。

二、处　方

1. 姓名：孙某　　**性别**：女　　**年龄**：23 岁

初诊日期：2022 年 03 月 22 日

临床诊断：中医诊断为乳核，肝气郁结证　　西医诊断为乳房肿块

处方：

醋柴胡 12g	当归 12g	白芍 12g	茯苓 15g
浙贝母 30g	白术 12g	瓜蒌子 30g	陈皮 12g
石见穿 12g	醋郁金 12g	清半夏 9g	青皮 12g
生牡蛎（先煎）30g	夏枯草 30g	醋三棱 12g	醋莪术 12g
甘草 6g			

7 剂，水煎服，日一剂，早晚温服。

【处方解读】

主诉：发现右乳肿块伴疼痛 1 月余。

现病史：患者既往双乳多发肿块切除术后 1 年余，复查彩超提示新发右乳肿块，大小约 4mm×3mm，BI-RADS 3 类，就诊于王老处。患者现乳房肿块伴疼痛，胸闷、喜叹息，胃纳不佳，二便正常。

舌苔脉象：舌淡，苔薄白，脉弦。

辨病辨证：乳核，肝气郁结证。

治法：疏肝解郁，化痰散结。

【按语】

王老认为本病为情志内伤，肝气郁结，忧思伤脾，痰湿内生，气滞痰凝。对本病的治疗王老认为单发性纤维瘤宜手术治疗，但多发或复发性增生结节宜中医治疗为主，治疗目的应为控制肿瘤生长，减少复发。

++++++

2. 姓名：赵某某　　**性别**：女　　**年龄**：14 岁

初诊日期：2020 年 10 月 12 日

临床诊断：中医诊断为乳核，肝气郁结证　　西医诊断为乳房肿块

处方：

醋柴胡 12g	当归 12g	白芍 12g	党参 15g
茯苓 15g	白术 12g	甘草 6g	生姜 3 片
薄荷 10g	合欢花 12g	醋郁金 12g	川楝子 6g

7 剂，水煎服，日一剂，早晚温服。

【处方解读】

主诉： 发现左乳肿块 1 月余。

现病史： 患者 1 月余前因学习压力较大出现双乳疼痛，遂于当地医院查彩超示：左乳 3 点处可见一大小约 1cm×1cm 的低回声结节。患者年龄较小，临近中考，家长不愿予其手术治疗，遂至王老处就诊。患者平素学习压力大，情绪低落。现症见：神志清，精神可，左乳肿块，纳寐可，二便尚调。

舌苔脉象： 舌淡，舌薄，脉弦。

辨病辨证： 乳核，肝气郁结证。

治法： 疏肝解郁，化痰散结。

【按语】

本案中，王老选用逍遥散加减，该患者因平素学习压力过大，导致情绪低落，肝气郁结，肝失疏泄，气滞痰凝，积于乳络而致乳核。方中柴胡、郁金、薄荷、合欢花行气解郁；白芍、川楝子行气止痛；当归活血养血；白术、茯苓健脾利湿。全方共奏疏肝解郁、化痰散结之功。本方组成对症，疗效显著，随访至今未见乳房疼痛或肿块增大。

✚✚✚✚✚✚

3. 姓名： 韩某某　　**性别：** 女　　**年龄：** 20 岁

初诊日期： 2019 年 08 月 16 日

临床诊断： 中医诊断为乳核，痰瘀互结证　西医诊断为乳房肿块

处方：

当归 15g	北柴胡 10g	白芍 20g	茯苓 15g
醋郁金 18g	醋香附 18g	夏枯草 30g	牡蛎 30g
桔梗 18g	酒女贞子 30g	浙贝母 15g	白术 15g
皂角刺 15g	醋延胡索 20g	红花 10g	蒲公英 30g
甘草 6g			

7剂，水煎服，日一剂，早晚温服。

【处方解读】

主诉：发现双乳结节伴间歇性疼痛4月余。

现病史：4个月前无意中发现双乳结节，伴间歇性疼痛，情绪变化及月经前疼痛明显。就诊于某医院行乳房彩超提示：双侧乳腺多发低回声结节（BI-RADS 3类）、双侧乳腺增生。末次月经：2019.07.20，月经规律，量色可，无痛经及血块。纳眠可，二便正常。

舌苔脉象：舌质暗红，苔白，脉弦而滑。

辨病辨证：乳核，痰瘀互结证。

治法：疏肝理气，化痰散结，活血通络。

【按语】

方中柴胡疏肝解郁；当归、白芍补血养血；柔肝止痛；牡蛎软坚散结；夏枯草、浙贝母化痰散结止痛；醋郁金、醋香附、当归、醋延胡索活血行气止痛；茯苓、白术可利水渗湿、补气健脾。诸药合用，共奏疏肝理气化痰、活血化瘀、软坚散结之功。

对于早期无症状、生长缓慢且腺瘤较小、多发性腺瘤以及年龄较小的乳腺纤维腺瘤患者可暂不予以手术治疗，可予以中医中药控制其生长、减轻增生程度等治疗方式，定期随访。若彩超提示肿块有血流信号、边界欠规则、生长迅速或乳腺纤维腺瘤患者出现疼痛、焦虑、乳房外形改变等症状，则需进一步行手术治疗。

针对乳腺纤维腺瘤术后容易复发问题，王老认为其原因为："土壤"未予改良，纤维腺瘤虽切除，但不平衡的激素水平对乳腺的刺激一直存在，因此，王老将乳腺纤维腺瘤术后称为"改良土壤期"，其病因病机较术前并无明显变化，故继续予以疏肝解郁、活血通络、化痰散结等疗方。

++++++

4. **姓名**：乔某　　**性别**：女　　**年龄**：21 岁

初诊日期：2022 年 04 月 12 日

临床诊断：中医诊断为乳核，痰瘀互结证　西医诊断为乳房肿块

处方：

当归 12g	白芍 12g	党参 15g	茯苓 15g
白术 12g	甘草 6g	生姜 3 片	薄荷 10g
炒瓜蒌子 30g	浙贝母 30g	桃仁 10g	红花 10g
皂角刺 30g	熟地黄 12g	川芎 12g	醋柴胡 6g

7 剂，水煎服，日一剂，早晚温服。

【处方解读】

主诉：发现双乳多发结节 2 月余。

现病史：患者于 2 月余前体检时发现双乳多发结节，最大者 5mm×3mm。多家医院意见不一，或建议观察，或建议手术，患者拒绝手术，遂至王老处寻求中药治疗。现症见：神志清，精神可，双乳多发结节，心烦易怒，平素月经愆期，偶见痛经，纳寐可，二便调。

舌苔脉象：舌暗红，苔白，脉弦涩。

辨病辨证：痰瘀互结证。

治法：理气破瘀，化痰散结。

【按语】

患者为多发乳腺结节，本病属于中医学"乳核"范畴，多由情志内伤、气滞血瘀、积聚乳房而致。本案为逍遥散合桃红四物汤加减。方中党参益气、醋柴胡行气；当归、熟地黄活血养血；桃仁、红花、川芎活血破瘀；白芍缓急止痛；白术、茯苓健脾利湿；炒瓜蒌子、浙贝母、皂角刺软坚散结；甘草、生姜调和诸药。全方共奏理气、破瘀、化痰散结之功。本方组成简单，药力峻猛，直达病所，对乳核痰瘀互结证有独特疗效。

名老中医王万林外科处方集

5. 姓名：李某某　　性别：女　　年龄：38 岁

初诊日期：2020 年 11 月 03 日

临床诊断：中医诊断为乳核，血瘀痰凝证　西医诊断为乳房肿块

处方：

柴胡 15g	延胡索 20g	焦栀子 9g	黄芩 20g
山慈菇 15g	当归 10g	桃仁 10g	红花 10g
川芎 15g	醋三棱 6g	醋莪术 6g	白芍 15g
白术 15g	茯苓 15g	青皮 10g	猫爪草 15g
炙甘草 6g			

7 剂，水煎服，日一剂，早晚温服。

【处方解读】

主诉： 发现乳房结节半年。

现病史： 患者诉双乳胀痛不适，经前明显，胀痛明显时扪及乳房如石头般硬，甚是痛苦，平素心烦易怒，月经不调，痛经，有血块。查体：质地韧，双乳外上扪及增厚样结节，触痛。半月前本院超声检查：双乳增生，双乳低回声结节，BI-RADS 3 类，左乳囊肿，BI-RADS 2 类。

舌苔脉象： 舌质暗红，苔薄白，脉弦细。

辨病辨证： 乳核，血瘀痰凝证。

治法： 疏肝活血，化痰散结。

二诊： 上方服 7 剂后，患者自觉心烦易怒症状有所改善，肿块量未缩小，但质地有所变软，嘱患者继续服用上方，加瓦楞子、牡蛎各 30g 以增强软坚散结之功效。

【按语】

方中柴胡、青皮疏肝解郁行气；当归、川芎活血养血；桃仁、红花、醋三棱、醋莪术活血破瘀；白芍缓急止痛；白术、茯苓健脾利湿；山慈菇、猫爪草化痰散结；延胡索行气止痛；黄芩、焦栀子清热除烦。全方共奏理气破瘀、化痰散结之功。本方组成简单，药力峻猛，直达病所，对乳核血瘀痰凝证有独特疗效。

乳房纤维腺瘤属于中医学"乳核"范畴，本病多由情志内伤、气滞血

瘀、积聚乳房而致。乳腺增生病的临床特点是单侧或双侧乳房疼痛并出现肿块，疼痛和肿块与月经周期及情志变化密切相关。属于中医"乳癖"范畴。本患者乳房胀痛伴结块，对乳腺增生强调先止痛再消块，复诊时加瓦楞子、牡蛎增强软坚散结的力量。

++++++

6. 姓名：赵某　　性别：女　　年龄：29 岁

初诊日期：2021 年 09 月 27 日

临床诊断：中医诊断为乳核，血瘀痰凝证　西医诊断为乳房肿块

处方：

炒桃仁 12g	红花 12g	当归 12g	熟地黄 12g
白芍 15g	川芎 12g	海藻 12g	陈皮 12g
醋柴胡 12g	当归 12g	白芍 12g	茯苓 15g
浙贝母 30g	夏枯草 30g	醋三棱 12g	醋莪术 12g
甘草 6g			

7 剂，水煎服，日一剂，早晚温服。

【处方解读】

主诉：发现双乳多发结节伴疼痛 1 月余。

现病史：患者 1 月余前因乳房疼痛查彩超提示双乳多发结节，较大者大小约 7mm×4mm，BI-RADS 3 类，就诊于王老处。患者现乳房肿块伴疼痛，月经延期，痛经，经色暗，经行有血块，胃纳不佳，二便正常。

舌苔脉象：舌暗红，苔薄白，脉弦滑。

辨病辨证：乳核，血瘀痰凝证。

治法：疏肝活血，化痰散结。

【按语】

王老认为，乳腺多发结节属中医乳核范畴，常见证型有二：其一为肝气郁结，其二为血虚痰凝。临床亦可见气血凝滞等证型存在，该病治疗必须在保证排除恶性肿瘤的前提下进行，以免延误病情。

7. 姓名：张某　　性别：女　　年龄：28 岁

初诊日期：2020 年 12 月 30 日

临床诊断：中医诊断为乳核，气血凝滞证　西医诊断为乳房肿块

处方：

熟地黄 30g	炮姜 10g	肉桂 5g	生麻黄 3g
鹿角胶（烊化）9g	白芥子 15g	醋三棱 9g	醋莪术 9g
生甘草 6g	橘叶 12g	青皮 12g	瓜蒌子 30g
醋柴胡 9g	焦山楂 15g	焦麦芽 15g	焦神曲 15g

7 剂，水煎服，日一剂，早晚温服。

【处方解读】

主诉：发现右乳肿块伴疼痛 1 月余。

现病史：患者既往双乳多发肿块切除术后 6 月余，复查彩超提示新发右乳肿块，大小约 7mm×5mm，BI-RADS 3 类，当地医生建议其手术治疗，患者拒绝手术，故就诊于王老处。患者现症见：乳房肿块伴疼痛，常常牵引到胸肋之间，胃纳不佳，二便正常。

舌苔脉象：舌暗红，苔薄白，脉弦。

辨病辨证：乳核，气血凝滞证。

治法：温阳化痰，软坚散结。

【按语】

《灵枢》有云："未出脓前，腠理之间，痈有火毒之滞，疽有寒痰之凝；既出脓后，痈有热毒未尽宜托，疽有寒凝未解宜温……诸疽白陷者，乃气血虚寒凝滞所致，其初起毒陷阴分""此等症候，尽属阴虚，无论平塌大小，毒发五脏，皆曰阴疽"。同时"阳气不足，寒痰凝滞""阳化气，阴成形"也是结节类疾病的重要病机。所以，结节类疾病应为人体内的阴气聚结成形，为广义"阴疽"。患者素体阳气虚，不能鼓动气血运行，寒、痰、瘀凝滞，聚而不散，日久导致结节包块的产生。王老善于应用阳和汤治疗各类结节性疾病，此医案即为代表之作。

第三节 乳 岩

一、概 论

乳岩是乳房部位出现无热、无痛、皮色不变而质地坚硬的肿块，推之不移，表面不光滑，凹凸不平，或乳头溢血，晚期破溃后凸如泛莲或菜花，或凹陷如岩穴。相当于西医的乳腺恶性肿瘤，是发生于乳腺上皮组织的恶性肿瘤，包括非浸润性乳腺癌和浸润性乳腺癌。

非浸润性乳腺癌是指乳腺癌病变仅局限于乳腺导管或乳腺腺泡内，并未突破基底膜的阶段，是非常早期的乳腺癌；浸润性乳腺癌是指癌细胞已穿破乳腺导管或小叶腺泡的基底膜并侵入间质的一种恶性肿瘤。

王老认为本病多因情志不畅，所愿不遂，肝失条达，气机不畅，肝的藏血生血功能发生障碍，气郁则瘀；肝郁横犯脾土，脾为生痰之源，脾失健运，则痰浊内生。长期积虑在心，所愿不得志者，急火攻心，火炼痰凝，经络痞涩，痰瘀互结于乳房而发乳岩；饮食失节，嗜厚味炙煿，湿热蕴结脾胃，化生痰浊，随气流窜，结于乳中，阻塞经络，气血不行，日久成岩；冲任不调，冲为血海，任主胞胎，冲任之脉隶属于肝肾，冲任失调则气血失和，月经不行，气郁血瘀，阻塞经络，结于乳中而成乳岩，多发生于绝经期前后；经气虚弱，感受毒邪之气，阻塞经络，气滞血瘀，日久停痰，结瘀于乳；先天禀赋不足，机体阴阳平衡失调、脏腑失和等均可致病。

正气不足是乳腺癌复发转移的前提条件，癌毒经手术治疗可祛之八九，但体内仍有残余之毒，正气足则正能胜邪，使余毒无法旁窜；正气不足则正不胜邪，癌毒旁窜。一方面，癌毒旁窜于脏腑经络，因无所制，余毒得长而发转移；另一方面，旁窜癌毒可伤及脏腑经络，使脏腑功能失调，气血津液运行失司，气不行血，留而为瘀；津液失司，凝而成痰，气滞、痰凝、血瘀、毒结，病理产物淤积不通进一步促进转移的发生，并进一步耗气血、伤经络、损脏腑，长此以往以致恶性循环。脾肾阳虚是乳腺癌复发转移的关键病机；肾乃阴阳之本，受五脏六腑之精而藏之，乳癌久病，气血亏虚，肾精损耗，肾阳不足，命门火衰，则寒邪入内，积留日久，以致气滞、痰凝、血瘀、毒结，病理产物淤积不通，促使乳腺癌复发转移。

二、处 方

1. 姓名：庄某某　　性别：女　　年龄：49 岁

初诊日期：2020 年 09 月 15 日

临床诊断：中医诊断为乳岩，肝郁脾虚证　西医诊断为乳腺恶性肿瘤

处方：

黄芪 30g	白术 15g	茯苓 15g	柴胡 20g
郁金 15g	天麻 15g	钩藤 15g	莪术 12g
重楼 15g	白花蛇舌草 30g	煅龙骨 30g	煅牡蛎 30g
浮小麦 20g	炙甘草 6g		

14 剂，水煎服，日一剂，早晚温服。

【处方解读】

主诉：左乳癌术后 1 年，头晕、头痛 3 天。

现病史：患者以"左乳癌术后 1 年，头晕、头痛 3 天"为主诉就诊。2019 年 7 月于当地医院行左乳癌改良根治术，术后病理示：（左）乳腺浸润性导管癌，Ⅲ级，基底细胞样型，大小为 2.5cm×2cm×2cm，间质脉管内未见癌栓形成。腋窝（3/16）淋巴结内见转移。免疫组化：ER（－），PR（－），HER-2（－），Ki-67 阳性率约 80%，p53（＋），CK5/6（＋）。术后行 EC-T 方案化疗 8 周期，于 2020 年 4 月行 25 次放疗。现症见：头晕、头痛，前额目眶痛甚，潮热自汗，五心烦热，纳眠一般，二便可，双下肢乏力，

近期体重增加。

舌苔脉象：舌质青紫，苔白腻，脉弦。

辨病辨证：乳岩，肝郁脾虚证。

治法：疏肝解郁，健脾化湿。

二诊，服上方 14 剂后头痛、头晕不适缓解明显，仍有潮热自汗，上方浮小麦加量至 30g，另加防风 15g，继服 14 剂后症状缓解。

【按语】

方中黄芪、白术、茯苓健脾益气；柴胡、郁金疏肝理气；莪术活血化瘀；重楼、白花蛇舌草清热解毒抗肿瘤；辅以天麻、钩藤缓解头晕、头痛；煅龙骨、煅牡蛎、浮小麦镇静安神、收敛固涩。王老认为本患者乳癌术后、放化疗后，症见胸闷作痛，潮热自汗，五心烦热，舌青紫有瘀斑，苔薄白，脉弦，属肝郁脾虚型，治以疏肝解郁，健脾化湿为原则，方中柴胡、郁金疏肝解郁，黄芪、白术、茯苓健脾益气，莪术活血化瘀，重楼、白花蛇舌草清热解毒抗肿瘤，并嘱患者注意情绪调节，保持良好心态，合理运动，以延长生存期。

＋＋＋＋＋＋

2. 姓名：庞某某　　**性别：女**　　**年龄：30 岁**

初诊日期：2020 年 12 月 05 日

临床诊断：中医诊断为乳岩，肝郁脾虚证　　西医诊断为乳腺恶性肿瘤

处方：

黄芪 30g	山药 30g	白术 15g	茯苓 15g
党参 15g	炒白扁豆 30g	酒黄精 15g	仙鹤草 30g
蜀羊泉 30g	冬凌草 30g	半边莲 30g	龙葵 30g
桔梗 18g	香附 15g	柴胡 15g	百合 20g
知母 15g	合欢皮 15g	柏子仁 15g	当归 12g
白芍 12g	甘草 6g		

14 剂，水煎服，日一剂，早晚温服。

【处方解读】

主诉：右乳腺癌改良根治术后半年，术区胀痛，不思饮食半月。

现病史：以"右乳腺癌改良根治术后半年，术区胀痛，不思饮食半月"为主诉就诊，术后分期：T2N0M0。就诊症见：手术部位胀痛，情绪烦躁，神疲乏力，不思饮食，腹胀，口苦咽干，头晕目眩。

舌苔脉象：舌淡胖，边苔红，脉弦。

辨病辨证：乳岩，肝郁脾虚证。

治法：疏肝健脾益气，清热解毒散结。

二诊：患者胀痛消失、饮食可，腹胀减轻，乏力改善，情绪烦躁改善，仍有偶发头晕目眩，上方去冬凌草、蜀羊泉，加天麻、钩藤各15g，继服14剂后症状改善，效不更方，继服21剂。

【按语】

患者乳腺癌术后，平素情绪急躁，术后焦虑，担心复发转移，肝气不舒，肝气上逆，故见情绪烦躁，头晕目眩；脾失健运，胃失和降，故见不思饮食，腹胀；气郁化火故见口干咽干；脾胃亏欠，后天失养，气血生化乏源，故见神疲乏力。方中黄芪、山药、白术、茯苓、党参、酒黄精、炒白扁豆补脾益气，调理脾胃运化；柴胡疏肝解郁，调理气机；香附行气解郁，助柴胡疏肝解郁，增加疏肝理气功效；当归、白芍二药养血柔肝，条达肝气；蜀羊泉、冬凌草、半边莲、龙葵清热解毒散结，防复发；百合、知母、合欢皮、柏子仁清心除烦、安神定志。此方在疏肝养肝基础上，健脾益气兼清热解毒消积，抗肿瘤，防复发转移。通过体质可调原则，加以辨证论治，终达到治病防病之效。

++++++

3.姓名：路某某　　　**性别**：女　　　**年龄**：57岁

初诊日期：2021年05月27日

临床诊断：中医诊断为乳岩，肝气郁结、阴虚内热证　西医诊断为乳腺恶性肿瘤

处方：

醋柴胡 15g	白术 15g	茯苓 15g	赤芍 15g
白芍 15g	青皮 9g	陈皮 9g	郁金 12g

合欢皮 15g	首乌藤 15g	生薏苡仁 30g	蒲公英 15g
黄芩 15g	仙鹤草 15g	白花蛇舌草 15g	炒枳壳 9g
山慈菇 9g	牡丹皮 9g	炙甘草 6g	

14 剂，水煎服，日一剂，早晚温服。

【处方解读】

主诉：右乳癌根治术后 1 年，口干苦，失眠 7 天。

现病史：患者以"右乳癌根治术后 1 年，口干苦，失眠 7 天"为主诉就诊，术后病理提示：右乳腺浸润性导管癌，腋窝淋巴结转移（2/16），ER（80%），PR（－），HER-2（－），术后化疗 8 周期、放疗 25 次。现症见：口干口苦、眠不安，入睡困难，脾气较急，易怒，纳可，二便调。

舌苔脉象：舌暗，苔黄，脉弦细。

辨病辨证：乳岩，肝气郁结、阴虚内热证。

治法：疏肝健脾、滋阴清热。

二诊：上述症状改善，继服上方 14 剂巩固治疗。

【按语】

患者乳腺癌术后，口干口苦，脾气急躁，易怒，仍有肝气郁结之象，以丹栀逍遥散为底方疏肝气，加郁金以理气解郁，青皮疏肝气，陈皮化痰理气，枳壳调畅气机，三药健脾燥湿化痰宣壅，开破壅塞，调畅气机；患者失眠加合欢皮、首乌藤以安神助眠；生薏苡仁健脾渗湿，助脾胃运化水谷，扶助正气；加牡丹皮以清热，加仙鹤草、白花蛇舌草、山慈菇解毒抗癌。

王老认为乳房受冲任的主宰，冲任又隶属于肝肾，冲任失调，精血不足，肝失濡养，脾胃受损，痰浊内生，气滞痰凝，致患乳房结块。所以，乳腺癌病机可概括为：正气先虚，脏腑之气虚弱，六淫邪毒乘虚而入，加之饮食不当、外感邪毒或忧思郁怒，导致气血运行失常，冲任失调，气滞血瘀，久则毒聚于内，壅阻乳络久不能消，而成癌瘤。病至晚期，正气大虚，邪气实甚，正虚为病之本，气郁、瘀毒为病之标。是因虚致积，因积而更虚，久则积渐大而体更虚，虚实夹杂，终成气、血、阴、阳俱虚之证，故脾肾两虚、肝郁毒聚为本病的基本病机。针对癌症的主要病机在进行全身整体调整的同时，对局部进行攻伐、抗毒、祛邪；在补益正气的同时，应用抑癌之品以消除余邪的侵袭，抑制亢奋的病理反应。临证喜用半枝莲、蜀羊泉、白花蛇舌草、仙鹤草、冬凌草、山慈菇等，现代研究已证明对抑制癌毒有确切疗效。

++++++

4. 姓名：徐某　　性别：女　　年龄：55 岁

初诊日期：2021 年 05 月 02 日

临床诊断：中医诊断为乳岩，肝郁痰凝证　西医诊断为乳腺恶性肿瘤

处方：

黄芪 30g	醋柴胡 15g	白芷 15g	党参 15g
葛根 15g	酒黄精 15g	茯苓 15g	白术 15g
木香 10g	郁金 10g	山慈菇 15g	薏苡仁 30g
白花蛇舌草 15g	木瓜 10g	牛膝 10g	桑枝 15g
炙甘草 6g			

14 剂，水煎服，日一剂，早晚温服。

【处方解读】

主诉：左乳癌改良根治术后 1 年，身痛 1 个月。

现病史：患者以"左乳癌改良根治术后 1 年，身痛 1 月"为主诉就诊，术后病理提示：浸润性导管癌，腋淋巴结未见癌转移，免疫组化：ER（60%），PR（50%），Ki67（20%+），CerB2（+），p53（+）。术后共行 4 次 AC 方案化疗，21d 为 1 个周期，化疗后配合来曲唑口服内分泌治疗。现症见：左侧肩胛骨疼痛，左上肢麻木、抬举乏力，腰骶部、双膝关节疼痛，纳寐可，二便调。住院复查，未见骨转移。

舌苔脉象：舌淡红，苔薄白，脉弦。

辨病辨证：乳岩，肝郁痰凝证。

治法：疏肝健脾，益气扶正。

二诊：患者全身疼痛明显减轻，继续守上方 21 剂。

【按语】

黄芪为补中益气要药，与茯苓、白术、党参、酒黄精等共奏健脾扶正、益气养阴之功。醋柴胡苦泄辛散配合甘辛性凉之葛根，能鼓舞脾胃清阳之气上升；与木香、郁金相伍，能疏肝理气使气血畅，乳络通。白花蛇舌草、薏苡仁、山慈菇清热解毒，化痰散结。白芷活血祛瘀，芳香走窜，与桑枝共同引药达病所。牛膝、木瓜为下肢引经药，善治腰膝疼痛。

患者为绝经期中年女性，经手术、化疗及内分泌治疗后，正气耗损，气血大伤，治疗上以益气扶正为根本，化瘀解毒为重点。正气亏虚，脏腑功能衰弱是形成癥瘕积聚等恶性肿瘤的内因。扶正固本、补气养血、健脾益肾，多选用生晒参、党参、黄芪、茯苓、白术、当归、白芍、地黄、山药等。癌症患者早、中、晚各期，正气虚当扶正固本，邪气实当抗毒祛邪。祛邪的方法主要有活血化瘀、化痰导浊、软坚散结、以毒攻毒等。活血化瘀，常选用乳香、没药、当归、川芎等以改善微循环，阻止癌栓形成；攻坚破积，常选用穿山甲、三棱、莪术等，以攻毒散结，搜剔络中之邪；化痰导浊，常选用半夏、猫爪草、瓜蒌等祛痰散结，破坏癌瘤；软坚散结，常选用浙贝母、夏枯草、牡蛎等软结化积；解毒抗癌，常选用白花蛇舌草、半枝莲、薏苡仁等清热解毒。

＋＋＋＋＋＋

5. 姓名：李某　　　**性别：**女　　　**年龄：**54 岁

初诊日期：2021 年 07 月 12 日

临床诊断：中医诊断为乳岩，气阴不足为本、肝郁痰凝为标　西医诊断为乳腺恶性肿瘤

处方：

生黄芪 30g	天冬 12g	麦冬 12g	当归 10g
莪术 6g	蒲公英 30g	连翘 15g	夏枯草 15g
鸡血藤 30g	补骨脂 10g	三七 3g	甘草 6g

14 剂，水煎服，日一剂，早晚温服。

【处方解读】

主诉：左乳癌术后 10 余年，晨起双手指僵硬伴进行性加重 2 个月。

现病史：该患者于 2011 年在省人民医院诊断为乳腺导管内癌，行左乳癌根治术，术后服用内分泌药物进行调理，生活质量稳定。患者于 1 年前因家中事引发左胸壁肿物伴疼痛，伴见晨起双手手指僵硬麻木，某医院诊断为乳腺癌复发，化疗 6 次，给予阿诺新（依西美坦片）25mg，餐后服用。

现症：化疗后胸部疼痛仍然存在，近 2 个月晨起双手指僵硬，有逐渐加重趋势，伴脱发，食欲下降，精神萎顿，情绪低落，弯腰时双肾区不适。

舌苔脉象：舌质紫，苔白，脉细缓。

辨病辨证：乳岩，气阴不足为本、肝郁痰凝为标。

治法：补益气血，散结消瘤。

二诊：因家中琐事生气，出现胸闷憋气，情绪变化大，但脱发症状已有所改善，可以看到重新长出的黑色细发。食欲增加，偶见右下肢窜痛，眼周肿黯，失眠，口干，舌苔白，脉细弦。方已得效，前方加山茱萸 10g、独活 10g、鹿衔草 18g。嘱咐患者畅情绪，保持乐观态度。依前法加减化裁治疗月余，症情平稳，患者满意。

三诊：患者精神状态有所好转，体质增强，舌质紫苔白，脉细弦。处方：玄参 15g，夏枯草 15g，连翘 15g，天冬 10g，麦冬 10g，炒栀子 10g，白花蛇舌草 30g，莪术 10g，三棱 10g，香附 10g，甘草 6g。14 剂，每日 1 剂，水煎，早、晚温服。

【按语】

本例患者初诊时正气受损的表现非常突出，神疲、脱发、食欲不佳、脉来细缓，故治疗时以补气养阴、活血扶正为主，兼顾肿瘤邪实的存在。二诊时已可看到较为明显的正气来复的效果，脱发停止，新发已生。此后则随证加减，有肾虚表现时给山茱萸，有痹证表现时给鹿衔草、独活等品，有肝郁表现时辅以心理疏导。择用肿瘤专科药物蒲公英、白花蛇舌草、半边莲、三棱、莪术等加强了清热解毒、防癌抑瘤的力量，进一步巩固了临床疗效。

乳腺癌早期发现、早期治疗预后良好。但是如何提高患者肿瘤手术或放化疗后生存质量、加强患者战胜病魔的信心也是一个临床难题。王老在该例患者诊治过程中体现出的补益气血、散结消瘤和清热解毒治则的灵活应用，以及内治、外治相结合的具体治法，无疑有着良好的借鉴意义。

＋＋＋＋＋＋

6. **姓名**：赵某　　**性别**：女　　**年龄**：84 岁

初诊日期：2019 年 06 月 12 日

临床诊断：中医诊断为乳岩，毒邪内蕴、痰瘀互结证　西医诊断为乳腺恶性肿瘤

处方：

生黄芪 30g	天冬 12g	麦冬 12g	女贞子 10g
墨旱莲 10g	蒲公英 30g	浙贝母 10g	黄芩 10g
仙鹤草 18g	三七 3g	八月札 10g	枳壳 10g
瓜蒌 10g	甘草 6g	当归 10g	白芍 10g

14 剂，水煎服，日一剂，早晚温服。

【处方解读】

主诉：发现左乳肿块伴左乳头溢血一年，确诊左乳癌半年余。

现病史：一年前发现左乳肿块，伴阵发性疼痛，肿块部位皮肤色红灼热、充血，左乳头溢出血性分泌物，咳嗽，咳痰，无发热，纳可，眠可，二便调。查体：左乳房以乳晕为中心可见一约有 10cm×10cm×8cm 的肿块，质地坚硬，凹凸不平，边界不清，固定不移，与皮肤粘连；左腋下有 5cm×5cm 的肿块，触之疼痛，活动性差。半年余前曾赴肿瘤医院就诊，穿刺确诊为乳腺癌（具体结果不详），未行乳腺手术治疗。

舌苔脉象：舌质紫，苔白，脉细数。

辨病辨证：乳岩，毒邪内蕴、痰瘀互结证。

治法：益气养阴、化痰散瘀。

二诊：自 2019 年服药至 2020 年 7 月，期间多次复诊，患者病情未见加重，且乳头溢血症状消失，偶有乳房疼痛，乳房肿物局部变软，皮色基本正常，左腋下淋巴结大小约为 3cm×3cm。

【按语】

患者年老体弱，病程较长，久病则耗气伤津。本方重在益气养阴、化痰散瘀，因此方中选用枳壳、瓜蒌、浙贝母以化痰散结，选用三七、八月札、当归化瘀散结，选生黄芪、天冬、麦冬、女贞子、墨旱莲顾护气阴，使得疾病不因迁延缠绵而耗伤正气。全方合用，共奏益气养阴、化痰散瘀之功。

乳腺并不是维持人体生命活动的重要器官，原位乳腺癌并不致命，但由于乳腺癌细胞丧失了正常细胞的特性，细胞之间连接松散、容易脱落，癌细胞一旦脱落，游离的癌细胞可以随血液或淋巴液播散全身，形成转移，危及生命。目前乳腺癌已成为威胁女性身心健康的常见肿瘤。早期的乳腺癌症状与体征不典型，很难引起人们的注意，一般只有在乳腺癌筛查及体检时才会被发现，多数患者均在有明显症状时才去医院诊治，易错过治疗的最佳时期，增加乳腺癌的治疗难度。

＋＋＋＋＋＋

7. 姓名：杨某某　　性别：女　　年龄：82 岁

初诊日期：2021 年 04 月 12 日

临床诊断：中医诊断为乳岩，正虚毒盛证　西医诊断为乳腺恶性肿瘤

处方：

人参 9g	黄芪 30g	茯苓 12g	白术 12g
制远志 12g	当归 12g	熟地黄 12g	白芍 12g
淡附片（先煎）6g	半枝莲 12g	龙葵 12g	五味子 12g
白花蛇舌草 20g	甘草 6g		

14 剂，水煎服，日一剂，早晚温服。

另加用阿那曲唑片，每日一片。

【处方解读】

主诉：确诊右乳癌 10 余年，局部破溃溢液 2 年。

现病史：患者 10 余年前发现右乳肿块，未予治疗。后肿块逐渐增大，2 年前局部破溃溢液，伴恶臭。于外院穿刺活检提示浸润性导管癌，ER

（90%），PR（80%），HER-2（-），Ki-67（30%+），建议患者化疗，患者家属拒绝，于王老处就诊。患者面色㿠白，神疲乏力，少气懒言，纳食可，睡眠尚可，小便正常，大便偏溏。

舌苔脉象：舌淡，苔薄白，脉沉细。

辨病辨证：乳岩，正虚毒盛证。

治法：调补气血，清热解毒。

【按语】

本方为人参养荣汤加减。人参养荣汤出自《太平惠民和剂局方》，属补益剂，其组方内人参、黄芪补气固表、补益元气；茯苓益气健脾；熟地黄滋阴补血；白术补脾健胃、燥湿；白芍平抑肝阳、养血调经；当归补血活血；制远志安神解郁；五味子益气生津；王老加用半枝莲、龙葵、白花蛇舌草抗肿瘤；淡附片温阳扶正；甘草补益脾气、调和诸药。全方共奏调补气血，清热解毒、扶正抗癌之效。

++++++

8. 姓名：孙某　　性别：女　　年龄：57 岁

初诊日期：2021 年 10 月 26 日

临床诊断：中医诊断为乳岩，气虚血滞、络脉痰阻证　西医诊断为乳腺恶性肿瘤

处方：

黄芪 30g	桂枝 15g	白芍 15g	生姜 15g
大枣 8 枚	炒白芥子 15g	地龙 9g	炒王不留行 15g
炙甘草 6g			

14 剂，水煎服，日一剂，早晚温服。

【处方解读】

主诉：乳癌根治术后 3 年余，右上肢肿胀疼痛 10 余天。

现病史：患者右乳癌改良根治术后 3 年余，10 余天前劳累后出现右上肢肿胀疼痛，查体可见右上肢明显较左侧增粗肿胀，触诊皮肤硬韧。纳寐可，二便调。

舌苔脉象：舌淡，舌少，脉弦涩。

辨病辨证：乳岩，气虚血滞、络脉痰阻证。

治法：益气温经，和血化痰通痹。

【按语】

本案中，王老选用经典名方黄芪桂枝五物汤。方中黄芪为君，甘温益气，补在表之卫气。桂枝散风寒而温经通痹，与黄芪配伍，益气温阳，和血通经，桂枝得黄芪益气而振奋卫阳，黄芪得桂枝，固表而不致留邪；芍药养血和营而通血痹，与桂枝合用，调营卫而和表里，两药为臣。生姜辛温，疏散风邪，以助桂枝之力；大枣甘温，养血益气，以资黄芪、芍药之功；与生姜为伍，又能和营卫，调诸药，以为佐使。王老在原方基础上加用炒白芥子，白芥子味辛性温，归肺、胃经，具有利气豁痰、温中散寒、通络止痛之功效，且白芥子可除皮里膜外之痰，地龙及王不留行疏通经络，炙甘草调和诸药。

＋＋＋＋＋＋

9. **姓名**：朱某某　　　**性别**：女　　　**年龄**：50 岁

初诊日期：2020 年 12 月 11 日

临床诊断：中医诊断为乳岩，肝胆实火证　　西医诊断为乳腺恶性肿瘤

处方：

龙胆草 10g	柴胡 15g	黄芩 10g	焦栀子 9g
泽泻 12g	车前子 9g	生地黄 15	当归 15g
川芎 15g	乳香 6g	没药 6g	茯苓 15g
白术 15g	延胡索 9g	百合 20g	知母 15g
合欢皮 15g	柏子仁 15g	炙甘草 6g	

14 剂，水煎服，日一剂，早晚温服。

【处方解读】

主诉：右乳癌保乳术后伴乳房肿痛 3 个月。

现病史：3 个月前外院行保乳手术，术后乳房肿痛一直未缓解，无法放疗，且疼痛逐渐加重，术野区及乳头抽痛，刺痛为主。患者平素工作压

力大，脾气急躁，影响睡眠，口干咽干，眼睛胀痛偶作，大便干，小便黄。

舌苔脉象：舌红，苔薄黄，脉弦。

辨病辨证：乳岩，肝胆实火证。

治法：清泄肝火，疏肝通络。

二诊：患者服上方后口干、咽干、眼睛胀痛症状改善明显，睡眠差，原方加酸枣仁30g，夜交藤20g，继服14剂后睡眠质量改善，继服上方21剂，症状消失。

【按语】

综合患者症状由肝胆实火上炎所致，治疗以清泻肝胆实火、清利肝经湿热为主。肝经绕阴器，布胁肋，连目系，入巅顶，故见眼睛胀痛；肝胆实火上炎，上扰头面，故见头痛目赤；舌红苔黄，脉弦、口干、咽干、大便干均为肝胆实火上炎之证。方中龙胆草大苦大寒，清利肝胆实火，故为君药。黄芩、焦栀子苦寒泻火，燥湿清热，共为臣药。泽泻、车前子渗湿泄热，导热下行；实火所伤，损伤阴血，当归、生地黄、川芎养血滋阴，祛瘀而不伤阴血；茯苓、白术健脾和胃，以免寒凉之药伤胃；乳香、没药、延胡索加强破瘀止痛之功，共为佐药。柴胡舒畅肝经之气，引诸药归肝经；百合、知母、合欢皮、柏子仁清心除烦、安神定志；炙甘草调和诸药，共为佐使药。

王老认为乳癌的发生与情志郁结密切相关。肝体阴用阳，藏血主疏泄，内寄相火，疏泄条达，气机通畅，抑郁时，肝失疏泄，郁极乃发，气郁化火。《外科正宗》说："忧郁伤肝，思虑伤脾，积想在心，所愿不得志者，致经络痞涩，聚结成核。"《医宗金鉴》也说："乳岩由肝脾两伤，气血凝结而成。"该患者长期工作压力大，肝气郁结，郁则少火转壮火。热者寒之，肝胆实火，苦寒直折，龙胆草泻肝经之火，柴胡疏散，黄芩、焦栀子、泽泻、车前子导热下行，针刀所伤，局部瘀滞，发为刺痛，加当归、川芎活血化瘀、通络止痛，乳香、没药、延胡索加强破瘀止痛之功。对于肝火旺盛型乳腺癌不可单纯运用抗癌之药物，治法要以清泄肝火、疏肝通络为主，可适当配伍益气扶正、抗癌祛毒的药物以达到体内阴平阳秘、阴阳相衡的稳态。

✦✦✦✦✦✦

10. **姓名**：闫某某　　　**性别**：女　　　**年龄**：42 岁

初诊日期：2021 年 03 月 17 日

临床诊断：中医诊断为乳岩，气血亏虚证　　西医诊断为乳腺恶性肿瘤

处方：

党参 20g	熟地黄 15g	黄芪 30g	白术 15g
茯苓 15g	赤芍 15g	当归 20g	川芎 15g
红豆杉 20g	重楼 12g	炒鸡内金 12g	炒山楂 10g
青皮 10g	醋香附 10g	合欢皮 30g	制远志 30g
浮小麦 30g	酸枣仁 30g	夜交藤 15g	生姜 3 片
大枣 3 枚	炙甘草 6g		

14 剂，水煎服，日一剂，早晚温服。

【处方解读】

主诉：左乳腺癌改良根治术后 7 月余，乏力 1 个月。

现病史：患者以"左乳腺癌改良根治术后 7 月余，乏力 1 月"为主诉就诊，术后病理提示 :ER（50%），PR（40%），Ki-67（70%），Cerb-2（2+），遂行全身化疗 8 周期（具体用药不详），后口服托瑞米芬治疗。1 个月前患者出现全身乏力，持续不缓解，遂来就诊。就诊时见：神志清，精神欠佳，全身乏力，活动后加重，偶有心悸，多汗出，纳呆，夜寐差，二便正常。

舌苔脉象：舌淡无华，苔薄白，脉沉弱无力。

辨病辨证：乳岩，气血亏虚证。

治法：益气养血、理气健脾。

【按语】

方中党参、黄芪、白术、茯苓补脾益气，调理脾胃运化；当归、川芎、赤芍养血活血柔肝，条达肝气；红豆杉、重楼清热解毒抗癌；青皮、醋香附疏肝理气、调达气机；合欢皮、制远志安神定志；浮小麦清热除烦，收涩敛汗；炒鸡内金、炒山楂健脾和胃、固护脾胃，助脾胃水谷运化，扶助正气；酸枣仁、夜交藤安神助眠；加入大枣、姜片作为药引，入脾经，既兼顾气血不足引起的失眠多梦、心悸等症，又增强全方益气养血、理气健脾

之效。

患者乳癌术后，神志清，精神欠佳，全身乏力，活动后加重，偶有心悸，多汗出，纳呆，夜寐差，二便正常。舌淡无华，苔薄白，脉沉弱无力。故辨证患者以气血亏虚为主。患者正气亏虚，内外邪气侵袭机体，形成乳岩；气虚日久，阴虚化生不足，再加患者行手术治疗，再次耗伤气血，导致气血亏虚，出现乏力；血不养心，出现心悸；气虚不固，出现自汗；脾气亏虚，则脾气无以运化食物，纳呆食少；气血亏虚无以安神，则夜寐差。舌淡无华，苔薄白，脉沉弱无力，皆为气血亏虚之象，故以益气养血为主。

++++++

11. 姓名：沈某某　　性别：女　　年龄：47 岁

初诊日期：2020 年 06 月 08 日

临床诊断：中医诊断为乳岩，脾气虚证　西医诊断为乳腺恶性肿瘤

处方：

人参 9g	炒白术 12g	茯苓 20g	陈皮 9g
清半夏 9g	仙鹤草 30g	鸡血藤 30g	旋覆花（包煎）15g
大枣 8 枚	生姜 6 片	焦山楂 20g	代赭石（先煎）30g
焦麦芽 20g	焦神曲 20g	甘草 6g	

14 剂，水煎服，日一剂，早晚温服。

【处方解读】

主诉：左乳癌术后 1 月余，乏力、恶心 3 天。

现病史：患者左乳癌，于 2020 年 4 月 22 日在河南省某肿瘤专科医院行左乳癌改良根治手术，术后已按"AC-T"方案化疗 1 周期。现全身乏力，恶心纳差，不欲饮食，腹胀，口干，眠差，小便正常，大便尚可。

舌苔脉象：舌淡，苔薄白，脉弦细。

辨病辨证：乳岩，脾气虚证。

治法：和中健脾，降逆止呕。

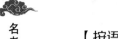

【按语】

本方为六君子汤合旋覆代赭汤再加"焦三仙"加减。乳腺癌化疗患者最常见的不良反应即为胃肠道反应。该患者证属脾气虚，运化无力，不欲饮食。旋覆代赭汤源自《伤寒论》，主治胃气脾虚、痰浊内阻及心下痞硬、嗳气不除。方中以旋覆花消痰下气为君。代赭石质重降逆，意与旋覆花相协以平气逆呕噫之标；清半夏祛痰散结，降逆和胃；生姜温胃化痰，散寒止呕，助旋覆花、代赭石降逆而止呕噫，同为臣药。人参、大枣、炙甘草甘温益气，健脾养胃，以复脾胃中枢健运之本，俱为佐药。甘草又能调和诸药，兼使药之用。王老在临床中经常将此方应用于放化疗引起的恶心呕吐等胃肠道反应。

＋＋＋＋＋＋

12. 姓名：孙某　　性别：女　　年龄：41 岁

初诊日期：2021 年 09 月 13 日

临床诊断：中医诊断为乳岩，脾肾阳虚证　西医诊断为乳腺恶性肿瘤

处方：

附子（先煎）9g	人参 6g	白芍 12g	巴戟天 18g
茯苓 15g	白术 15g	陈皮 10g	山楂 9g
白花蛇舌草 6g	半枝莲 6g	百合 30g	知母 12g

14 剂，水煎服，日一剂，早晚温服。

【处方解读】

主诉：右乳癌改良根治术后 1 年余，食欲不振，怕冷 1 周。

现病史：1 年余前（2020 年 07 月 31 日）于我院行右乳癌改良根治术，术后病理结果示：（右侧乳腺）浸润性导管癌，Ⅱ级（肿瘤大小直径 3.5cm），脉管内可见癌栓形成；ER（强，80%），PR（－），HER-2（3+），Ki-67（强，60%），腋窝淋巴结可见癌转移（2/19）。术后按"AC-THP"方案化疗 8 次，按"HP"方案双靶向治疗 13 次。现症见：神志清，精神一般，急躁易怒，形寒肢冷，体倦乏力，饮食欠佳，睡眠一般，小便频，大便正常。

舌苔脉象：舌淡，苔薄白，脉沉细。

辨病辨证：乳岩，脾肾阳虚证。

治法：温肾健脾，扶正祛邪。

二诊：食欲较前稍好转，睡眠欠佳，上方加用酸枣仁、珍珠母各12g，继服14剂。

三诊：纳眠较前均有好转，手足有温热感，效不更方，继服前方。后门诊随访至今，随症裁方，定期复查，患者病情稳定，未见明显复发转移征象。

【按语】

本方为《伤寒论》附子汤加减。附子为"温补阳气第一要药"，张仲景补阳首选附子，而非仙灵脾、肉苁蓉等温润补益之品，实取其辛温雄烈之性，以消阴寒，且附子能够上助心阳、中温脾阳、下补元阳，三阳固密，既制约癌毒流窜，又温化癌毒之阴寒；人参为大补元气之圣药，气阳双补，附子、人参二者相须为用共为君药。附子得人参则回阳而无燥烈伤阴之弊，人参得附子则补气而兼温养之功，既能补助阳气使其运达全身，又可大补元气而固健脾胃，达到脾肾双补、阳密乃固之效；巴戟天归肝、肾经，甘温补阳，补而不燥，又可协君药附子温助肾阳；白术为"脾脏补气第一要药"，与茯苓配伍和中健脾，共运脾阳，并可协君药人参健运后天之本；白芍和营止痛，以监附子之悍；陈皮理气燥湿化痰，山楂健脾开胃，白花蛇舌草、半枝莲抗癌解毒，兼用百合、知母清心除烦。全方诸药合用，共奏温肾健脾，扶正祛邪之功。

＋＋＋＋＋＋

13. 姓名：李某某　　　**性别**：女　　　**年龄**：41岁

初诊日期：2021年10月20日

临床诊断：中医诊断为乳岩，脾肾阳虚证　西医诊断为乳腺恶性肿瘤

处方：

附子（先煎）9g	人参6g	白芍12g	巴戟天18g
仙茅9g	茯苓15g	白术15g	陈皮10g
山楂9g	白花蛇舌草6g	半枝莲6g	百合30g
知母12g	酸枣仁12g	珍珠母12g	

14剂，水煎服，日一剂，早晚温服。

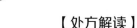

【处方解读】

主诉：左乳癌改良根治术后 1 年余，食后腹胀、小便频数 1 周。

现病史：1 年余前（2020 年 8 月 13 日）于我院行"左乳癌保乳根治术 + 前哨淋巴结活检术"，术后病理示：（左乳肿块）浸润性导管癌，Ⅱ级，部分为黏液腺癌，脉管内可见癌栓形成；ER（中 – 强 +，80%），PR（弱 +，10%），HER–2（3+），Ki–67（约 60%+），（前哨淋巴结）淋巴结未见转移癌（0/13）。术后按"AC-THP"方案化疗 8 次，按"HP"方案双靶向治疗 13 次。因家庭琐事，近期情绪烦躁不安，睡眠欠佳。

舌苔脉象：舌淡，苔薄白，脉沉细。

辨病辨证：乳岩，脾肾阳虚证。

治法：温肾健脾，扶正祛邪。

二诊：小便频次已基本恢复正常，纳眠一般，情绪仍烦躁，上方继服 14 剂。

三诊：纳眠较前好转，情绪较前平和，效不更方，继服前方。后门诊随访至今，随症裁方，定期复查，患者病情稳定，未见明显复发转移征象。

【按语】

本方为附子汤加减。取附子辛温雄烈之性，以消阴寒，且附子能够上助心阳、中温脾阳、下补元阳，三阳固密，既制约癌毒流窜，又温化癌毒之阴寒；人参为大补元气之圣药，气阳双补，附子、人参二者相须为用共为君药。附子得人参则回阳而无燥烈伤阴之弊，人参得附子则补气而兼温养之功，既能补助阳气使其运达全身，又可大补元气而固健脾胃，达到脾肾双补、阳密乃固之效；仙茅、巴戟天协君药附子温肾助阳；白术与茯苓配伍和中健脾，共运脾阳，并可协君药人参健运后天之本；白芍和营止痛，以监附子之悍；陈皮理气燥湿化痰，山楂健脾开胃，白花蛇舌草、半枝莲抗癌解毒，兼用百合、知母清心除烦。诸药共奏温肾健脾、扶正祛邪之效。患者近期情绪烦躁不安，睡眠欠佳，加用酸枣仁、珍珠母宁心安神。

++++++

14. **姓名**：王某某　　**性别**：女　　**年龄**：53 岁

初诊日期：2021 年 08 月 25 日

临床诊断：中医诊断为乳岩，脾肾阳虚证　西医诊断为乳腺恶性肿瘤

处方：

附子（先煎）6g	人参 10g	酒苁蓉 20g	巴戟天 18g
茯苓 15g	白术 15g	黄精 30g	熟地黄 30g
山慈菇 9g	蜂房 5g	白芍 15g	陈皮 10g

14 剂，水煎服，日一剂，早晚温服。

【处方解读】

主诉：右乳癌术后 1 年余，胸脘痞闷、形寒肢冷 1 个月。

现病史：患者 1 年余前（2020.06.05）因左乳肿块于我院行"左乳癌乳房单纯切除术 + 前哨淋巴结活检术"，术后病理：（左乳）高级别导管内癌（约占 90%），局灶呈浸润性导管癌结构（直径 >0.5cm）。2 号免疫组化：ER（-），PR（-），HER-2（3+），Ki-67（约 60%+）。前哨淋巴结未见癌转移（0/5）。术后按"AC-THP"方案化疗 8 次，靶向治疗 17 次。

舌苔脉象：舌淡，苔薄白，脉沉迟。

辨病辨证：乳岩，脾肾阳虚证。

治法：温肾健脾，扶正祛邪。

二诊：四肢较前有温热感，饮食较前好转，效不更方，前方继服 21 剂。

三诊：饮食已恢复正常，形寒肢冷感已基本消失，前方继服 21 剂。后门诊随访至今，随症裁方，目前情绪平稳，无明显形寒肢冷感，纳眠可，二便正常，定期复查，患者病情稳定，未见明显复发转移征象。

【按语】

本方为科室协定方——参附乳岩方，由《伤寒论》附子汤化裁而来。是在乳腺病科学术带头人程旭锋教授带领下，结合王老等前辈的经验，总结凝练而得，在科室长期临床使用中可达到缓解或消除患者不适症状，增强抗肿瘤能力，预防复发转移的目的，疗效稳定。

附子为"温补阳气第一要药"，能够上助心阳、中温脾阳、下补元阳，三阳固密，既制约癌毒流窜，又温化癌毒之阴寒；人参为大补元气之圣

药，气阳双补，附子、人参相须为君。附子得人参则回阳而无燥烈伤阴之弊，人参得附子则补气而兼温养之功，既能补助阳气使其运达全身，又可大补元气而固健脾胃，达到脾肾双补、阳密乃固之效；肉苁蓉、巴戟天归肝、肾经，甘温补阳而不燥，又可协附子温助肾阳；白术为"脾脏补气第一要药"，与茯苓配伍和中健脾，共运脾阳，并可协人参健运后天之本；熟地黄、黄精、白芍补血滋阴，益精填髓；黄精性平，归脾、肺、肾，气阴双补、脾肺肾同调，且熟地黄配附子以阴中求阳，阴阳并调。

因乳腺癌复发转移是因虚致实、因实更虚、虚实夹杂、痰瘀交阻、瘀毒致变的复杂病理过程，故应在扶正补益时稍佐祛邪之品，故加用山慈菇解毒消肿、化痰散结；蜂房味甘性平，消除余毒，祛邪而不易伤正；白芍性味酸甘收敛，既可固涩癌毒防治走窜，又可佐制附子助阳太过；陈皮理气燥湿化痰，又因其辛香走窜之性，行气除胀，防君臣药物补益太过壅滞气机，具有攻补兼施、补而不滞之效。以上诸药共为佐药，既可清除余毒，防止癌毒流窜，又可行气化痰，消除乳腺癌复发转移的病理产物，防治癌毒流窜。全方共奏温肾健脾、扶正祛邪之效。

++++++

15. 姓名：李某某　　性别：女　　年龄：74 岁

初诊日期：2022 年 07 月 01 日

临床诊断：中医诊断为乳岩，脾肾阳虚证　　西医诊断为乳腺恶性肿瘤

处方：

附子（先煎）6g	人参 10g	酒苁蓉 20g	巴戟天 18g
茯苓 15g	白术 15g	黄精 30g	熟地黄 30g
山慈菇 9g	蜂房 5g	白芍 15g	陈皮 10g
补骨脂 12g	杜仲 12g		

14 剂，水煎服，日一剂，早晚温服。

【处方解读】

主诉：右乳癌术后 1 年余，胸脘痞闷、腰膝酸软 2 个月。

现病史：患者 1 年余前（2019.10.22）于外院行"右乳癌保乳术＋右

侧前哨淋巴结活检术＋带蒂复合组织瓣成形术"，术后病理示：（右乳组织）浸润性癌，非特殊型，Ⅱ级，伴高级别导管原位癌，（上、下、内、外和底切缘冰冻）干净，未见癌细胞。（前哨淋巴结冰冻）0/4。免疫组化：ER（＞95%），PR（80%），HER-2（2+），Ki-67（20%），FISH基因检测提示HER-2基因未见扩增。术后放疗25次，口服阿那曲唑内分泌治疗至今。现症见：神志清，精神一般，胸脘痞闷，腰膝酸软，形寒肢冷，头晕、乏力，饮食欠佳，睡眠尚可，大小便基本正常。

舌苔脉象： 舌淡，苔薄白，脉沉细。

辨病辨证： 乳岩，脾肾阳虚证。

治法： 温肾健脾，扶正祛邪。

二诊： 食欲较前稍好转，头晕、乏力感较前稍减轻，效不更方，前方继服21剂。

三诊： 胸脘痞闷感较前好转，手足有温热感，腰膝较前强劲，乏力感改善明显，前方继服21剂。门诊随访至今，随症裁方，定期复查，患者病情稳定，未见明显复发转移征象。

【按语】

本方为参附乳岩方加减，附子上助心阳、中温脾阳、下补元阳，既制约癌毒流窜，又温化癌毒之阴寒；人参大补元气，气阳双补。附子、人参相须为用，附子得人参则回阳而无燥烈伤阴之弊，人参得附子则补气而兼温养之功，既能补助阳气使其运达全身，又可大补元气而固健脾胃，达到脾肾双补、阳密乃固之效；肉苁蓉、巴戟天归肝、肾经，甘温补阳，补而不燥，又可协附子温助肾阳；白术为"脾脏补气第一要药"，与茯苓配伍和中健脾，共运脾阳，并可协人参健运后天之本；熟地黄、黄精、白芍可补血滋阴，益精填髓；黄精性平，归脾、肺、肾，气阴双补、脾肺肾同调，且熟地黄配附子以阴中求阳，阴阳并调；山慈菇解毒消肿、化痰散结；蜂房味甘性平之，消除余毒，祛邪而不易伤正；白芍性味酸甘收敛，既可固涩癌毒防治走窜，又可佐制附子助阳太过；陈皮理气燥湿化痰，又因其辛香走窜之性，行气除胀防君臣药物补益太过壅滞气机，具有攻补兼施、补而不滞之效。以上诸药共用，既可清除余毒，防止癌毒流窜，又可行气、

第三节 乳岩

061

化痰消除乳腺癌复发转移的病理产物，防治癌毒流窜，共奏温肾健脾、扶正祛邪之效。患者年老，腰膝酸软乏力，加用补骨脂、杜仲补肝肾、强筋骨，共同固摄先天。

++++++

16. 姓名：干某　　性别：女　　年龄：41 岁

初诊日期：2021 年 06 月 12 日

临床诊断：中医诊断为乳岩，脾肾阳虚证　西医诊断为乳腺恶性肿瘤

处方：

附子（先煎）6g	人参 10g	酒苁蓉 20g	巴戟天 18g
茯苓 15g	白术 15g	黄精 30g	熟地黄 30g
山慈菇 9g	蜂房 5g	白芍 15g	陈皮 10g
山楂 9g	百合 30g	知母 12g	酸枣仁 12g
珍珠母 12g			

14 剂，水煎服，日一剂，早晚温服。

【处方解读】

主诉：右乳癌术后 9 年余，腰膝酸软、形寒肢冷 1 个月。

现病史：患者 9 年余前（2012.05.11）于我院行"左乳癌改良根治术"，术后病理示：（左乳肿块）浸润性导管癌，非特殊型，组织学 Ⅱ 级，腋窝淋巴结转移癌（1/10）；免疫组化 :ER（－），PR（－），HER-2（－），Ki-67（20%）。术后按 TAC 方案化疗 6 次。现症见：神志清，精神一般，性情急躁，腰膝酸软，形寒肢冷，体倦乏力，纳眠欠佳，小便频，大便稀。

舌苔脉象：舌淡，苔薄白，脉细弱。

辨病辨证：乳岩，脾肾阳虚证。

治法：温肾健脾，扶正祛邪。

二诊：大小便基本正常，性情较前稍缓和，四肢较前有温热感，纳眠较前均有所好转，前方继服 21 剂。

三诊：纳眠已恢复正常，形寒肢冷感缓解明显，情绪稳定，前方去山楂、百合、知母、酸枣仁、珍珠母，继服 21 剂。后门诊随访至今，随症裁

方，目前情绪平稳，无明显形寒肢冷感，纳眠可，二便正常，定期复查，患者病情稳定，未见明显复发转移征象。

【按语】

本方为参附乳岩方加减，附子既制约癌毒流窜，又温化癌毒之阴寒；人参气阳双补，附子、人参相须为用，达到脾肾双补、阳密乃固之效；酒苁蓉、巴戟天甘温补阳而不燥，又可协附子温助肾阳；白术与茯苓配伍和中健脾，协人参健运后天之本；熟地黄、黄精、白芍可补血滋阴，益精填髓，且熟地黄配附子以阴中求阳，阴阳并调；山慈菇解毒消肿、化痰散结；蜂房味甘性平，消除余毒，祛邪而不易伤正；白芍性味酸甘收敛，既可固涩癌毒防治走窜，又可佐制附子助阳太过；陈皮理气燥湿化痰；山楂健脾开胃，兼用百合、知母清心除烦。诸药合用，以达温肾健脾、扶正祛邪之功。患者性情急躁，睡眠欠佳，加用酸枣仁、珍珠母宁心安神。

++++++

17. 姓名： 唐某某　　　**性别：** 女　　　**年龄：** 64 岁

初诊日期： 2022 年 07 月 25 日

临床诊断： 中医诊断为乳岩，脾肾阳虚证　西医诊断为乳腺恶性肿瘤

处方：

附子（先煎）6g	人参 10g	酒苁蓉 20g	巴戟天 18g
仙茅 9g	鹿角胶 9g	茯苓 15g	白术 15g
黄精 30g	熟地黄 30g	山慈菇 9g	蜂房 5g
白芍 15g	陈皮 10g	补骨脂 12g	杜仲 12g
延胡索 9g			

14 剂，水煎服，日一剂，早晚温服。

【处方解读】

主诉： 右乳癌术后 2 年余，腰痛酸软、形寒乏力 2 个月。

现病史： 患者 2 年余前（2020.07.21）于我院行"右乳癌保乳术 + 前哨淋巴结活检术"，术后病理示：（右乳肿块）浸润性导管癌，非特殊型，组织学 Ⅱ－Ⅲ 级；（上、下、内、外和基底部切缘）：乳腺组织，未见癌；

（右乳前哨淋巴结）淋巴结未见癌（0/6）；免疫组化：ER（－），PR（－），HER-2（2+），Ki-67（50%），FISH 基因检测提示 HER-2 基因扩增。术后按"AC-THP"方案化疗 8 次，双靶向治疗 13 次。现症见：神志清，精神一般，腰痛酸软，形寒乏力，饮食一般，睡眠尚可，小便频，大便稀。

舌苔脉象： 舌淡，苔薄白，脉沉。

辨病辨证： 乳岩，脾肾阳虚证。

治法： 温肾健脾，扶正祛邪。

二诊： 饮食较前好转，腰痛、乏力感较前稍缓，效不更方，前方继服 21 剂。

三诊： 饮食已恢复正常，腰痛酸软及乏力感较前缓解，四肢较前有温热感，前方继服 21 剂。门诊随访至今，随症裁方，定期复查，患者病情稳定，未见明显复发转移征象。

【按语】

患者为老年人，腰痛酸软 2 个月，恐生复发转移之变，选用参附乳岩方加减，在缓解或消除患者不适症状的同时预防复发转移。

附子既制约癌毒流窜，又温化癌毒之阴寒；人参气阳双补，附子、人参相须为用，达到脾肾双补、阳密乃固之效；酒苁蓉、巴戟天、仙茅温肾助阳，鹿角胶益精填髓、强筋壮骨，补骨脂、杜仲补肝肾、强筋骨，共同固摄先天；白术与茯苓配伍和中健脾，协人参健运后天之本；熟地黄、黄精、白芍可补血滋阴，益精填髓，且熟地黄配附子以阴中求阳，阴阳并调；山慈菇解毒消肿、化痰散结；蜂房味甘性平，消除余毒，祛邪而不易伤正；白芍性味酸甘收敛，既可固涩癌毒防治走窜，又可佐制附子助阳太过；陈皮理气燥湿化痰，具有攻补兼施、补而不滞之效；延胡索活血祛瘀止痛。诸药合用，以达温肾健脾、扶正祛邪之功。

＋＋＋＋＋＋

18. **姓名：** 徐某某　　　**性别：** 女　　　**年龄：** 43 岁

初诊日期： 2021 年 02 月 05 日

临床诊断： 中医诊断为乳岩，髓海不足证　西医诊断为乳腺恶性肿瘤

处方：

附子（先煎）6g	人参 10g	酒苁蓉 20g	巴戟天 18g
茯苓 15g	白术 15g	黄精 30g	熟地黄 30g
山慈菇 9g	蜂房 5g	白芍 15g	陈皮 10g
鳖甲（先煎）12g	龟甲 12g（先煎）	枸杞子 15g	女贞子 15g

14 剂，水煎服，日一剂，早晚温服。

【处方解读】

主诉： 左乳癌术后半年余，头晕、健忘半个月。

现病史： 半年余前（2020 年 8 月 14 日）患者于外院行"左乳癌根治术 + 腋窝淋巴结清扫术"，术后病理示：（左乳肿物 11 点）浸润性癌，非特殊型，组织学 Ⅱ 级；ER（－），PR（－），HER-2（－），Ki-67（约 40%+），左前哨淋巴结可见癌转移（1/8）、腋窝淋巴结（0/13）；术后按行"AC-T"方案化疗 8 次。头晕、健忘半个月。既往"乙型肝炎小三阳"病史 10 年余，"甲状腺功能减退症、甲状腺囊肿"2 月余。

二诊： 头晕较前好转，记忆力较前未见明显变化，守上方继服 14 剂。

三诊： 因家事近期睡眠欠佳，记忆力较前稍好转，上方加夜交藤 9g、远志 6g，继服 14 剂。后门诊随访至今，随症裁方，目前记忆力已恢复至乳腺癌术前水平，定期复查，患者病情稳定，未见明显复发转移征象。

舌苔脉象： 舌红，苔少，脉细稍数。

辨病辨证： 乳岩，髓海不足证。

治法： 补肾填精益髓。

【按语】

此方由参附乳岩方化裁而来。因肾阳虚日久累及肾阴，脑为"髓海"，有赖于肾之阴精充养，才能充分发挥其"元神之府"的生理功能，《灵枢·海论》："髓海有余，则轻劲多力，自过其度；髓海不足，则脑转耳鸣，胫酸眩冒，目无所见，懈怠安卧。"故治疗上在参附乳岩方基础上加用枸杞子、女贞子滋补肝肾；鳖甲、龟甲之血肉有情之品滋阴潜阳，益肾养心。方共奏补肾填精益髓之功。

＋＋＋＋＋＋

19. **姓名**：郭某某　　**性别**：女　　**年龄**：40 岁

初诊日期：2019 年 09 月 05 日

临床诊断：中医诊断为乳岩，髓海不足证　西医诊断为乳腺恶性肿瘤

处方：

附子（先煎）6g	人参 10g	酒苁蓉 20g	巴戟天 18g
茯苓 15g	白术 15g	黄精 30g	熟地黄 30g
山慈菇 9g	蜂房 5g	白芍 15g	陈皮 10g
鳖甲（先煎）12g	龟甲（先煎）12g	枸杞子 15g	女贞子 15g
夜交藤 9g	远志 6g	合欢花 15g	

14 剂，水煎服，日一剂，早晚温服。

【处方解读】

主诉：右乳癌术后 1 年余，失眠、健忘 1 个月。

现病史：1 年余前（2017 年 12 月 15 日）患者行"右乳癌保乳根治术"，术后病理回示：浸润性导管癌Ⅱ级，各切缘未见癌；ER（－）、PR（－）、HER-2（－）、Ki-67（约 50%+），右乳腋下淋巴结未见癌（0/14）。FISH 检测提示：阴性，HER2 基因未扩增。术后按"AC-T"方案化疗 8 次，放疗 30 次，已全部完成。失眠、健忘 1 个月。

二诊：睡眠较前好转，记忆力较前未见明显变化，守上方继服 14 剂。

三诊：睡眠、记忆力均较前稍好转，效不更方，上方继服 14 剂。后门诊随访至今，随症裁方，随访 1 年时记忆力恢复至乳腺癌术前水平，定期复查，患者病情稳定，未见明显复发转移征象。

舌苔脉象：舌红，苔少，脉细稍数。

辨病辨证：乳岩，髓海不足证。

治法：补肾填精益髓。

【按语】

王老治疗本案上在参附乳岩方基础上加用枸杞子、女贞子滋补肝肾，夜交藤、远志、合欢花交通心肾，解郁安神助眠；鳖甲、龟甲之血肉有情之品滋阴潜阳，益肾养心。全方共用以补肾填精益髓。

✦✦✦✦✦✦

20. 姓名：王某　　　性别：女　　年龄：41 岁

初诊日期： 2021 年 11 月 18 日

临床诊断： 中医诊断为乳岩，髓海不足证　西医诊断为乳腺恶性肿瘤

处方：

附子 6g（先煎）	人参 10g	酒苁蓉 20g	巴戟天 18g
茯苓 15g	白术 15g	黄精 30g	熟地黄 30g
山慈菇 9g	蜂房 5g	白芍 15g	陈皮 10g
鳖甲（先煎）12g	龟甲（先煎）12g	枸杞子 15g	女贞子 15g
夜交藤 9g	远志 6g		

14 剂，水煎服，日一剂，早晚温服。

【处方解读】

主诉： 右乳癌保乳术后半年余，失眠、健忘 1 个月。

现病史： 半年余前（2020-09-15）于我院行"右乳肿块穿刺活检术"，术后病理示：（右侧乳腺）浸润性导管癌Ⅱ级，局部为导管内癌，脉管内可见癌栓形成；ER（-）、PR（-）、HER-2（3+）、Ki-67（约 30%）。患者右乳病灶较大，按"TCbHP"方案行 6 次新辅助化疗及双靶向治疗，2021 年 2 月 20 日于我院行"右乳癌保乳术＋腋窝淋巴结清扫术"。术后病理：（右乳）乳腺腺病伴纤维腺瘤，间质慢性炎症细胞浸润、纤维组织增生及泡沫样细胞聚集，局灶可见钙化，未见明确肿瘤细胞，结合临床经验，病变符合化疗治疗后改变。（上、下、内、外、基底切缘）乳腺腺病，均未见癌，（右侧腋窝）淋巴结未见转移癌（0/23）。术后放疗 30 次，按"HP"双靶向治疗 11 次。

二诊： 睡眠较前好转，记忆力较前未见明显变化，守上方继服 14 剂。

三诊： 睡眠良好，记忆力较前稍好转，上方去夜交藤、远志，继服 14 剂。后门诊随访至今，随症裁方，目前记忆力基本恢复至确诊乳腺癌之前的水平，定期复查，患者病情稳定，未见明显复发转移征象。

舌苔脉象： 舌红，苔少，脉细稍数。

辨病辨证： 乳岩，髓海不足证。

治法：补肾填精益髓。

【按语】

此方由参附乳岩方化裁而来。《类经》卷九注："凡骨之有髓，惟脑为最巨，故诸髓皆属于脑，而脑为髓之海。"脑为"髓海"，有赖于肾之阴精充养才能充分发挥其生理功能，若髓海失养，则易出现失眠、健忘等髓海不足症状。故治疗上在参附乳岩方基础上加用枸杞子、女贞子滋补肝肾，夜交藤、远志交通心肾，安神助眠；鳖甲、龟甲之血肉有情之品滋阴潜阳，益肾养心。全方共奏补肾填精益髓之功。

++++++

21. **姓名**：虎某　　**性别**：女　　**年龄**：42 岁

初诊日期：2021 年 05 月 26 日

临床诊断：中医诊断为乳岩，气血两虚证　西医诊断为乳腺恶性肿瘤

处方：

人参 9g	白术 12g	茯苓 12g	清半夏 9g
陈皮 12g	当归 12g	熟地黄 12g	白芍 12g
川芎 12g	红景天 12g	仙鹤草 20g	鸡血藤 12g
甘草 6g			

14 剂，水煎服，日一剂，早晚温服。

【处方解读】

主诉：乳癌术后 8 月余，乏力、心慌 7 天。

现病史：患者 8 月余前于外院行乳腺癌保乳术 + 前哨淋巴结活检术，术后行"AC-T"方案化疗 8 次，化疗结束后放疗 31 次。治疗结束后患者近 7 天自觉体倦乏力、心慌，前来就诊，患者面色㿠白，说话语声较低，纳食欠佳，睡眠一般，小便正常，大便偏溏。

舌苔脉象：舌淡，苔薄腻，脉细弦。

辨病辨证：乳岩，气血两虚证。

治法：补益气血。

【按语】

本方为八珍汤加减。加用红景天及仙鹤草，此为王老喜用对药。常用于治疗癌性疲乏，红景天主要用于气虚血瘀，胸痹心痛，中风偏瘫，倦怠气喘。仙鹤草，又被称为"脱力草""狼牙草"，味苦、涩，性平，归心、肝经。首载于《本草图经》，言其："味辛涩，温，无毒。"主要有收敛止血、补虚、截疟、止痢及解毒等功效。临床上可用于治疗吐血、尿血、疟疾寒热、久病泻痢、痈疮疔肿及脱力劳伤等。现代药理学研究发现仙鹤草具有止血活血、抗炎、抗氧化、抗肿瘤及调节血糖等作用。

$+++++++$

22. 姓名：吴某某　　性别：女　　年龄：48岁

初诊日期： 2019年10月15日

临床诊断： 中医诊断为乳岩，冲任失调证　西医诊断为乳腺恶性肿瘤

处方：

黄芪30g	党参15g	白术15g	茯苓15g
酒黄精15g	桂枝9g	肉桂6g	鹿角霜12g
熟地黄12g	仙灵脾15g	莪术30g	仙鹤草30g
半边莲30g	冬凌草30g	炒山楂15g	酸枣仁30g
甘草6g			

14剂，水煎服，日一剂，早晚温服。

【处方解读】

主诉： 左乳癌保乳术后半年余，神疲乏力3个月。

现病史： 2019年3月5日于河南中医药大学一附院行左乳癌保乳术及左乳腋窝淋巴结清扫术。术后病理：浸润性导管癌Ⅱ～Ⅲ级，大小1.5cm×1.2cm×1cm，腋窝淋巴结0/17。免疫组化：ER（－）、PR（－）、HER-2（2+）、Ki-67（60%+），FISH基因检测未扩增。排除化疗禁忌后行EC×4序贯T×4标准方案化疗。症见：神疲乏力，腰膝酸软，畏寒肢冷，食欲不振，眠一般，二便尚可。查体：一般情况可，左乳保乳术后外观，腋下可见一长约5cm的手术瘢痕，切开愈合良好，右乳外上象限触及散在

片状结节，质中软，活动可，右腋下及双锁骨上下未及肿大淋巴结。

舌苔脉象： 苔薄白，边有齿痕，脉沉细。

辨病辨证： 乳岩，冲任失调证。

治法： 温阳化痰，调补冲任。

【按语】

本方中用黄芪四君子以健脾益气，黄精入肺、脾、肾三脏，补气添精；熟地黄、仙灵脾温阳填精益髓；鹿角霜温肾阳，益精血；桂枝、肉桂药性辛热，入血分，温阳散寒通脉；运用仙鹤草、冬凌草、半边莲等药，清热解毒、化痰散结；山楂、酸枣仁酸以入肝，化痰消积、养血除烦；生甘草清热解毒，调和诸药。全方共奏健脾温肾、解毒散结之功。

王老认为正气亏虚，脏腑功能衰弱是乳癌形成和复发转移的内因。脾胃为后天之本，机体的正气受后天的脾胃之气充养，正气充足能滋养元气。因正气代表了机体免疫系统的功能，正气的强弱就是免疫功能的强弱，直接决定着疾病的发生、发展与转归。正气虚的癌病患者，机体免疫力低下，肿瘤细胞容易逃逸免疫系统监视和药物的杀灭，形成复发和转移。此患者为三阴性乳腺癌，术后复发风险较大，神疲乏力，腰膝酸软，畏寒肢冷，阳虚痰凝之象明显。王万林老师善以健脾温肾、解毒散结为原则，采用黄芪四君子汤合阳和汤加减，治疗放、化疗后三阴性乳腺癌。故首诊服药14剂后症状大减，后据症情加减用药，病情稳定，气血渐复。但仍当嘱患者畅情志，适度运动，按医嘱定期随访，以期无病延年。

＋＋＋＋＋＋

23. **姓名：** 李某　　**性别：** 女　　**年龄：** 53岁

初诊日期： 2022年01月08日

临床诊断： 中医诊断为乳岩，冲任失调证　西医诊断为乳腺恶性肿瘤

处方：

附子（先煎）6g	人参10g	酒苁蓉20g	巴戟天18g
茯苓15g	白术15g	黄精30g	熟地黄30g
山慈菇9g	蜂房5g	白芍15g	陈皮10g

黄柏 12g　　　　知母 12g　　　山茱萸 12g　　　山药 12g

百合 30g

14 剂，水煎服，日一剂，早晚温服。

【处方解读】

主诉：右乳癌术后 1 年余，烦躁、潮热盗汗 1 周。

现病史：1 年余前（2020-12-29）于我院行"右乳癌保乳术 + 前哨淋巴结活检术"，术后病理：（右侧乳腺）浸润性导管癌，Ⅱ ~ Ⅲ级脉管内可见癌栓；ER（中 – 强 +，90%）、PR（中 – 强 +，90%）、HER-2（3+）、Ki-67（40%+），（右乳上、下、内、外、基底切缘及乳头后方）乳腺腺病，均未见癌；前哨淋巴结（0/7）。术后按"TCH"方案化疗 4 次，靶向治疗 17 次，目前口服枸橼酸他莫昔芬片进行内分泌治疗，烦躁、潮热盗汗 1 周。既往"2 型糖尿病"病史 5 年余，平素口服"磷酸西格列汀片、卡格列净片"，现空腹血糖控制 8.9mmol/L。

舌苔脉象：舌质红，苔薄微黄，脉弦细。

辨病辨证：乳岩，冲任失调证。

治法：补益肝肾，调理冲任。

二诊：潮热盗汗感较前缓解，睡眠欠佳，上方加用酸枣仁 15g、夜交藤 9g、远志 6g，继服 21 剂。

三诊：情绪较前缓和，基本无潮热盗汗感，纳眠尚可，上方去酸枣仁、夜交藤、远志、山茱萸、山药，继服 14 剂。后门诊随访至今，随症裁方，目前情绪平稳、无明显潮热盗汗感、纳眠可、二便正常，定期复查，患者病情稳定，未见明显复发转移征象。

【按语】

此方由参附乳岩方化裁而来。内分泌治疗药物可抑制雌激素，随着血中雌激素水平的降低，大脑内神经递质 – 儿茶酚雌激素水平也随之下降，造成中枢自主神经调节紊乱，从而出现一系列情志抑郁或急躁易怒、潮热汗出、心悸失眠、月经失调渐至闭经等类围绝经期症状。结合患者年龄及病情，加用黄柏泻相火以坚真阴，知母滋润肾阴，与熟地黄相合，大补肾阴，增加培本之力；辅以山茱萸补肾养肝，山药滋肾补脾，百合与知母相合泻心除烦。诸药合用以补益肝肾、调理冲任。

++++++

24. 姓名：黄某某　　性别：女　　年龄：48岁

初诊日期：2021年02月26日

临床诊断：中医诊断为乳岩，脾虚湿困证　西医诊断为乳腺恶性肿瘤

处方：

党参15g	山药15g	茯苓15g	白术15g
炒白扁豆15g	陈皮10g	法半夏15g	砂仁10g
薏苡仁30g	莲子15g	桔梗15g	麦芽15g
稻芽15g	生姜3片	大枣5个	

14剂，水煎服，日一剂，早晚温服。

【处方解读】

主诉： 左乳癌术后8个月余，纳差、便溏1周。

现病史： 患者于2020年10月16日在我院行左乳癌改良根治术，术后病理示：左乳腺浸润性癌，ER（－），PR（－），HER-2（－），Ki-67（30%+），腋窝见癌转移（2/19），术后完成化疗及放疗。现症见：精神疲倦，面色萎黄，少气懒言，无发热，膝软，大便溏。

舌苔脉象： 舌淡黯，苔白腻，脉细。

辨病辨证： 乳岩，脾虚湿困证。

治法： 健脾渗湿。

二诊： 症见：精神好转，面色萎黄，纳可，眠仍差，夜梦多，无口干，大便成形质软，小便可。舌淡黯，苔薄白，治以：健脾益气，养心安神，归脾汤加减。

【按语】

方中以党参、山药、茯苓、白术为主药，益气健脾，顾护后天，使气血生化有源；配伍莲子以健脾益气，兼能止泻；并用白扁豆、薏苡仁助白术、茯苓以健脾渗湿；陈皮、法半夏化痰燥湿；砂仁醒脾和胃，行气化滞；桔梗宣肺利气，载药上行。全方补中气，渗湿浊，行气滞，使脾气健运，

湿邪得去。

乳腺癌是雌激素依赖性肿瘤，对于雌孕激素受体阳性患者，内分泌治疗是巩固期重要治法。而雌孕激素受体阴性患者对内分泌治疗不敏感，其预后较激素受体阳性者差。王老认为，提高机体免疫力抗肿瘤是该类患者在巩固期治疗的重要基础。王老根据多年的临床实践观察，发现受体阴性乳腺癌患者多以脾胃虚弱为主，因此乳腺癌受体阴性的患者巩固期治疗多以健脾益气为法，以补后天养先天为要。该患者初诊时表现为疲倦、懒言、纳眠差、便溏、舌淡、苔白腻、脉细等，均为脾虚湿困之证，治以经方参苓白术散加减。

++++++

25. 姓名：闫某　　性别：女　　年龄：45 岁

初诊日期：2021 年 04 月 16 日

临床诊断：中医诊断为乳岩，气虚湿瘀互结证　西医诊断为①乳腺恶性肿瘤；②上肢淋巴水肿

> **处方：**
>
> 黄芪 50g　　当归尾 15g　　赤芍 15g　　川芎 10g
>
> 红花 10g　　桃仁 15g　　茯苓 15g　　薏苡仁 30g
>
> 白术 15g　　地龙 10g　　僵蚕 10g　　桑枝 15g
>
> 14 剂，水煎服，日一剂，早晚温服。
>
> 外治以四子散温敷后，行上肢淋巴水肿手指点穴法按摩治疗，日一次。

【处方解读】

主诉： 右乳癌术后 1 年，右上肢肿胀 2 周。

现病史： 患者 1 年前行右乳腺癌改良根治术，术后 10 余天开始出现患侧上肢肿胀疼痛，肿胀范围由上臂逐渐向远端发展累及前臂，故来诊。症见：面色苍白，疲倦乏力，口唇色淡红，右上肢肿胀，隐痛不适，纳差，眠尚可，二便调。查体：右侧上臂至肘关节下方约 4cm 处肿胀，患侧上臂周径比健侧粗 3cm，皮肤稍黯，肤温不高，无压痛，右侧桡动脉搏动正常，右侧胸壁伤口愈合良好，无皮下血肿积液。辅助检查：血管彩超：右上肢

深浅动静脉未见血栓形成。

舌苔脉象：舌质淡黯，舌底脉络青紫粗张，苔白腻，脉弦细。

辨病辨证：乳岩，气虚湿瘀互结证。

治法：补气活血，除湿消肿。

二诊：精神尚可，无发热，右侧上肢肿胀减轻，患侧上臂周径比健侧粗 1cm，肤色肤温正常，右肩关节外展及上举功能可，无疼痛，恶心无呕吐，纳欠佳，眠尚可，二便调。舌质淡，舌底脉络增粗，苔白，脉弦细。

【按语】

方中重用生黄芪补益元气，意在气旺则血行，瘀去络通；当归尾活血通络而不伤血，赤芍、川芎、桃仁、红花协同当归尾以活血祛瘀；地龙、僵蚕、桑枝通经活络，力专善走，周行全身，以行药力；茯苓、薏苡仁利水渗湿、消水肿。诸药合用，以补气活血，除湿消肿。

乳腺癌术后上肢淋巴水肿往往是术后困扰患者的并发症之一，多数患者淋巴水肿发生在术后第 1 年内，手术及放疗是上肢淋巴水肿的主要原因，另外肿瘤癌栓也会引起上肢淋巴水肿；该患者便是手术创伤后导致的上肢淋巴水肿。王老认为首先当行血管彩超检查，排除上肢动静脉栓塞。认为对乳腺癌术后上肢淋巴水肿重视辨证论治，识病为本，辨证为用，整体辨证与局部辨证相结合，内治与外治相结合。该患者疲倦乏力，口唇色淡红，纳差，舌质淡黯，苔白腻，脉弦细，为一派脾虚湿困之象；局部表现为右上肢肿胀，肤色稍黯，疼痛，舌质淡黯，舌底脉络青紫粗张，提示为瘀血阻络，乃脾胃虚弱，运化失常，水湿内停，气血生化不足，气虚血行不畅，加之乳癌手术损伤脉络，水湿瘀血阻滞脉络而成肿胀。故予补气活血、除湿消肿之法，方选补阳还五汤加减。外用四子散药包热敷以温经通络、活血消肿。

++++++

26. **姓名：**柴某　　**性别：**女　　**年龄：**57 岁

初诊日期：2020 年 10 月 09 日

临床诊断：中医诊断为乳岩，痰瘀阻滞证　西医诊断为①乳腺恶性肿瘤；②上肢淋巴水肿

处方：

当归 15g　　　　生地 15g　　　　白芍 12g　　　　川芎 12g

麸炒枳壳 15g　　牛膝 6g　　　　炒桃仁 30g　　　红花 12g

甘草 6g　　　　 党参 15g　　　　白术 15g　　　　茯苓 15g

地龙 12g　　　　皂角刺 15g

14 剂，水煎服，日一剂，早晚温服。

【处方解读】

主诉：左乳癌改良根治术后 5 年，左上肢水肿 1 月余。

现病史：患者 5 年前于外院行左乳癌改良根治术，1 月余前劳累后出现左上肢水肿，未予治疗，病情逐渐加重。现症见：左上肢肿胀、皮肤增厚、粗糙，随按即起，状如象皮。

舌苔脉象：舌暗淡，苔薄白，脉沉涩。

辨病辨证：乳岩，痰瘀阻滞证。

治法：健脾化痰，活血通络。

【按语】

本方为桃红四物汤合四君子汤。本例患者为继发性淋巴水肿，王老认为乳腺癌术后淋巴水肿病机主要为机体经络被手术操作所损，造成经络阻塞，从而导致血液运行无法推动，进而造成水湿停聚，血液瘀滞于机体脉络，最终导致肿胀。因此王老选方为四君子汤合桃红四物汤，四君子健运化痰、桃红四物活血通络散瘀，再加地龙取其"善于钻营通络"之象，皂角刺起软坚散瘀之功。

++++++

27. **姓名：**席某某　　**性别：**女　　**年龄：**65 岁

初诊日期：2021 年 02 月 23 日

临床诊断：中医诊断为乳岩，气血不足、湿毒久恋证　西医诊断为乳腺恶性肿瘤

处方：

黄芪 30g	人参 10g	白术 15g	茯苓 15g
金银花 30g	当归 10g	川芎 15g	熟地黄 15g
黄精 10g	白芍 12g	蒲公英 30g	薏苡仁 30g
泽泻 15g	半枝莲 15g	炙甘草 6g	

14 剂，水煎服，日一剂，早晚温服。

创口按时清洁换药，外敷制象皮粉。

【处方解读】

主诉： 左乳腺癌术后淋巴液外渗、创口不愈合 3 个月。

现病史： 患者 3 个月前于当地医院行左乳癌改良根治术，患者未携带病历，具体术后病理结果及治疗方案不详。患者经化疗、放疗后，因淋巴液外渗致创口不愈合，虽经反复治疗，但疗效不佳，遂至我院就诊。现症见：左乳切口靠近腋窝处切口不愈合伴局部渗出，纳差，睡眠、二便尚调。

舌苔脉象： 舌淡，苔白，脉缓。

辨病辨证： 乳岩，气血不足、湿毒久恋证。

治法： 补益气血，托毒生肌。

二诊： 渗液较前减少，脉细苔白。原方加白花蛇舌草 30g、苦参 10g。继服 14 剂。按时换药。

三诊： 疮口基本愈合，仍有少量渗液，原方苦参加至 20g、败酱草 30g，继服 14 剂。按时外用，外敷制象皮粉。

【按语】

方以黄芪、人参、白术、茯苓的四君子汤补气益气、健脾利湿，加以川芎、白芍、当归、熟地黄补血活血的四物汤，合成八珍汤补气养血，健脾和胃。黄精补气、养阴、健脾、润肺、益肾，调理机体正气；半枝莲辛、苦而寒，归肺、肝、肾经，清热解毒、利水渗湿，减少渗出；苦参清热燥湿、消炎抑菌；败酱草、蒲公英合用清热解毒，凉血祛瘀止痛，消痈排毒；薏苡仁、泽泻健脾利湿；炙甘草调和诸药。外用能活血消炎、收口长皮的制象皮粉等，加强内外合治功效。

此例患者的特点在于淋巴液外渗致创口不愈合，古人无此记载。本案治疗的成功之处是在合理运用疮疡久不收口的基本内外合治法的同时，针对病情特点用药。王老重用苦参控制淋巴液外渗，苦参苦寒，归心、肝、胃、大肠、膀胱经，有清热燥湿、杀虫利尿的作用，苦参含有大量的活性物质苦参总碱，不仅有效抑制肿瘤的加重，同时还能够起到消炎抑菌的功效，还能够有效地促进体内的血液循环，加速机体的新陈代谢，起到增强免疫力的作用。王老认为应考虑病情发展不同阶段的正邪虚实，在疮疡溃后正虚邪退、疮口不敛时，内治以补为主，兼清余毒、外治以生肌收口法为主。生肌收口法是用能促进生肌长皮的药物，使疮口迅速愈合的一种外治法。生肌收口应从整体出发，如《外科理例》说："生肌之法当先理脾胃，助气血为主，则肌肉自生。"说明了脾胃健壮、气血充沛则毒尽自敛乃水到渠成的自然现象，若病久体虚，机体的再生能力低下，生肌收口就缓慢。因此，生肌收口法是处理溃疡最后愈合的一种基本方法。

++++++

28. 姓名：白某某　　性别：女　　年龄：46 岁

初诊日期：2021 年 11 月 28 日

临床诊断：中医诊断为乳岩，脾胃不和证　西医诊断为乳腺恶性肿瘤

处方：

党参 20g	茯苓 15g	白术 15g	法半夏 15g
陈皮 15g	山药 15g	砂仁 10g	煨木香 10g
苏梗 15g	姜竹茹 15g	薏苡仁 30g	炒山楂 15g
生姜 3 片			

14 剂，水煎服，日一剂，早晚温服。

【处方解读】

主诉：左乳癌术后，第 2 周期化疗后呕吐 2 天。

现病史：患者平素体虚，消瘦纳差，2 个多月前于郑大一附院行左乳癌改良根治术，于 11 月 26 日完成第 2 周期 AC 案化疗，昨日出现恶心、呕吐、纳差等不适。症见：倦怠乏力，无发热恶寒，恶心呕吐涎水，胃脘满闷不适，纳眠差，口干不欲饮，二便可。

舌苔脉象： 舌淡，苔白，脉细。

辨病辨证： 乳岩，脾胃不和证。

治法： 健脾和胃，降逆止呕。

二诊： 第三周期化疗后第 5 天，患者精神好转，面色萎黄，胃纳改善，无恶心呕吐，口干不欲饮，眠尚可，大便溏，小便可。舌淡，苔白腻，脉细。方药予参苓白术散加减。

【按语】

方中党参、白术、山药、薏苡仁、茯苓健脾益气和中；法半夏、苏梗、姜竹茹和胃降逆，达到脾气运化，胃气和降之效；陈皮、炒山楂醒脾开胃、芳香化浊；煨木香、砂仁行气和胃，使之升降调和。全方共奏健脾和胃之功。

呕吐症状是化疗后最常见的不良反应之一。王老认为化疗药物多为峻猛的苦寒之品，可耗气伤阳，损伤脏腑功能，尤其是脾、肝、肾等脏腑。该患者素体体虚，脾胃不足，故消瘦纳差，现乳腺癌手术后大邪虽去，但脾胃虚弱，加之化疗苦寒之品耗气伤阳，损伤脾胃，脾失健运，气血生化乏源。脾胃为气机枢纽，一升一降谓之和，脾虚水湿内停，困阻气机，气机升降失调，浊阴不降，上泛故见恶心呕吐；湿困脾胃，故见满闷、纳差、疲倦。"脾为后天之本"，治疗上当以健脾和胃为先，脾胃健运，水谷精微得以吸收运化，才能化生气血，故化疗后早期以健脾和胃为主法，治以香砂六君子汤加减。

++++++

29. 姓名：黄某某　　性别：女　　年龄：56 岁

初诊日期： 2020 年 05 月 05 日

临床诊断： 中医诊断为乳岩，阴虚火毒证　西医诊断为①乳腺恶性肿瘤；②放射性皮炎

处方：

金银花 15g	生地黄 15g	水牛角 30g	黄芩 15g
牡丹皮 15g	赤芍 15g	玄参 20g	麦冬 15g
太子参 30g	鱼腥草 30g	沙参 30g	生甘草 10g

14 剂，水煎服，日一剂，早晚温服。

外治：每日以复方黄柏液湿敷左侧胸壁皮肤潮红、溃疡处。

【处方解读】

主诉： 左乳癌辅助放疗后皮肤红热疼痛伴溃疡 2 周。

现病史： 2019 年 10 月 31 日患者于外院行左乳腺癌改良根治术，术后病理示：左乳浸润性导管癌，ER（−），PR（−），HER-2（−），腋淋巴结见癌转移（4/22）。术后完成 8 周期 AC-T 方案化疗，于 2020 年 4 月 1 日开始进行放疗，2 周前左胸壁皮肤出现潮红，疼痛，7 天前左胸壁近腋前出现皮肤溃破渗液，无水疱，予重组人表皮生长因子外用后，自诉效果不佳，皮肤溃疡范围增大，遂至我院求治。症见：精神疲倦，稍烦躁，无发热，左胸壁皮肤红热、疼痛，左胸壁近腋窝处皮肤溃疡渗液，干咳无痰，口干咽燥，喜冷饮，口腔溃疡，纳欠佳，心烦失眠，小便短赤，大便秘结，无腹胀痛。查体：左乳缺如，左胸壁放射灶皮肤潮红，肤温高，胸壁外侧近腋窝处皮肤溃疡，范围约 5.0cm×6.0cm，水肿，可见渗液，无水疱，无脓性分泌物。

舌苔脉象： 舌红，苔少，脉细。

辨病辨证： 乳岩，阴虚火毒证。

治法： 清热解毒，养阴生津。

每晚 9 时中药沐足，同时按压太冲、行间、神门穴，沐足后配合劳宫穴拍打涌泉穴，改善睡眠。

二诊： 症见：精神较前好转，无发热，左胸壁皮肤热痛明显缓解，干咳无痰，口干喜饮，纳眠好转，大便质硬欠通畅，小便赤。舌红，苔薄黄，脉细。查体：左胸壁皮肤肤色变淡，肤温不高，皮肤创面干爽无渗液，范围约 4.0cm×3.5cm，局部组织水肿减轻，无水疱。

【按语】

方中生甘草清热解毒，为解诸毒之要药；金银花甘寒以清热解毒，为温热病及痈肿疮疡之要药；水牛角凉血清心而解热毒；生地黄凉血滋阴生津，增加清热凉血之用；佐以赤芍与牡丹皮以达清热凉血、活血散瘀之功；黄芩、鱼腥草清上焦肺热；太子参、沙参、麦冬、玄参益气养阴。全方共奏清热解毒、养阴生津之功。

王老认为，放射线是"火热毒邪"，由于放射线直接作用于肌肤，热毒过盛，耗伤阴津，引起热蕴肌腠，故见局部红热疼痛，甚则皮损肉腐。故放射性皮炎属中医学"疮疡"范畴。《医宗金鉴》言："痈疽原是火毒生，经络阻隔气血凝。"可见"热邪致疮疡"是放射性皮炎的基本病因，"阴虚为本，燥热为标"是基本病机，而本虚标实则贯穿整个疾病始终。局部外治可促进创面愈合，具有明显的优势。复方黄柏液具有清热解毒、消炎抗菌的作用，可促进创面愈合。

＋＋＋＋＋＋

30. 姓名：钱某　　**性别：**女　　**年龄：**45 岁

初诊日期：2020 年 11 月 15 日

临床诊断：中医诊断为乳岩，肺燥津亏证　西医诊断为①乳腺恶性肿瘤；②放射性肺炎。

> **处方：**
>
> | 百合 30g | 太子参 15g | 麦冬 15g | 石膏 20g |
> |---|---|---|---|
> | 桑白皮 15g | 苦杏仁 10g | 沙参 30g | 玉竹 10g |
> | 天花粉 15g | 桔梗 10g | 鱼腥草 30g | 甘草 6g |
>
> 14 剂，水煎服，日一剂，早晚温服。

【处方解读】

主诉：右乳癌辅助放疗后咳嗽、胸痛 3 天。

现病史：患者于 2020 年 5 月行右乳癌改良根治术，10 月 23 日起行区域放疗，近 3 天开始出现干咳、胸痛而就诊。症见：疲倦，低热，干咳少痰，伴气急、胸痛，纳一般，心烦失眠，口干咽燥，大便秘结，小便黄。查体：右胸壁皮肤红热疼痛，听诊双肺呼吸音清，右上肺可闻及少量湿啰音。辅助检查：胸片见右上肺野可见弥漫性片状模糊阴影，其间隐约可见网状影，考虑放射性肺炎。血常规未见异常。

舌苔脉象：舌红，苔薄黄，脉弦数。

辨病辨证：乳岩，肺燥津亏证。

治法：养阴生津，润肺止咳，润肠通便。

二诊：精神好转，无发热，干咳减少，偶有胸痛，纳眠好转，口干咽燥，大便干硬，小便黄。舌红，苔少，脉弦细。

【按语】

方中百合清火润肺，兼具清心安神之效；石膏辛甘而寒，清泄肺热；麦冬甘寒，养阴润肺；鱼腥草、桑白皮清泻肺热，沙参、玉竹、天花粉养阴润燥，苦杏仁润肺降气；加用太子参、甘草益气生津以奏培土生金之效；桔梗利咽并引药上行。诸药合用，可达清泻燥热邪毒、养阴生津之效。

放射性肺炎为放疗肺损伤的急性期表现。王老认为，放射线为火热毒邪，最易耗伤人体正气和阴血。肺与皮毛相表里，火毒燥邪侵袭皮毛，传热入里，易灼伤阴津，肺为娇脏，喜润恶燥，阴亏则脉络失濡，而致肺热叶焦，失于清肃，气逆于上，故见干咳少痰等阴虚燥咳之象；热毒炽盛，壅滞于内，则见发热、胸痛气急；阴津不足，心神失于濡养不得安宁，则见心烦失眠；肠燥津枯则见便秘。故治疗当实则泻之、虚则补之，方选清燥救肺汤合沙参麦冬汤。

＋＋＋＋＋＋

31. **姓名**：安某　　　**性别**：女　　　**年龄**：59 岁

初诊日期：2020 年 11 月 10 日

临床诊断：中医诊断为乳岩，肝肾阴虚证　西医诊断为①乳腺恶性肿瘤；②骨质疏松症

处方：

熟地黄 20g	山药 15g	山萸肉 15g	枸杞子 15g
菟丝子 15g	杜仲 15g	龟甲胶 15g	鹿角胶 15g
黄柏 5g	知母 15g	补骨脂 15g	骨碎补 15g
白术 15g	茯苓 15g	牛膝 10g	续断 15g

14 剂，水煎服，日一剂，早晚温服。

【处方解读】

主诉：左乳癌术后 9 个月，腰膝关节酸痛 2 个月。

现病史：2020 年 2 月患者于我院行左乳癌改良根治术，术后病理：左乳浸润性导管癌，ER（+），PR（+），HER-2（-），腋淋巴结见癌转移（2/18），术后半年内完成化疗、放疗。现口服来曲唑行内分泌治疗，同时

补充钙剂。症见：精神可，全身骨关节酸痛，腰膝酸软，纳可，心烦难眠，时有头痛，口干，耳鸣，五心烦热，二便调。

舌苔脉象：舌红，苔少，脉细。

辨病辨证：乳岩，肝肾阴虚证。

治法：补益肝肾，滋阴清热。

二诊：精神可，潮热，骨痛减轻，腰膝酸软，纳可，夜眠改善，口干，耳鸣。舌红，苔薄白，脉细。患者症状改善，效不更方。继续治疗2周后，骨痛明显好转，仍有腰酸膝软、耳鸣、潮热等肝肾阴虚症状，继续成药予知柏地黄丸口服滋阴清热，1个月后潮热症状较前减轻，腰酸改善。

【按语】

方中重用熟地黄滋肾填精，大补真阴；山茱萸养肝滋肾，涩精敛汗；山药、茯苓、白术补脾益阴，滋肾固精；枸杞子补肾益精，养肝明目；龟、鹿二胶，为血肉有情之品，峻补精髓，龟甲胶偏于补阴，鹿角胶偏于补阳，在补阴之中配伍补阳药，取"阳中求阴"之义；菟丝子、杜仲、补骨脂、骨碎补益肾壮阳、强筋健骨；续断、牛膝活血通络，牛膝兼有引药下行之效；黄柏、知母清泻肝火。诸药合用共奏补益肝肾、滋阴清热、强筋健骨之效。

骨质疏松症为绝经后乳腺癌女性内分泌治疗的常见副作用之一，常表现为骨关节痛，腰膝酸软无力，运动弛缓，属于中医学"骨痿"范畴。王老认为骨的生长健壮与骨髓的充养有着密切关系。"肾主骨，生髓"；《丹溪心法》曰："肾虚受之，腿膝枯细，骨节酸疼，精走髓空。"总之，骨质疏松的中医病机以肾虚为本，兼有脾虚、血瘀等。王老认为患者年近花甲，心烦难眠，口干，耳鸣，五心烦热，舌红，苔少为肝肾阴虚之象。乙癸同源，肾精不足，一则无以濡养肝肾，二则致骨髓不充，筋骨失养，则骨痿不用，故见骨痛、腰膝酸软。治疗上宜采用"泻南补北"之法，朱丹溪提出"泻南方则肺金清而东方不实……补北方则心火降而西方不虚……"是以清内热、滋肾阴，达到金水相生，滋润五脏，故予左归丸加减。

++++++

32. 姓名：梁某某　　性别：女　　年龄：50岁

初诊日期：2020 年 03 月 20 日

临床诊断：中医诊断为乳岩，阴虚火旺证　西医诊断为乳腺恶性肿瘤

处方：

牡丹皮 10g	山栀子 10g	柴胡 15g	白芍 15g
女贞子 15g	旱莲草 15g	郁金 15g	合欢花 15g
夜交藤 30g	五味子 15g	糯米稻根 15g	浮小麦 15g

14 剂，水煎服，日一剂，早晚温服。

【处方解读】

主诉： 左乳癌术后 1 年余，心烦失眠、潮热盗汗半年。

现病史： 患者于 2018 年 4 月 22 日在我院行左乳癌改良根治术，术后病理：左乳浸润性导管癌，ER（+），PR（+），HER-2（-），腋淋巴结见癌转移（1/21）。性激素检查提示达到绝经状态。术后行 8 周期化疗，后服用阿那曲唑治疗，服药后近期出现情绪易激动、潮热盗汗、心烦失眠等症状而就诊。症见：神疲乏力，时觉潮热盗汗，骨关节疼痛，头痛，心悸，口干不苦，纳可，心烦难入眠，二便调。

舌苔脉象： 舌红，苔少，脉细。

辨病辨证： 乳岩，阴虚火旺证。

治法： 疏肝清热，滋阴敛汗。

二诊： 患者潮热盗汗减轻，夜眠稍安，关节疼痛减轻，但仍觉头晕头痛不适，口干，纳可。舌红，苔少，脉细。证型：阴虚内热，肝阳上扰。治法：滋阴敛汗，平肝息风。方药：熟地黄 15g，泽泻 10g，山萸肉 15g，怀山药 15g，白芍 15g，牡丹皮 10g，女贞子 15g，墨旱莲 15g，天麻 15g，菊花 10g，糯稻根 15g，浮小麦 15g，继服 14 剂，日服 2 次。

三诊： 症见：患者潮热、盗汗减少，头晕头痛缓解，纳眠可，二便调。舌红，苔薄白，脉细。症状明显改善，予中成药知柏地黄丸口服调理。

【按语】

方中柴胡、郁金疏理肝气；白芍柔肝养阴，以安肝体；山栀子、牡丹皮清肝泻火；女贞子、旱莲草滋阴补肾；合欢花、夜交藤养心安神；五味子酸收敛汗；糯稻根、浮小麦清虚热、止汗。诸药合用，使肾阴充养，肝

气畅达，郁火得降，诸症悉平。二诊时肝火已清，但仍有潮热盗汗、口干等阴虚之症，伴有头痛，故去丹栀逍遥散，以六味地黄汤合二至丸滋补肝肾，加天麻、菊花以平肝息风。三诊时诸症缓解，予中成药知柏地黄丸调理，滋阴降火。

围绝经期综合征是困扰围绝经期女性生活的常见问题，内分泌治疗特别是芳香化酶抑制剂药的应用往往会加重这些症状，可影响患者的情绪，甚则影响患者生活质量。王老认为根据其临床症状可参照中医"郁证""脏躁"等病进行辨证论治，认为该病病机核心是肾虚，但又需辨清阴虚、阳虚之别。《素问》云："七七任脉虚，太冲脉衰少，天癸竭……"女性绝经期前后肾气渐衰，冲任虚损，天癸渐竭，肾阴不足，水不涵木致肝郁气滞，久而肝郁化火而出现潮热、汗出、烦躁易怒、失眠多梦、月经不调等阴虚内热、肝郁化火之症状，故治以疏肝清热，滋阴敛汗，治予丹栀逍遥散合二至丸加减治疗。

✢✢✢✢✢✢

33. 姓名：裴某某　　性别：女　　年龄：46 岁

初诊日期：2021 年 08 月 16 日

临床诊断：中医诊断为乳岩，正虚毒炽证　西医诊断为乳腺癌术后局部复发

处方：

黄芪 30g	太子参 30g	白术 15g	女贞子 15g
菟丝子 15g	枸杞子 15g	肉苁蓉 15g	茯苓 15g
薏苡仁 30g	南沙参 15g	莪术 30g	半枝莲 30g

14 剂，水煎服，日一剂，早晚温服。

【处方解读】

主诉：左乳癌术后 2 年，发现左胸壁肿物 10 天。

现病史：患者于 2019 年 7 月因左乳癌在我院行左乳癌改良根治术，术后病理示：左乳浸润性导管癌，肿瘤大小 3.5cm×2.5cm，ER、PR 均阴性，HER-2（+），腋淋巴结有癌转移（3/17），术后完成放化疗、靶向治疗，无

内分泌治疗。10天前发现左胸壁肿物，行手术切检，病理提示：浸润性癌。现症见：患者自觉结节周围皮肤灼热感。查体：左胸壁可见数枚直径约 1cm 的结节，触之质硬，局部皮肤泛红，无渗血渗液。

舌苔脉象：舌苔黄腻，脉弦数。

辨病辨证：乳岩，正虚毒炽证。

治法：健脾益气，补肾生髓，抗癌解毒。

二诊：症见：皮肤灼热感明显好转。舌苔黄腻，脉弦数。查体：左胸壁结节局部皮肤泛红明显好转，接近正常肤色，无渗血渗液。上方中药继服 14 剂，外治：如意金黄散用蜂蜜调和外敷。

【按语】

方中太子参、茯苓、白术、黄芪益气健脾，扶助气血，顾护后天，使气血生化有源，灌溉五脏六腑；菟丝子、肉苁蓉温补肾阳，女贞子、枸杞子、南沙参补肾养阴，而达阴阳并补、调摄冲任、补而不滞、固摄先天之效；加用半枝莲、薏苡仁、莪术以抗癌解毒。诸药合用，使得正气得固，驱邪外出，防止或延缓癌肿复发转移，达到人瘤共存的目的。

乳腺癌术后局部复发是指乳腺癌术后于同侧乳腺、胸壁、腋窝以及锁骨上、下窝等处再次发生相同性质的肿瘤，一般多发生在原发灶邻近区域，以胸壁复发最多，其次为锁骨上窝和腋窝。局部复发的早期表现为皮肤片状发红、增厚，无疼痛，但其发展较快，可迅速肿大破溃。局部复发大多数发生在术后 2~3 年内，预后不良。局部复发后 5 年生存率仅为 42%~49%，目前认为乳腺癌术后局部复发的原因多为：①原发灶向周围浸润，手术切除不彻底；②术中肿瘤破溃或淋巴管被切断而致切口种植；③术中挤压致肿瘤细胞向周围播散而残留；④术后未行系统的放、化疗。王老认为，防治乳腺癌复发转移应强调扶正，正所谓"养正积自除"。结合乳腺癌复发转移的病因病机，亦要标本兼治，"扶正为主，祛邪为辅"。正气亏虚，首当责之脾肾，脾为后天之本，气血生化之源，肾为先天之本，真阴真阳所藏之处，故扶正尤当重脾肾，健脾补肾为防治乳腺癌复发转移的基本治疗法则，治疗目标为人瘤共存。

++++++

34. 姓名：蒋某　　性别：女　　年龄：48 岁

初诊日期：2021 年 10 月 16 日

临床诊断：中医诊断为乳岩，肾虚痰凝证　西医诊断为①乳腺恶性肿瘤；②骨继发性恶性肿瘤

处方：

透骨草 15g	骨碎补 15g	补骨脂 15g	山药 15g
茯苓 15g	牡丹皮 15g	泽泻 10g	山萸肉 15g
熟地黄 15g	女贞子 15g	黄芪 30g	白花蛇舌草 20g

14 剂，水煎服，日一剂，早晚温服。

【处方解读】

主诉：右乳癌术后 2 年，发现髂骨转移 1 周。

现病史：患者于 2019 年 9 月因右乳癌在外院行右乳癌改良根治术，术后病理示：右乳浸润性导管癌，ER（+）、PR（+）、HER-2（3+），腋淋巴结见癌转移（2/16），术后完成放化疗，近 2 年进行他莫昔芬内分泌治疗（10mg，每日 2 次）。1 周前复查骨 ECT：左侧髂骨局部异常浓聚，考虑髂骨转移，进一步行髂部 CT 提示：左侧髂骨处骨质破坏。给予唑来膦酸治疗（每 28 天注射 1 次），已行 1 个周期。现症见：精神疲倦，左侧髂骨处疼痛，行走时加重，四肢不温，纳眠欠佳，夜尿多，大便调。

舌苔脉象：舌淡，苔白腻，脉沉细。

辨病辨证：乳岩，肾虚痰凝证。

治法：补益肝肾，益气助阳。

二诊：症见：病情稳定，左侧髂骨处疼痛稍有好转，四肢不温，纳眠欠佳，夜尿多，大便调。舌淡，苔白腻，脉沉细。继服上方 14 剂。服药 6 个月后随访，患者左髂骨无疼痛，纳眠可，二便调。

【按语】

方中透骨草、骨碎补、补骨脂补肾壮阳、益精生髓、强筋壮骨；山药、茯苓、牡丹皮、泽泻、山萸肉、熟地黄，组成六味地黄汤；善补阳者必阴中求阳，女贞子滋补肾阴；黄芪扶正祛邪，白花蛇舌草清热解毒抗癌。全

方共奏补益肝肾、益气助阳之功。

乳腺癌骨转移按其临床表现可归属于中医学"骨瘤""骨疽""骨痹"等范畴。《外科枢要》曰："若劳伤肾水，不能荣骨而为肿瘤……名为骨瘤，随气凝滞，皆因脏腑受伤，气血和违。"指出骨瘤是久病气虚、邪气内结于骨而形成，其病机不外"不荣则痛""不通则痛"两方面。《素问　六节藏象论》云："肾者，主蛰，封藏之本，精之处也，其华在发，其充在骨。"表明肾与骨关系密切；肝主筋藏血，肝血充盈，筋得其所养，则运动有力而灵活。王老认为，骨转移癌的发病多为肾气衰微、肝血不足、生髓乏源、不能养髓生骨所致，乳腺癌骨转移属疾病晚期，肾气衰微，久病气虚，"病久入络"，六淫或邪毒内侵或余毒流窜结于骨而致病；又"气为血帅"，气虚则推动无力，血运不畅而致瘀，脉络瘀阻，气机不利，致痰气凝结。肾虚则不能濡养筋骨，痰、瘀乘虚侵袭并深着筋骨，胶着不去，痰浊蕴阻骨骼，积聚日久，以致瘀血凝滞，络道阻塞，聚而成形，发为骨瘤，不通则痛。治疗应以补益肝肾、益气养血为大法。

＋＋＋＋＋＋

35. 姓名：李某某　　　性别：女　　　年龄：47 岁

初诊日期：2021 年 10 月 16 日

临床诊断：中医诊断为乳岩，脾肾阳虚证　西医诊断为①乳腺恶性肿瘤；②骨继发性恶性肿瘤

处方：

附子（先煎）12g	人参 10g	酒苁蓉 20g	巴戟天 18g
黄芪 30g	白芍 30g	茯苓 15g	白术 15g
山慈菇 18g	蜂房 10g	莪术 15g	薏苡仁 30g
骨碎补 15g	补骨脂 15g		

14 剂，水煎服，日一剂，早晚温服。

【处方解读】

主诉：左乳癌术后 8 年余，骨转移伴腰背疼痛半月余。

现病史：8 年余前于我院行左乳癌改良根治术，术后病理示：左侧乳

腺浸润性导管癌，ER（>30%+），PR 局部（70%+），HER–2（–），腋窝淋巴结转移癌（2/7）。术后按 TAC 方案辅助化疗 6 次，他莫昔芬片内分泌治疗 1 年，复查雌二醇偏高，改为托瑞米芬片内分泌治疗。半月余前（2021.09.29）出现腰背疼痛，查 ECT 示：胸骨体骨代谢异常活跃，骨转移待排，建议结合其他检查；行"胸骨穿刺活检术"，穿刺病理示：骨骼肌组织内可见少量异型细胞，形态符合腺癌，结合免疫组化结果病变来源于乳腺；ER（中–强+，50%），PR（中–强+，50%），HER–2（2+），Ki–67（约 20%）。经 FISH 基因检测评估，因分子细胞数太少，没法做 HER–2 基因检测。治疗上给予卡培他滨片化疗，唑来膦酸抗骨转移治疗，停用托瑞米芬片，改为注射用醋酸亮丙瑞林缓释微球 + 阿那曲唑片进行内分泌治疗。

舌苔脉象：舌质淡暗，苔白，脉沉迟。

辨病辨证：乳岩，脾肾阳虚证。

治法：温补脾肾，益气活血止痛。

二诊：腰背疼痛稍有好转，四肢欠温，夜尿频。舌淡，苔白，脉沉细。效不更方，继服上方 14 剂。

三诊：上述诸症均明显缓解，继服前方。服药 6 个月后随访，患者腰背无疼痛，纳眠可，二便调，期间入院常规复查，骨转移灶较前无新发。

【按语】

本方为科室协定方——乳岩转移方加减，是在乳腺病科学术带头人程旭锋教授带领下，结合王老等前辈的经验基础上，总结凝练而得的，在科室长期临床使用中可稳定或缩小瘤灶，改善患者的生活质量，达到长期带瘤生存的目的，疗效稳定。

此方是在参附乳岩方的基础上，加重附子用量，同时减去熟地黄、黄精滋阴益精之品；加用黄芪补气生血，加重白芍用量，两者相伍，补气养血敛阴；加味甘性平之薏苡仁，既可健脾除湿，又可解毒散结，祛邪而不伤正；加重莪术用量破血逐瘀，与山慈菇、蜂房共用以达化痰、逐瘀、解毒之效。全方较参附乳岩方补气、温阳、祛邪力量更强，兼有益阴养血之效，更好改善转移性乳腺癌患者气血阴阳亏虚之状；同时加强祛邪能力，防止癌毒继续流窜。骨转移骨痛多因肾虚不能濡养筋骨，痰瘀乘虚积聚于骨骼，不通则痛所致，加用骨碎补补肾续筋、活血止痛，补骨脂温补脾肾。

诸药共用，以达温补脾肾、益气活血止痛之功。

++++++

36. 姓名：王某　　性别：女　　年龄：49 岁

初诊日期：2019 年 12 月 16 日

临床诊断：中医诊断为乳岩，脾肾阳虚证　西医诊断为①乳腺恶性肿瘤；②骨继发性恶性肿瘤

处方：

附子（先煎）12g	人参 10g	酒苁蓉 20g	巴戟天 18g
黄芪 30g	白芍 30g	茯苓 15g	白术 15g
山慈菇 18g	蜂房 10g	莪术 15g	薏苡仁 30g
骨碎补 15g	补骨脂 15g	杜仲 15g	百合 30g
知母 12g			

14 剂，水煎服，日一剂，早晚温服。

【处方解读】

主诉： 右乳癌术后 3 年余，发现多发骨转移伴腰背痛 2 月余。

现病史： 3 年余前于外院行穿刺确诊右乳浸润性导管癌，免疫组化：ER（>60%），PR（+15%），HER-2（2+），Ki-67（>50%），FISH 基因检测为阴性，予 EC-T 方案行术前新辅助化疗两周期，效果不佳，于 2016 年 6 月 8 日行右乳癌改良根治术，术后病理回示：右乳浸润性癌，非特殊型，分化Ⅲ级，伴浸润性微乳头状癌，ER（10%+），PR（局部 1%+），HER-2（-），Ki-67（10%+），右侧腋窝淋巴结可见癌转移（2/25），术后予"TCb"方案辅助化疗 6 次，放疗 28 次，后予他莫昔芬内分泌治疗，2 月余前因腰背痛复查确诊胸椎、腰椎等多部位骨转移，情绪低落，心烦易怒，后按周期应用唑来膦酸针进行抗骨转移治疗。

舌苔脉象： 舌质淡暗，苔白，脉沉细，按之无力。

辨病辨证： 乳岩，脾肾阳虚证。

治法： 温补脾肾，益气活血止痛。

二诊： 腰背疼痛较前稍减。舌质淡，苔薄白，脉细。效不更方，继服

上方 14 剂。

三诊：腰背疼痛明显缓解，情绪较前平缓，继服前方。服药 6 个月后随访，患者腰背无疼痛，纳眠可，二便调，期间入院常规复查，骨转移灶局限较前无新发。

【按语】

本方为乳岩转移方加减。脾肾阳虚是乳腺癌复发转移的关键病机，治疗上应注重温补脾肾，使肾阳得温，脾胃得健，正气得复，复发转移得以抑制。

王老认为转移性乳腺癌病人癌毒久伤，气虚、阳虚较重，且患者已入七七之年，肾虚更甚，而肾虚不能主骨允髓，骨怙髓虚，不荣则痛；痰瘀内结阻于筋骨，不通则痛。治疗上重用附子配以白术共温肾暖脾、散寒除湿止痛；黄芪补气生血，与白芍相伍，补气养血敛阴；百合、知母清心除烦；薏苡仁健脾除湿、解毒散结，使邪去而不伤正；酒苁蓉、巴戟天温肾助阳；骨碎补、杜仲、莪术补肾强骨续筋、活血祛瘀止痛；山慈菇、蜂房化痰逐瘀解毒；补骨脂温补脾肾。全方共用，以达温补脾肾、益气活血止痛之功，加强祛邪能力，防治癌毒继续流窜。

＋＋＋＋＋＋

37. 姓名：常某某　　性别：女　　年龄：47 岁

初诊日期：2022 年 03 月 10 日

临床诊断：中医诊断为乳岩，湿热毒滞证　　西医诊断为①乳腺恶性肿瘤；②肝继发性恶性肿瘤

处方：

茵陈 15g	龙胆草 12g	栀子 15g	金钱草 9g
半枝莲 12g	桃仁 9g	红花 6g	当归 12g
白芍 12g	柴胡 15g	郁金 15g	川楝子 12g
党参 15g	白术 15g	大黄（后下）6g	甘草 3g

14 剂，水煎服，日一剂，早晚温服。

【处方解读】

主诉：穿刺确诊右乳浸润性癌伴肝转移 1 月余，面目发黄、胁痛 1 周。

现病史：1 月余前患者在外院分别于 2 月 8 日、2 月 14 日行右乳肿块及肝脏穿刺活检，病理回示：补充报告（2022-02-10）（乳腺肿瘤，穿刺活检）乳腺浸润性癌，非特殊型；ER（－）、PR（－）、HER-2（0）、Ki-67（+，约 30%）。肝脏穿刺活检病理回示：浸润性癌，结合免疫组化结果：符合转移性乳腺浸润性癌，非特殊型；ER（－）、PR（－）、HER-2（2+）、Ki-67（+，约 60%），HER-2 FISH 基因检测无扩增。拟按"密集 T（白蛋白紫杉醇）"方案行 12 次化疗，已完成 3 次化疗。

舌苔脉象：舌红，苔黄腻，脉弦数。

辨病辨证：乳岩，湿热毒滞证。

治法：清利湿热，解毒散结。

二诊：胁痛较前减轻，面目颜色较前无明显变化，效不更方，继服上方 14 剂。

三诊：胁痛明显缓解，面目颜色基本恢复正常，继服前方。后间断门诊就诊，顺利度过化疗期，随访至今，肝转移灶局限较前无增大或新发。

【按语】

组方上用茵陈、龙胆草清热利湿；栀子清热降火，通利三焦，与茵陈合用引湿热从小便而去；金钱草、半枝莲清热利湿，抗癌解毒；桃仁、红花活血化瘀；当归、白芍养血滋阴；柴胡、郁金、川楝子疏肝理气止痛；党参、白术益气健脾；大黄泻热逐瘀、通利大便，导瘀热从大便而下；甘草缓急止痛，调和诸药。诸药合用使湿热得利，毒邪得散，滞结得通，减轻痛苦，提高生活质量，延长带瘤生存时间。

王老认为湿热日久，致气滞痰凝血瘀，湿热痰瘀互结为患，与癌毒滞留于肝，发生肝转移，多属湿热毒滞之证，为湿热蕴结，气机不畅，毒邪凝滞所致，治疗上应以清利湿热、解毒散结、行滞止痛为主。

✚✚✚✚✚✚

38.姓名：常某　　**性别：**女　　**年龄：**49 岁

初诊日期：2021 年 11 月 25 日

临床诊断：中医诊断为乳岩，湿热毒滞证　西医诊断为①乳腺恶性肿瘤；②肝继发性恶性肿瘤

处方：

茵陈 30g	山栀子 15g	大黄 10g	党参 15g
茯苓 15g	白术 15g	山药 15g	延胡索 15g
白花蛇舌草 30g	徐长卿 30g	莪术 15g	鸡血藤 30g

14 剂，水煎服，日一剂，早晚温服。

【处方解读】

主诉：右乳癌术后 3 年，发现肝内占位 1 个月。

现病史：患者于 2018 年 9 月因右乳癌于外院行右乳癌改良根治术，术后病理示：右乳浸润性导管癌，ER、PR 均阴性，HER-2（+++），腋淋巴结见癌转移（5/16），术后完成放化疗，无内分泌治疗。1 个月前复查，肝脏 B 超及上腹部 CT：考虑肝脏多发转移灶。现症见：面目发黄，胁痛腹胀，纳少呕吐，大便秘结，小便黄。查体：恶病质，面目发黄，腹水征（+）。

舌苔脉象：舌暗红，苔黄腻，脉弦细。

辨病辨证：乳岩，湿热毒滞证。

治法：清热利湿，养肝健脾，抗癌解毒。

二诊：无呕吐，胃纳、腹胀好转，大便调，仍有面目发黄，胁痛，小便黄。舌暗红，苔薄黄略腻，脉弦细。效不更方，上方继服 14 剂。2 周后电话随访，诉诸症减轻。

【按语】

方中茵陈、山栀子、大黄清热利湿，以减轻其面黄、胁痛等症；党参、茯苓、白术、山药健脾补肾；重用白花蛇舌草、徐长卿、莪术、鸡血藤抗癌解毒。上药合用，使得正气得固，驱邪外出，可明显减轻患者症状，改善生活质量，提高机体的免疫功能及远期生存率。

肝脏为乳腺癌的常见转移器官，病人首期治疗时大多采用了放、化疗，这使病人各脏器、骨髓功能受到不同程度损伤。中医学认为，肝转移癌的病因病机为正气虚弱、肝气郁结、气滞血瘀、水湿痰凝，属正虚邪实。《灵枢》曰："积之所生，得寒乃生。""卒然外中于寒，若内伤于忧怒，则气上逆，气上逆则六输不通，湿气不行，凝血蕴裹而不散。津液涩渗，著而不去，而积皆成矣。"临床常表现为腹胀、腹水、食少纳呆、恶心，甚则出现恶病质状态，一般中位生存期只有 6 个月。目前治疗肝转移癌的方法有介入治疗、口服中药、化疗等，疗效不一。王老认为肝脏"体阴而用阳"，肝为"血之府库"，具有"藏血"的功能。"肝藏血，心行之，人动则血运于诸经，人静则血归于肝脏。何者？肝主血海故也。"血藏于肝，肝内血行必缓，血行缓则有利于癌毒"留著于脉，稽留而不去，息而成积"，这是转移癌灶易发生于肝的重要原因。中医学认为，急则治其标，缓则治其本，故治以茵陈蒿汤热利湿，养肝健脾，抗癌解毒。

++++++

39. 姓名：聂某某　　性别：女　　年龄：62 岁

初诊日期：2021 年 06 月 24 日

临床诊断：中医诊断为乳岩，湿热毒滞证　西医诊断为①乳腺恶性肿瘤；②肝继发性恶性肿瘤

处方：

茵陈 30g	山栀子 15g	大黄 10g	党参 15g
白术 15g	茯苓 15g	山药 15g	延胡索 15g
白花蛇舌草 30g	三棱 15g	莪术 15g	鸡血藤 30g
炙甘草 6g			

14 剂，水煎服，日一剂，早晚温服。

【**处方解读**】

主诉：右乳癌改良根治术 2 年余，肝转移 3 个月。

现病史：患者于 2018 年 9 月因右乳癌在我院行右乳癌改良根治术，术后病理示：右乳浸润性导管癌（T3N1M0），ER、PR 均阴性，HER-2（+++），腋淋巴结见癌转移（5/16），术后完成放化疗（AC-TH 方案化疗、30 次局部放疗），无内分泌治疗。2021 年 4 月初复查，肝脏 B 超及上腹部 CT：肝脏多发转移灶。以后病情迅速恶化，全身情况差，故来诊。症见：面目发黄，胁痛腹胀，纳少呕吐，大便秘结，小便黄。查体：恶病质，面目发黄，腹水征（+）。

舌苔脉象：舌暗红，苔黄腻，脉弦细。

辨病辨证：乳岩，湿热毒滞证。

治法：清热利湿，养肝健脾，抗癌解毒。

二诊：无呕吐，胃纳、腹胀好转，大便调，仍有面目发黄，胁痛，小便黄。舌暗红，苔薄黄略腻，脉弦细。效不更方，上方继服14剂。2周后电话随访，诉诸症减轻。

【按语】

茵陈蒿汤方中茵陈、山栀子、大黄清热利湿，以减轻其面黄、胁痛等。王老认为正气不足为发病之本，湿热火毒、痰毒瘀血为病之标，两者互为因果，主要采取的方法是扶正祛邪。正气亏虚，首当责之脾肾，脾为后天之本，气血生化之源，肾为先天之本，真阴真阳所藏之处，故扶正尤当重脾肾。方中党参、茯苓、白术、山药健脾补肾。结合现代医学研究成果，重用白花蛇舌草、三棱、莪术、鸡血藤以抗癌解毒。上药合用，使得正气得固，驱邪外出，可明显减轻患者症状，改善生活质量，提高机体的免疫功能及远期生存率。

中医学认为，肝转移癌的病因病机为正气虚弱、肝气郁结、气滞血瘀、水湿痰凝，属正虚邪实。临床常表现腹胀、腹水、食少纳呆、恶心，甚则出现恶病质状态，一般中位生存期只有6个月。肝脏"体阴而用阳"，肝为"血之府库"，具有"藏血"的功能，"肝藏血，心行之，人动则血运于诸经，人静则血归于肝脏。何者？肝主血海故也。"血藏于肝，肝内血行必缓，血行缓则有利于癌毒"留著于脉，稽留而不去，息而成积"，这是转移癌灶易发生于肝的重要原因。中医学认为，急则治其标，缓则治其本。

＋＋＋＋＋＋

40. **姓名：**院某某　　　　**性别：**女　　　**年龄：**42岁

初诊日期：2019年08月17日

临床诊断：中医诊断为乳岩，肺脾气虚证　西医诊断为①乳腺恶性肿瘤；②肺继发性恶性肿瘤

处方：

防己10g	白术12g	黄芪15g	炙甘草9g

生姜 3 片　　　　大枣 6 枚　　　　党参 15g　　　　茯苓 12g

橘红 9g

14 剂，水煎服，日一剂，早晚温服。

【处方解读】

主诉：确诊左乳癌伴肺多发转移 2 月余，胸闷、咳痰 3 天。

现病史：患者 2 月余前（2019 年 6 月日 10）于我院行"左乳肿块穿刺活检术"，病理回示：（左乳）浸润性导管癌 Ⅲ级，局部坏死，脉管内可见癌栓形成；ER（–）、PR（–）、HER-2（–）、Ki-67（约 85%）。CT 提示：双肺多发结节，考虑转移。拟按"AC-TP"方案行化疗 8 次，已完成 3 次。既往"高血压"病史 10 余年，未规律口服药物，未定期监测血压；2 型糖尿病病史 4 年余，平时口服二甲双胍、格列美脲，血糖控制尚可。

舌苔脉象：舌淡，苔薄白，脉弦细。

辨病辨证：乳岩，肺脾气虚证。

治法：补肺益气，健脾化痰。

二诊：胸闷较前稍缓解，咳少量黄痰，效不更方，继服上方 14 剂。

三诊：胸闷、咳痰缓解，前方去橘红、茯苓，继服 14 剂。间断门诊复诊，顺利度过化疗期，随访半年，病情稳定，肺转移灶较前局限，且无增大或新发。

【按语】

本方以防己、黄芪共为君药，两君药中防己可祛风行水，黄芪可益气固表，而且兼可利水，两者相合而用，具有祛风除湿而且不伤正的功效，最终达到益气固表并且不恋邪之效，使风湿同祛，表虚才得以巩固。臣以白术、党参，既助防己祛湿行气，又增黄芪益气固表健脾之效；橘红、茯苓理气化痰、健脾渗湿，渗湿以助化痰之力，健脾以杜生痰之源；同时佐入生姜祛痰止咳、大枣健脾益气；炙甘草调和诸药。全方配伍严谨，益气固表的同时祛风行水，达到标本兼顾之目的，体现了消补兼施之法。

王老喜用防己黄芪汤治疗乳腺癌肺转移，防己、黄芪药对尤有奇效。陈修园《医学实在易》中指出"水气同源不必分"，并提出"气滞水亦滞，气行水亦行"。王老认为，防己黄芪汤与乳腺癌肺转移的的病机不谋而合，因病久肺气虚损，升发宣降失职，通调水道失司，故出现气虚、气郁、饮停、痰凝、瘀结共存局面。防己黄芪汤益气行水，健脾利水，方中防己利三焦腑之水，其性轻清，故能外达肌腠，上调华盖；其性淡渗，故能内泄脏腑，下通肠腑，有从脾肺斡旋三焦水道之能。正如周岩《本草思辨录》中指出，防己能"引之（水饮）走三焦故道"。黄芪归肺、脾经，具有补气升阳、益卫固表、利水消肿之效。此处黄芪补气开郁，行水消肿之效是通过补益元气、振奋衰惫之脏腑来实现的。由此，黄芪益气托水外出，从表而解；防己淡渗利水，使水邪从下分消。防己与黄芪相配，一补气，一利水，一扶正，一祛邪，邪正兼顾，使利水而不伤正，扶正而不留邪，补气、行气、利水、消痰，胸闷自缓。

$$+++++++$$

41. 姓名：马某某　　性别：女　　年龄：61 岁

初诊日期：2021 年 05 月 18 日

临床诊断：中医诊断为乳岩，肺郁毒结证　西医诊断为①乳腺恶性肿瘤；②肺继发性恶性肿瘤

> **处方：**
>
> | | | | |
> |---|---|---|---|
> | 防己 10g | 白术 12g | 黄芪 15g | 炙甘草 9g |
> | 生姜 3 片 | 大枣 6 枚 | 党参 15g | 桃仁 9g |
> | 红花 6g | 桔梗 12g | 枳壳 15g | 柴胡 15g |
>
> 14 剂，水煎服，日一剂，早晚温服。

【处方解读】

主诉：确诊左乳癌伴肺多发转移 1 年余，胸闷、胸痛 3 天。

现病史：1 年余前（2021 年 3 月 26 日）于我院在局麻下行"左乳肿块穿刺活检术"，常规病理示：（左乳穿刺活检）浸润性乳腺癌，非特殊型，Ⅱ～Ⅲ级，局灶可见脉管内癌栓；ER（强，90%）、PR（10%）、HER-2（2+）、Ki-67（25%），FISH 基因检测示：基因未扩增。胸部 CT 提示：双肺多发结节，考虑为转移。拟按"AC-T"方案化疗 8 次，已完成 3 次化疗。既往"高血压病"病史 20 年余，平素口服"硝苯地平缓释片"，血压控制

尚可；糖尿病病史 20 年余，平素口服二甲双胍片、阿卡波糖片，血糖控制尚可；脑梗死 2 年余，未遗留行动不便等后遗症；冠心病病史 2 年余，平素口服阿司匹林片、阿托伐他汀，症状控制可。

舌苔脉象：舌淡，苔薄白，脉弦细。

辨病辨证：乳岩，肺郁毒结证。

治法：补气开郁，益气行水，消痰逐瘀。

二诊：胸闷较前稍缓解，胸痛较前减轻不明显，效不更方，继服上方 14 剂。

三诊：胸闷、胸痛均较前有所减轻，继服前方。后间断门诊就诊，顺利度过化疗期，期间复查提示肺转移灶较前稍缩小。

【按语】

本方以防己、黄芪共为君药，两君药中防己可祛风行水，黄芪可益气固表，而且兼可利水，两者相合而用，具有祛风除湿而且不伤正的功效，最终达到益气固表并且不恋邪，使风湿同祛，表虚才得以巩固。臣以白术、党参，既助防己祛湿行气，又增黄芪益气固表健脾；桔梗、枳壳一升一降、宽胸行气，柴胡疏肝解郁，升达清阳，与桔梗、枳壳同用，尤善理气行滞，使气行则血行；桃仁、红花活血祛瘀，气血运行通畅则胸痛得减。同时佐入生姜祛痰止咳、大枣健脾益气。同时用甘草调和诸药。全方补气开郁、益气行水、消痰逐瘀，扶正祛邪并用，恢复肺气正常宣降功能，减轻或消除临床症状。

＋＋＋＋＋＋

42. 姓名：张某　　　性别：女　　　年龄：42 岁

初诊日期：2021 年 01 月 17 日

临床诊断：中医诊断为乳岩，脾阳虚证　西医诊断为①乳腺恶性肿瘤；②肺继发性恶性肿瘤

> **处方：**
>
> 淡附片（先煎）9g　　　人参 10g　　　干姜 12g　　　白术 12g
>
> 炙甘草 6g　　　桑白皮 12g　　　葶苈子 12g
>
> 7 剂，水煎服，日一剂，早晚温服。

【处方解读】

主诉：乳腺恶性肿瘤术后 3 年余，肺转移 1 月余。

现病史：患者 2017 年于外院行乳腺癌改良根治术。病理为：浸润性导管癌。术后化疗 8 次，双靶向治疗 17 次。1 月余前于外院查出肺多发转移。口服吡咯替尼片行靶向治疗。患者服用后大便出现水泻样，一日 7~9 次，遂寻求中医药治疗。现症见：神疲乏力，畏寒怕冷，四肢不温，纳食差，小便少，大便水样泻。

舌苔脉象：舌白，苔淡嫩，脉沉。

辨病辨证：乳岩，脾阳虚证。

治法：补虚回阳，温中散寒。

【按语】

附子理中汤为宋代《三因极一病证方论》方，由炮附子、干姜、人参、白术、炙甘草组成，原为丸剂，具有补虚回阳、温肾健脾的作用。方中炮附子、干姜为君，具有温中散寒、温肾补脾的功效；人参甘温，大补元气，助运化而正升降为臣药；白术苦温，具有益气健脾、燥湿利水的功效，为佐药；炙甘草甘温，具有补中益气、缓急止痛的功效，为使药。诸药合用，有温补元阳的功效。本患者水样泻大便为吡咯替尼片不良反应，但又不能停药，结合患者病情及舌苔脉象，仔细辨证应用。

╋╋╋╋╋╋

43. 姓名：肖某　　性别：女　　年龄：53 岁

初诊日期：2020 年 08 月 22 日

临床诊断：中医诊断为乳岩，脾肺气虚、余毒未清证　西医诊断为①乳腺恶性肿瘤；②肺继发性恶性肿瘤

处方：			
党参 15g	百合 30g	白花蛇舌草 30g	鱼腥草 30g
黄芪 30g	山药 15g	茯苓 15g	白术 15g
桑白皮 15g	桔梗 10g	女贞子 15g	炒麦芽 15g
炒稻芽 15g	金荞麦 30g	莪术 15g	

7 剂，水煎服，日一剂，早晚温服。

【处方解读】

主诉：左乳癌术后 10 年，肺转移 1 年。

现病史：患者 10 年前因左乳癌于外院行左乳癌改良根治术。术后病理示：左乳浸润性导管癌（T2N2M0），ER、PR 均阳性（当时未行 HER-2 检测），术后完成放化疗及 5 年他莫昔芬内分泌治疗（10mg，每日 2 次）。1 年前复查胸片可见双肺结节。后进一步行胸部 CT 提示：双肺散在多发小结节，结合病史，考虑双肺转移癌。现症见：精神稍疲倦，诉平素易乏力，无咳嗽咯痰，无胸闷胸痛，无发热及潮热出汗等不适，纳稍差，眠一般，二便调。查体：左乳缺如，左胸壁见一长约 17cm 陈旧性手术瘢痕，愈合良好，无皮下积液。右乳、右腋下及双侧锁骨上窝均未及肿大淋巴结。双肺呼吸音清，未及明显干湿啰音及痰鸣音。

舌苔脉象：舌淡红，苔白，脉细。

辨病辨证：乳岩，脾肺气虚、余毒未清证。

治法：健脾补肺，扶正祛邪。

二诊：疲倦较前好转，仍乏力不适，纳眠可，小便调，大便偏烂，日 1~2 次。舌淡，边齿痕，苔薄白，脉细。前方去桑白皮，白术易麸炒白术 15g，加砂仁 10g，生姜 3 片，大枣 3 枚。继服 14 剂。

【按语】

方中金荞麦、百合、鱼腥草、桑白皮、女贞子补肺养阴，加以桔梗作为引经药；茯苓、白术、党参四君子汤基础上加山药健脾和胃；佐炒麦芽、炒稻芽以升清降浊，补而不滞；另辅以白花蛇舌草、莪术清解余毒，活血化瘀。诸药合用，以达健脾补肺，扶正祛邪之效。

王师认为乳腺癌复发转移的病机乃正气亏虚、余毒未清，正气亏虚是乳腺癌复发转移的先决条件，而癌毒蛰伏是复发转移的关键因素，血瘀内阻为复发转移的重要条件，治疗中首重治本，扶正固本，扶正可祛邪、抑邪、防邪，扶正时尤重脾肾，正如《景岳全书》云："脾肾不足，及虚弱失调之人，多有积聚之病。"本例治以健脾补肺，增强体质，提高免疫力。王师强调平衡调治为宗旨，注重调整患者整体功能状态，使其逐步恢复协调平衡，以达到改善症状，提高患者生活质量，带瘤生存的目的。

＋＋＋＋＋＋

44. 姓名：宗某　　性别：女　　年龄：50 岁

初诊日期：2020 年 06 月 17 日

临床诊断：中医诊断为乳岩，肺脾气虚、寒热互结证　西医诊断为①乳腺恶性肿瘤；②肺继发性恶性肿瘤

处方：

防己 12g	黄芪 30g	茯苓 15g	白术 15g
半夏 12g	黄芩 12g	黄连 5g	党参 15g
防风 12g	陈皮 15g	山药 30g	夜交藤 15g
珍珠母 30g	干姜 9g	炙甘草 10g	

7 剂，水煎服，日一剂，早晚温服。

【处方解读】

主诉： 左乳癌根治术后 4 年余，肺转移 7 个月。

现病史： 患者以左乳癌根治术后 4 年余，肺转移 7 月为主诉就诊，患者目前行卡培他滨片 1.5g 口服化疗，联合拉帕替尼甲苯磺酸片（泰立沙）1.25g 口服靶向治疗。现症见：精神差，面部浮肿、眼睑尤甚，腰背冷痛，四末不温、麻木，平素恶风，易外感，乏力，纳差，食后心下痞满，时有呃逆，眠差，入睡困难，大便黏，小便正常。

舌苔脉象： 舌质淡胖，边有齿痕，苔腻微黄，脉沉弦。

辨病辨证： 乳岩，肺脾气虚、寒热互结证。

治法： 益气健脾，平调寒热。

二诊： 患者服上药后精神较前好转，面部浮肿稍消退，呃逆症状消失，心下痞满症状明显好转，饮食较前增加，睡眠好转，仍觉手足麻木、发凉，舌质淡胖，边有齿痕，苔薄白，脉沉弦。前方去黄芩、黄连，加鸡血藤 30g，桂枝 12g，桑枝 15g。继服 14 剂。

三诊： 患者服上方后，上述症状明显好转，效不更方，继服上方 14 剂。

【按语】

本案患者为上焦、中焦俱病，上焦肺气虚损，致水湿停滞，中焦脾胃失司，致寒热互结。且患者有肺转移病史，故用防己黄芪汤合半夏泻心汤

加减。患者面部浮肿、眼睑尤甚，且平素恶风、易外感，皆因肺脾气虚、风水上犯；患者心下痞满，时有呃逆，苔腻微黄为痞结化热证，腰背冷痛、四末不温又可见寒象，与半夏泻心汤证十分相符；且王老加用陈皮、山药健运脾气，夜交藤、珍珠母镇静安神以助眠。二诊时患者中焦积热已消，故去黄连、黄芩，患者手足麻木，发凉症状尤甚，王老认为此为气血阳气不达四末所致，故以鸡血藤活血通络，桂枝温经通络，桑枝通络利关节，以通达四末气血。王老辨证思路清晰，用药精准，疗效甚佳。

++++++

45. 姓名：王某某　　性别：女　　年龄：57 岁

初诊日期：2021 年 03 月 07 日

临床诊断：中医诊断为乳岩，肝郁脾虚、痰热内扰证　西医诊断为①乳腺恶性肿瘤；②肺继发性恶性肿瘤

处方：

柴胡 10g	白芍 15g	枳壳 12g	半夏 15g
竹茹 12g	陈皮 15g	茯苓 15g	生白术 30g
防己 10g	黄芪 15g	山慈菇 10g	泽泻 12g
车前子 12g	浮小麦 30g	大枣 12g	炙甘草 10g

7 剂，水煎服，日一剂，早晚温服。

【处方解读】

主诉： 发现左乳恶性肿瘤伴肺转移 6 月余。

现病史： 患者 6 个月前因双乳肿物于我院穿刺活检示：（左乳穿刺活检）浸润性乳腺癌，非特殊型，Ⅱ～Ⅲ级，局灶可见脉管内癌栓；ER（−）、PR（−）、HER-2（3+）、Ki-67（25%）。胸部 CT 示：双侧腋窝多发肿大淋巴结，双肺多发结节，考虑转移灶，暂无手术时机，后行化疗联合靶向治疗。现症见：精神尚可，易疲乏，情绪低落，喜叹息，失眠多梦，身体困重，恶风，纳差，厌食油腻，大便黏，小便黄。

舌苔脉象： 舌质淡胖，苔腻微黄，脉弦滑。

辨病辨证： 乳岩，肝郁脾虚、痰热内扰证。

治法：疏肝健脾，理气化痰。

二诊：患者服上药后上述症状较前明显减轻，舌质淡胖，苔薄白，脉弦。效不更方，继服上方14剂。

【按语】

患者乳腺癌伴肺转移，因突知患癌，一时难以接受，情志不畅，肝郁气滞，故情绪低落，喜叹息；肝气横逆克脾，脾失健运，痰湿内生，故身体困重、纳差、厌食油腻、大便黏；加之气郁化火，凝津成痰，痰热互结，扰于心神，故情绪低落，失眠多梦，小便黄，苔腻微黄，脉弦滑；患者肺转移，肺气虚损，卫外不固，故恶风，同时通调水道失司，水湿不运，故身体困重。故以温胆汤合甘麦大枣汤为基础，加柴胡、白芍、枳壳疏肝理气化痰，防己、黄芪益气祛风利水，泽泻、车前子通利小便以祛湿热，生白术健脾祛湿通便。患者肿瘤未行手术切除，故以山慈菇解毒化痰散结。全方共奏疏肝理气健脾、祛湿化痰消毒之效。王老认为，乳腺癌患者多因情志因素致痰热扰神，出现一系列身心症状，西医多认为是抑郁症、焦虑症等情志疾病，此时，既要把握肝郁的主要病机，更要化痰以祛邪实，扶正同时兼顾祛邪，提高患者生存质量。

✚✚✚✚✚✚

46. **姓名**：黄某　　**性别**：女　　**年龄**：60岁

初诊日期：2021年04月23日

临床诊断：中医诊断为乳岩，心肾阴虚证　西医诊断为①乳腺恶性肿瘤；②肺继发性恶性肿瘤

处方：

党参15g	茯苓15g	玄参12g	生地黄15g
当归12g	五味子15g	麦冬15g	天冬15g
柏子仁14g	酸枣仁15g	远志15g	黄芪30g
防己10g	防风12g	白术15g	

7剂，水煎服，日一剂，早晚温服。

【处方解读】

主诉：确诊左乳癌伴肺转移 3 年余。

现病史：患者 3 年前发现左乳肿块后行穿刺活检术，病理提示：左乳非特殊性浸润性癌，免疫组化示：ER（90%）、PR（40%）、HER-2（1+）、Ki-67（65%），胸部增强 CT 示：左肺上叶软组织结节，考虑转移，左腋下多发肿大淋巴结。后行化疗，目前行内分泌治疗。现症见：精神尚可，双下肢困重，活动后加剧，常发口腔溃疡，易汗出，偶有干咳，易烦躁，失眠，口干，纳可，便秘。

舌苔脉象：舌质红，少苔，脉细数。

辨病辨证：乳岩，心肾阴虚证。

治法：滋阴养血，补心安神。

二诊：患者服上药后睡眠明显改善，大便正常，双下肢困重减轻，舌质红，苔薄白，脉濡细。前方加泽泻 12g，猪苓 10g，继服 14 剂，日 1 剂，水煎 2 次，日服 2 次。

【按语】

本案中患者以心肾阴虚、虚火上扰为主要病机，阴虚血少，心失所养，故心烦失眠；阴虚生内热，虚火内扰，则口舌生疮、干咳、口渴；舌红少苔，脉细数是阴虚内热之征。治当滋补心肾之阴血，清其虚热以安心神，故以天王补心丹为主方加减，患者除上述症状外仍有双下肢困重、易外感症状，乳腺癌肺转移致肺气受损，水道不运，故水湿内停。据《金匮要略》示：风湿，脉浮，身重，汗出，恶风者，防己黄芪汤主之。有是证用是方，故加黄芪、防己、防风、白术以益气健脾，祛风行水，以解表邪。同时，王老认为，防己因其归为肺、膀胱经，具有祛除肺脏邪气之效，故在治疗肺部疾病尤其是肺恶性肿瘤中喜用。二诊患者阴虚症状已明显减轻，但水湿之邪尚存，遵仲景之训："诸有水者，腰以下肿，当利小便；腰以上肿，当发汗乃愈。"患者为下肢困重，故以猪苓、泽泻利水渗湿，使邪从小便而去。王老虽西医出身，但尤喜中医经典，在临证中亦不断思辨运用，疗效颇佳。

++++++

47. 姓名：孙某　　性别：女　　年龄：47 岁

初诊日期：2020 年 09 月 07 日

临床诊断：中医诊断为乳岩，肾阴阳两虚证　西医诊断为①乳腺恶性肿瘤；②肺、肝多发继发性恶性肿瘤

处方：

仙茅 15g	仙灵脾 15g	巴戟天 12g	黄柏 15g
知母 12g	当归 15g	杜仲 15g	续断 15g
防己 10g	酸枣仁 15g	五味子 15g	麦冬 15g
百部 10g	桔梗 6g		

7 剂，水煎服，日一剂，早晚温服。

【处方解读】

主诉：确诊左乳癌伴肺、骨多发转移 3 年余。

现病史：患者 3 年前发现左乳肿物，于外院穿刺结果示：右乳浸润性癌，骨扫描 + 骨三维成像示：左侧第 4 根肋骨骨质破坏，考虑转移，双肺多发占位，考虑转移瘤，已结束化疗及靶向治疗，现行内分泌及抗骨转移治疗。现症见：精神尚可，五心烦热、潮热汗出，夜间尤甚，眠差易醒，腰背冷痛，偶有咳嗽、少痰，纳可，二便调。

舌苔脉象：舌质暗红，少苔，脉弦细。

辨病辨证：乳癌，肾阴阳两虚证。

治法：滋阴温阳，泻火调冲任。

二诊：患者服上药后睡眠、潮热汗出症状明显改善，腰背冷痛、咳嗽症状稍减轻。继服上方 14 剂。

【按语】

本案中患者症状较为典型，内分泌治疗患者，尤其是处于围绝经期患者，出现类围绝经期综合征的相关症状，以肾阴阳两虚为本、虚火内扰为标，方中用仙茅、仙灵脾温肾阳，补肾精；巴戟天温助肾阳而强筋骨；当归养血柔肝而充血海，调补冲任；知母、黄柏滋肾阴而泻虚火，又可缓解仙茅、仙灵脾的辛热猛烈。王老同时兼顾患者腰背冷痛、咳嗽症状，故加

用杜仲、续断温肾强筋骨，防己祛风止痛，三药既可治疗腰背冷痛，又可防治骨转移；百部、桔梗引经入肺、宣肺止咳；酸枣仁、五味子、麦冬为治疗阴虚失眠要药，可滋阴安神助眠。

++++++

48. **姓名**：孙某某　　**性别**：女　　**年龄**：77 岁

初诊日期：2021 年 07 月 12 日

临床诊断：中医诊断为乳岩，气血亏虚证　西医诊断为①乳腺恶性肿瘤；②肺、肝多发继发性恶性肿瘤

处方：

太子参20g	炒白术10g	茯苓10g	甘草6g
当归15g	黄芪30g	醋三棱15g	醋莪术15g
夏枯草30g	大枣8枚	浙贝母30g	炒白芥子12g

14 剂，水煎服，日一剂，早晚温服。

【处方解读】

主诉：乳癌术后化疗后发现肺、肝多发转移 3 月余。

现病史：患者右乳癌术后化疗后 8 年余，分子分型为三阴型，3 月余前发现肺肝多发转移，患者及家属拒绝化疗及靶向药物应用，轻微干咳，纳差，寐可，二便调。

舌苔脉象：舌淡，舌少，脉沉。

辨病辨证：乳岩，气血亏虚证。

治法：扶正抗癌。

【按语】

本案中，王老选用四君子汤，弃人参而用清补之太子参，具有益气健脾、生津润肺的功效。主治脾虚体倦、食欲不振、病后虚弱、气阴不足、自汗口渴、肺燥干咳。患者年老体弱，若用峻补之人参易出现虚火上泛，王老在补益气血的基础上加用三棱、莪术、夏枯草、浙贝母及白芥子等软坚散结之药，在补益的基础上祛邪，使补正不助邪、祛邪不伤正。

++++++

49. 姓名：段某某　　　**性别：**女　　　**年龄：**51 岁

初诊日期：2021 年 05 月 06 日

临床诊断：中医诊断为乳岩，气血亏虚证　西医诊断为①乳腺恶性肿瘤；②骨、肺、肝多发继发性恶性肿瘤

处方：

党参 30g	黄芪 30g	茯苓 15g	白术 20g
当归 30g	生地 15g	炙乳香 5g	炙没药 5g
柴胡 30g	白芍 20g	半枝莲 30g	白花蛇舌草 60g
夏枯草 30g	炙甘草 10g		

14 剂，水煎服，日一剂，早晚温服。

【处方解读】

主诉：确诊乳腺癌 3 年余，发现骨肺肝转移 6 个月。

现病史：患者已确诊乳腺癌 3 年余，以发现骨肝肺转移 6 个月为主诉就诊。现症见：精神差，面色苍白，全身疼痛，乏力，舌质淡紫，无苔，脉滑无力。实验室检查结果示：白细胞 3.5×10^9/L，血红蛋白 85g/L，血小板 15×10^9/L。患者已经进行 18 个周期的一线、二线和三线方案化疗，乳腺癌持续进展，出现骨髓浸润，目前已经是疾病的终末期。

舌苔脉象：舌质淡紫，无苔，脉滑无力。

辨病辨证：乳岩，气血亏虚证。

治法：益气养血，解郁扶正。

二诊：患者服上药后精神较前好转，面色转润，疼痛减轻，饮食较前有增。效不更方，原方 14 剂。

三诊：转移灶未见明显增大，精神好转明显，乏力改善，再予原方 21 剂，有情况随诊。患者至今健在。

【按语】

患者乳腺癌术后化疗后，出现广泛转移，症见面色苍白、全身疼痛、乏力等一派气血两虚证候，故用党参、黄芪、茯苓、白术健脾益气，扶正固本；乳香、没药祛瘀止痛，改善患者全身疼痛症状；当归、柴胡、白芍

等逍遥散以疏肝养血；半枝莲、白花蛇舌草、夏枯草等以软坚散结，解毒抗癌。

《内经》有"邪之所凑，其气必虚"的记载。《外证医案汇编》进一步阐明："正气虚则为岩。"《医宗必读》则详述："积之成也，正气不足，而后邪气踞之。"故正气不足是肿瘤发生的主要内在因素。《景岳全书》则谓："脾肾不足及虚弱失调之人，多有积聚之病。"本例晚期乳腺癌患者，肝肺骨多发转移，并且已经进行了 18 个周期的化疗，已经是癌症的终末期。王老认为当癌瘤未能控制，甚或出现病灶转移的中晚期癌症，虽然邪气盛，但正气已虚，机体衰竭，正不胜邪，正虚转为矛盾的主要方面，此时中医以扶正固本为主，辅以解毒抗癌，或扶正抗毒，标本兼治，提高生存质量和延长生存时间；更要重视调动和提高人体自身的抗癌能力，调节机体内环境，增强机体免疫力。中医学认为，患者目前的核心病机为气血两虚，肝气瘀滞，肝郁则见疼痛，脉涩；气血虚则精神差，面色苍白，乏力。治疗时以益气养血为主，辅以逍遥散疏肝健脾，佐加少量解毒抗癌、软坚散结之品，疗效颇佳。

第四节　粉刺性乳痈

一、概　论

　　粉刺性乳痈是发生于非哺乳期和非妊娠期妇女的慢性化脓性乳腺疾病，其临床特点是常有乳头凹陷或溢液，化脓破溃后脓液中夹有粉刺样物质，易反复发作，形成瘘管，经久难愈，属于难治性乳腺疾病，也称非哺乳期乳腺炎，相当于西医的浆细胞性乳腺炎、肉芽肿性小叶性乳腺炎等。

　　王老认为，本病多因平素性情急躁，气郁多化火，肝经布于胁肋，绕乳头而行，肝经有热，乳络不通，湿浊内生，热毒聚积引起气滞血瘀、痰湿阻塞乳络，结聚成块，日久化热，终至肉腐而成脓，为邪毒蕴结、经络阻塞、气血凝滞，阴阳属性多以阳证为主；若肿块表面皮色不变或皮色暗红、暗紫，无红肿热痛，患者形体多偏胖，舌胖大有齿痕，舌苔厚腻，脉滑或沉细，多属阴证。

　　早期即溢液期，肿块初期都以"肝郁"为主，肝郁横克脾土，脾失健运，水湿聚于乳络出现溢液；肿块初期，乳晕部肿块伴局部疼痛不适，肿块可向某一象限延伸，伴红肿疼痛，皮温升高，按之灼热，但未成脓，舌质红，苔薄黄腻，脉弦滑或滑数，一派肝经蕴热之象，因患者平素性情急躁，气郁多化火，肝经布于胁肋，绕乳头而行，肝经有热，乳络不通，湿浊内生，热毒聚积而引起气滞血瘀、痰湿阻塞乳络，结聚成块，日久化热，终至肉腐而为脓肿。

二、处 方

1.姓名：刘某某　　**性别**：女　　**年龄**：30 岁

初诊日期：2022 年 04 月 15 日

临床诊断：中医诊断为粉刺性乳痈，肝气郁结证　西医诊断为浆细胞性乳腺炎

处方：

陈皮 15g	醋柴胡 12g	川芎 12g	香附 12g
麸炒枳壳 12g	白芍 12g	醋延胡索 15g	炒川楝子 9g
甘草 10g	青皮 12g	醋香附 12g	生山楂 15g
薏苡仁 30g	虎杖 12g		

7 剂，水煎服，日一剂，早晚温服。

【处方解读】

主诉：发现乳头粉刺样溢液 1 年，加重 1 月余。

现病史：患者素有乳头内陷，已产育，未哺乳。1 年前发现乳头凹陷处有粉刺样物溢出，有臭味。1 月余前无明显诱因出现分泌物增多，乳头凹陷处瘙痒，就诊于王老处。现症见：神志清，精神可，平素工作压力大，乳头凹陷处有白色粉刺样物溢出，有臭味，胁肋部疼痛，经期乳房胀痛，纳寐可，二便调。

舌苔脉象：舌质淡白，苔薄，脉弦。

辨病辨证：粉刺性乳痈，肝气郁结证。

治法：疏肝解郁，利湿化浊。

【按语】

柴胡疏肝散原方组方特点是以和为要。其中柴胡为君药，疏肝解郁，和解表里；白芍、香附、川芎为臣药，共同调畅肝经气血；枳壳、陈皮为佐药，理气行滞和胃；甘草为使药，调和诸药。诸药合而用之，共奏疏肝理气、条达血脉之功。部分医家认为本方为四逆散加减而来，《伤寒论》记载："少阴病，四逆，其人或咳，或悸，或小便不利，或腹中痛，或泄利下重者，四逆散主之。"王老在此方的基础上加用山楂、薏苡仁和虎杖降脂化

浊，利湿消滞。

✚✚✚✚✚✚

2. 姓名：褚某　　性别：女　　年龄：33 岁

初诊日期：2020 年 04 月 17 日

临床诊断：中医诊断为粉刺性乳痈，肝郁化火证　西医诊断为肉芽肿性小叶性乳腺炎

处方：

柴胡 12g	当归 12g	赤芍 12g	黄芩 12g
夏枯草 30g	山楂 15g	防风 15g	荆芥 15g
白花蛇舌草 15g	虎杖 12g	丹皮 12g	薏苡仁 30g
茯苓 15g	甘草 6g		

7 剂，水煎服，日一剂，早晚温服。

【处方解读】

主诉：发现右乳乳头油脂性伴粉刺样溢液 3 天。

现病史：患者 3 天前洗澡时无意中挤压乳头，发现右乳乳头溢出大量油脂性伴粉刺样物质。查彩超提示，右乳局部导管扩张。平素喜食甜食，纳寐可，二便正常。

舌苔脉象：舌质淡红，苔薄黄，脉弦略数。

辨病辨证：粉刺性乳痈，肝郁化火证。

治法：疏肝清热。

【按语】

王老认为本患者为粉刺性乳痈初期表现，为溢液期。多为患者自检或体检时发现，及早治疗可避免出现疾病进展至肿块期表现，体现中医"治未病"理念。本方为柴胡清肝汤加减，方中以柴胡为君药，性味苦凉，具有疏肝清热的作用；黄芩清热解毒，与柴胡相配伍，不仅疏少阳半表之邪，更又清少阳半里之热；丹皮清阴分之热，防治病邪入里，耗伤津液；当归养血，赤芍凉血；虎杖、山楂消脂；薏苡仁、茯苓利湿；白花蛇舌草解毒消痈。柴胡清肝汤出自《医宗金鉴》，用于痈疽疮疡因肝火而成者，疗效显著。

++++++

3. **姓名**：杨某某　　**性别**：女　　**年龄**：35 岁

初诊日期：2020 年 08 月 12 日

临床诊断：中医诊断为粉刺性乳痈，肝郁化火证　西医诊断为浆细胞性乳腺炎

处方：

柴胡 12g	当归 12g	赤芍 12g	黄芩 12g
夏枯草 30g	山楂 15g	防风 15g	荆芥 15g
生地 12g	生栀子 12g	连翘 12g	天花粉 12g
炒牛蒡子 15g	甘草 6g	鹿角霜（另包）30g	

7 剂，水煎服，日一剂，早晚温服。

【处方解读】

主诉：发现右乳肿块伴红肿疼痛 3 天。

现病史：患者 3 天前无明显诱因出现右乳肿块伴红肿疼痛，按之灼热，前来就诊。患者先天性双侧乳头凹陷，陷孔内棉签探查可见有淡黄色粉刺样物。查彩超提示右乳局部导管扩张，余未见明显异常。性格易怒，纳寐可，二便正常。

舌苔脉象：舌质红，苔黄腻，脉弦数。

辨病辨证：粉刺性乳痈，肝郁化火证。

治法：疏肝清热，和营消肿。

【按语】

本患者为粉刺性乳痈肿块期表现。本方为柴胡清肝汤加减，王老认为该患者的病因为素有乳头内陷，加之患者性格易怒，二者叠加而致。故此患者应用柴胡清肝汤加减，夏枯草加重清肝火之力，加用鹿角霜温通肿块，寓温于清，温清并用。

++++++

4. **姓名**：孙某某　　**性别**：女　　**年龄**：29 岁

初诊日期：2019 年 08 月 02 日

临床诊断：中医诊断为粉刺性乳痈，肝经湿热证　西医诊断为肉芽肿性小叶性乳腺炎

处方：

龙胆草 3g	黄芩 9g	焦栀子 9g	车前子 9g
当归 9g	生地黄 15g	柴胡 12g	丹皮 10g
赤芍 10g	蒲公英 20g	金银花 10g	连翘 10g
皂角刺 20g	青皮 5g	橘叶 10g	炙甘草 6g

7 剂，水煎服，日一剂，早晚温服。

【处方解读】

主诉：左乳肿痛反复发作 2 个月。

现病史：患者以左乳肿痛反复发作 2 个月为主诉就诊，患者诉 2 个月来在外院经抗感染治疗，并口服清热解毒类中药，炎症没有控制，病变范围不断增大，并行数次脓肿引流术。穿刺病理为：淋巴细胞及浆细胞浸润，伴见多灶脓肿及肉芽组织。查体：左乳晕后方及左乳内上、外上、外侧肿胀范围约 12cm×15cm，多处溃口，皮肤色红。体质壮实，面部多发痤疮，口苦，心烦。

舌苔脉象：舌质淡红，苔黄腻，脉弦数，大便干。

辨病辨证：粉刺性乳痈，肝经湿热证。

治法：清利肝胆湿热。

二诊：服上方 7 剂后患者左乳肿块较前缩小，红肿疼痛减轻，因肿块面积大，皮肤多处破溃，暂不考虑手术。上方去青皮、橘叶、车前子，加荆芥 15g、防风 15g、蝉蜕 15g、胡麻 15g，苦参 10g，继服 21 剂后面部痤疮消退明显。

【按语】

方中龙胆草大苦大寒，清利肝胆实火；黄芩、栀子苦寒泻火，燥湿清热；车前子渗湿泄热，导热下行；实火损伤阴血，故加以当归、生地黄养血滋阴，邪去而不伤阴血；柴胡舒畅肝经之气，引诸药归肝经；蒲公英疏肝清热；橘叶、青皮疏肝通络，凉血清热；佐以金银花、连翘、皂角刺、丹皮、赤芍清热活血，化瘀散结；甘草调和诸药。全方疏肝可使肝气条达，

活血能使乳络通畅，则壅滞之热有外泄之途，有助于肿块消散。

浆细胞性乳腺炎属于中医"粉刺性乳痈"范畴，结合患者症状以及舌脉辨证属于肝经湿热证。女子乳房属胃，乳头属肝，正如《丹溪心法》所云："不知调养，忿怒所逆，郁闷所遏，则厥阴之气不舒，以致窍不得通……阳明之血沸腾，故热甚而化为脓血。"清代吴谦亦认为："乳疽、乳痈乳房生，肝气郁结胃火成。"肝疏泄不及，肝郁化火，肝失疏泄，脾失健运，生湿化热，或过食膏粱厚味之品，胃中积热，肝郁胃热阻滞乳络，亦可致热盛肉腐成脓。治疗应以疏肝清热为主，佐以活血散结。

✛✛✛✛✛✛

5. **姓名：**陈某某　　　**性别：女**　　　**年龄：**35 岁

初诊日期：2019 年 09 月 15 日

临床诊断：中医诊断为粉刺性乳痈，肝经郁热证　西医诊断为浆细胞性乳腺炎

处方：

柴胡 10g	当归 15g	赤芍 15g	黄芩 20g
夏枯草 30g	白术 15g	茯苓 15g	醋郁金 15g
醋香附 15g	炒麦芽 30g	山楂 30g	荆芥 15g
防风 15g	瓜蒌 20g	皂角刺 15g	桔梗 15g
甘草 6g			

7 剂，水煎服，日一剂，早晚温服。

外治：外用金黄膏以蜂蜜调和外敷，一日 2~3 次。

【处方解读】

主诉：发现左乳肿块伴红肿疼痛不适 1 月余。

现病史：1 月余前患者无明显诱因出现右侧乳晕旁乳房肿块，初期红肿热痛，在当地医院予以抗生素静脉滴注治疗后红肿疼痛减轻，肿块稍有减小。现症见：右乳头先天性凹陷，肿块伴轻度疼痛，皮色稍红、皮温稍高；彩超可见微小脓肿形成；同侧腋窝淋巴结略肿大。体型偏胖；面部油腻，有粉刺，口干苦，大便干结。

舌苔脉象：舌质淡红，苔黄厚腻，脉弦数。

辨病辨证：粉刺性乳痈，肝经蕴热证。

治法：疏肝清热，散结消痈。

【按语】

本方中柴胡疏肝解郁；黄芩、夏枯草清肝泻火；当归、芍药养血柔肝；茯苓、白术可利水渗湿、补气健脾；瓜蒌、夏枯草能清热、化痰、散结；炒麦芽、山楂清热祛脂，抑制乳腺导管异常分泌；荆芥、防风配伍辛散透达，疏风散邪；桔梗可载药上浮；柴胡引诸药入肝经；甘草缓和诸药寒凉之性，兼以顾护脾胃。诸药合用，于祛风之中伍以除湿、清热、养血之品，风热之邪得以透达，湿热之邪得以清利，共奏祛风养血、清热除湿之功。

浆细胞性乳腺炎与肉芽肿性小叶性乳腺炎，同属非哺乳期乳腺炎，发病多因乳头内陷、乳管内分泌物排泄不畅，郁积化痈，甚则成脓。治疗原则以疏风清热、散结消痈为主。王老在临证过程中，发现此病多发于过敏性体质人群，其发病与风邪外侵、风湿夹杂有关。《黄帝内经》中提出："风为百病之长""善行数变"，易袭阳体，常与他邪杂合致病。临床中多见浆细胞性乳腺炎患者具有药物过敏史、食物过敏史，伴见面部粉刺、胸前区风疹等症，故认为"风邪致病"，亦包括某些过敏因素所引起的变态反应性疾病。故治疗非哺乳期乳腺炎应多在疏肝清热基础上加上祛风邪之品以辛散透达，疏风散邪。

✦✦✦✦✦✦

6. **姓名：**卢某　　**性别：**女　　**年龄：**29 岁

初诊日期：2020 年 04 月 17 日

临床诊断：中医诊断为粉刺性乳痈，肝经郁热证　西医诊断为肉芽肿性小叶性乳腺炎

处方：			
柴胡 12g	当归 12g	赤芍 12g	黄芩 12g
夏枯草 30g	山楂 15g	防风 15g	荆芥 15g
生地黄 12g	生栀子 12g	连翘 12g	天花粉 12g

炒牛蒡子 15g　　甘草 6g　　　合欢花 15g　　香附 12g

7 剂，水煎服，日一剂，早晚温服。

【处方解读】

主诉： 发现左乳肿块 1 月余，红肿疼痛 3 天。

现病史： 患者素有左乳头内陷，发现左乳房肿块 1 月余，不发热，自行服用治疗乳腺增生类药物未见明显效果，3 天前无明显诱因，乳房肿块处出现红肿、疼痛，就诊于王老处。现症见：神志清，精神焦虑，左乳肿块伴红肿疼痛，左乳头内陷，纳寐可，二便调。

舌苔脉象： 舌红，苔薄黄，脉弦数。

辨病辨证： 粉刺性乳痈，肝经郁热证。

治法： 疏肝解郁，清热解毒。

【按语】

柴胡清肝汤出自《外科正宗》，"治鬓疽初起未成者，毋论阴阳、表里俱可服之"。《医宗金鉴·外科心法要诀》中谓"柴胡清肝治怒证，宣血疏通解毒良"。方中以柴胡为君药，疏肝解郁，清肝退热；黄芩清热解毒，与柴胡相配伍，疏少阳半表之邪，清少阳半里之热，入少阳肝胆经，使气机畅达，共奏疏散胆胆郁热之功；赤芍、生地黄凉血；当归养血；川芎行气止痛；牛蒡子、栀子、连翘、天花粉清热解毒、消肿散痈。患者精神焦虑，王老加用合欢花、香附疏肝理气解郁；诸药合用，共奏疏肝解郁、清热解毒之效。

＋＋＋＋＋＋

7.姓名： 王某　　**性别：** 女　　**年龄：** 34 岁

初诊日期： 2021 年 12 月 17 日

临床诊断： 中医诊断为粉刺性乳痈，肝经郁热证　　西医诊断为浆细胞性乳腺炎

处方：

柴胡 12g　　　　当归 12g　　　　赤芍 12g　　　　黄芩 12g

夏枯草 30g　　　山楂 15g　　　　防风 15g　　　　荆芥 15g

生地 12g　　　　生栀子 12g　　　连翘 12g　　　　天花粉 12g

| 炒牛蒡子 15g | 甘草 6g | 生山楂 20g | 薏苡仁 30g |

7 剂，水煎服，日一剂，早晚温服。

【处方解读】

主诉：发现右乳肿块伴红肿疼痛 10 余天。

现病史：患者素有乳头内陷，已产育，停止哺乳 1 年余。10 余天前无明显诱因出现右乳肿块伴红肿疼痛，就诊于王老处。现症见：神志清，精神可，双侧乳头内陷，右乳肿块伴红肿疼痛，肿块约"鸡蛋"大小，经期乳房胀痛，纳寐可，二便调。

舌苔脉象：舌质红，苔薄黄，脉弦。

辨病辨证：粉刺性乳痈，肝经郁热证。

治法：疏肝清热，和营消肿。

【按语】

患者肿块初起，王老认为治疗应以"消"法为主，古籍有云："治痈之要，未成者，必求其消。"本方仍为柴胡清肝汤加减，重点突出在"消"。同时王老也指出，本阶段治疗用方以寒凉药物为主，应注意顾护脾胃，保护脾胃之阳。

++++++

8. 姓名：肖某某　　　**性别：**女　　　**年龄：**26 岁

初诊日期：2021 年 04 月 25 日

临床诊断：中医诊断为粉刺样乳痈，肝郁胃热、气滞血瘀证　西医诊断为浆细胞性乳腺炎

处方：

蒲公英 30g	金银花 20g	瓜蒌 15g	赤芍 15g
柴胡 10g	黄芩 10g	青皮 10g	山慈姑 10g
鹿角霜 10g	酒大黄 6g	白术 15g	茯苓 15g
山楂 20g	丹参 15g	炙甘草 6g	

7 剂，水煎服，日一剂，早晚温服。

外用如意金黄膏外敷，日一次。

【处方解读】

主诉：发现左乳肿块伴疼痛半个月。

现病史：半个月前发现左侧乳晕旁一肿块，疼痛，伴发热，体温最高38℃，曾在外院应用抗生素治疗1周，效欠佳。热退而肿块仍在，并渐趋增大。左侧乳晕旁一肿块，阵发性跳痛，午后恶寒，口干而苦，渴欲饮冷，便秘尿黄。既往乳头凹陷畸形史。体格检查：双侧乳头凹陷，左侧乳晕内下方可扪及一肿块，约4cm×4cm，肤色略红，皮温稍高，触按疼痛，肿块与表面皮肤粘连，质地韧实，无明显波动感，乳孔有粉渣样分泌物。血常规：WBC $7.8×10^9$/L。彩超：左侧乳晕内下方见3cm×3cm×2cm肿块，境界不清，可见光斑样回声及液性暗区。

舌苔脉象：舌质红，苔薄黄，脉细数。

辨病辨证：粉刺性乳痈，肝郁胃热、气滞血瘀证。

治法：疏肝清热，活血消痈。

【按语】

浆细胞性乳腺炎的特点为乳晕下的大导管扩张，继有导管周围组织的慢性炎症和纤维性变，故亦称"乳腺导管扩张症"，多因肝郁胃热，营血不从、气滞血瘀，聚而成块，郁久化热，蒸酿肉腐而成。治当疏肝泄热，活血消痈。故重用蒲公英、金银花，兼入厥阴、阳明二经，清热凉血解毒，为消乳痈之要药；柴胡、黄芩、甘草取小柴胡汤意，和解少阳，表里两解；更用瓜蒌祛痰宽胸，青皮行气散结，通络止痛；鹿角霜味咸性温，软坚助阳，对于结块质地较硬，或曾运用大量抗生素形成僵块者效佳；山楂、丹参、赤芍用以和营。

++++++

9. 姓名：赵某某　　**性别**：女　　**年龄**：34岁

初诊日期：2021年04月27日

临床诊断：中医诊断为粉刺样乳痈，热盛酿脓证　西医诊断为化脓性乳腺炎

处方：

金银花 30g	醋乳香 4g	醋没药 4g	当归 12g
白芍 12g	陈皮 15g	防风 15g	皂角刺 30g
浙贝母 30g	白芷 12g	天花粉 12g	黄芪 50g
鹿角霜（先煎）30g	醋三棱 12g	醋莪术 12g	甘草 6g
火麻仁 15g	瓜蒌子 30g		

7 剂，水煎服，日一剂，早晚温服。

【处方解读】

主诉：发现左乳肿块伴红肿疼痛 14 天。

现病史：患者 14 天前无明显诱因出现左乳肿块伴红肿疼痛，当地医院静滴抗生素未见明显效果，前来就诊。按压肿块灼热波动感明显。彩超提示左乳不规则低回声区，脓肿形成。纳寐可，大便干，小便正常。

舌苔脉象：舌红，苔黄腻，脉弦数。

辨病辨证：粉刺样乳痈，热盛酿脓证。

治法：清热解毒，托里透脓。

【按语】

本方为仙方活命饮合透脓散，清透并用。仙方活命饮前方已有介绍，而透脓散是陈实功所创之透托法名方，随症加减，可以贯穿于阳证疮疡的肿疡之后期、成脓期、溃疡之早期，有着"疮疡治疗枢机"的美誉。本方重用黄芪为透脓外出，黄芪药性较为温和，有补气固表、利尿排脓的功效，被誉为疮家圣药。

✚✚✚✚✚✚

10. **姓名：**刘某　　**性别：**女　　**年龄：**35 岁

初诊日期：2021 年 03 月 19 日

临床诊断：中医诊断为粉刺样乳痈，风湿夹杂证　西医诊断为浆细胞性乳腺炎处方：

当归 12g	生地 12g	防风 12g	蝉蜕 12g
知母 30g	苦参 15g	炒黑芝麻 20g	荆芥 15g
苍术 12g	炒牛蒡子 15g	石膏 15g	天花粉 12g
鹿角霜（先煎）30g		甘草 6g	

7 剂，水煎服，日一剂，早晚温服。

【处方解读】

主诉： 发现右乳肿块伴疼痛 7 天。

现病史： 患者既往乳头溢液或乳头凹陷有粉刺样物溢出，7 天前出现乳房结块伴疼痛。患者为易过敏体质，既往有青霉素、花粉、小麦粉过敏史。纳寐可，二便调。

舌苔脉象： 舌质淡红，苔白腻，脉濡滑。

辨病辨证： 粉刺样乳痈，风湿夹杂证。

治法： 疏散风热，健脾利湿。

【按语】

王老临床治疗中遇部分粉刺性乳痈病人为过敏性体质人群，其发病与风邪外侵、风湿夹杂有关。《黄帝内经》中提到："风者，善行而数变。故风者，百病之长也。"《临床指南医案》中曰："盖六气之中，惟风能全兼五气……盖因风能鼓荡此五气而伤人，故曰百疾之长也，其余五气则不能全兼……由此观之，病之因乎风而起者多也。"

现代医学认为此病为自身免疫性疾病，也对此有所印证。消风散为治疗过敏性疾病的效方，《外科正宗》卷四云其："疏风养血，清热除湿。"其所治各证为风邪湿毒侵犯人体，不得透达。故其主治病因病机与粉刺性乳痈病因病机相近。王老应用消风散治疗粉刺性乳痈，一般既往有过敏病史的患者，应用效果良好。

＋＋＋＋＋＋

11. 姓名： 刘某某　　**性别：** 女　　**年龄：** 35 岁

初诊日期： 2021 年 03 月 19 日

临床诊断： 中医诊断为粉刺样乳痈，脾肾阳虚证　　西医诊断为肉芽肿

性小叶性乳腺炎

处方：

熟地黄 30g	炮姜 10g	肉桂 5g	生麻黄 3g
鹿角胶（烊化）9g	白芥子 6g	荆芥 12g	防风 12g
蝉蜕 12g	苦参 12g	白及 30g	生甘草 6g
醋三棱 9g	醋莪术 9g		

7 剂，水煎服，日一剂，早晚温服。

【处方解读】

主诉： 发现右乳肿块伴疼痛 7 天。

现病史： 患者既往乳头溢液，有粉刺样物溢出，因碰撞挤压后乳房有肿块，结块质硬，皮色不变，隐隐作痛，伴四肢畏冷。二便可。

舌苔脉象： 舌质淡红，边有齿痕，苔薄白，脉弦细。

辨病辨证： 粉刺样乳痈，脾肾阳虚证。

治法： 温阳补血，散寒通滞。

【按语】

本方由阳和汤加减而成，方中重用熟地黄温精补血，与鹿角胶这一血肉有情之品共用以助养血温阳，治其本，为本方君药。气血因寒而凝，非温化不足以通，脾胃乃人体气机之枢纽，脾胃之枢机通利，则全身气机得以通畅，故用炮姜以温中助运，《本草分经》中有云，"炮姜……祛脏腑沉寒痼冷"；肉桂温阳活血通脉，能祛营血之寒，与炮姜共用为臣药，以助君药温阳散寒解凝。《金匮要略》有云，"麻黄发其阳"，此处佐以麻黄作用有二，其一，可发散君臣之药补养之阳气，使其布达全身；其二，可助阳气消散寒凝。本病为患者乳房部位气血凝滞，有郁积，白芥子善于走窜人体全身经络，祛皮里及膜外之寒凝诸滞；麻黄、白芥子共用又可以使熟地、鹿角胶不过于滋腻。患者粉刺性乳痈发病初起时表证较重，实为邪气在表，为防邪气未清，加以荆芥、防风、蝉蜕三味善于祛邪之药，开门逐邪，防止病邪未去而出现病情反复；白及消痈，醋三棱、醋莪术软坚散结，甘草为使，解毒而调和诸药。

＋＋＋＋＋＋

12. 姓名：许某　　性别：女　　年龄：33 岁

初诊日期： 2022 年 03 月 12 日

临床诊断： 中医诊断为粉刺样乳痈，脾肾阳虚证　西医诊断为肉芽肿性小叶性乳腺炎

处方：

熟地黄 30g	炮姜 10g	肉桂 5g	生麻黄 10g
鹿角胶（烊化）6g	白芥子 15g	姜黄 12g	醋郁金 12g
生甘草 6g	藿香 15g	佩兰 15g	

7 剂，水煎服，日一剂，早晚温服。

【**处方解读**】

主诉： 发现右乳肿块 2 月余。

现病史： 患者 2 月余前外伤碰撞后发现右乳肿块，初起疼痛自行口服蒲地蓝口服液后疼痛减轻，肿块范围无变化。1 月余前就诊于郑州某专科医院行穿刺活检，病理提示：肉芽肿性小叶性乳腺炎。建议其口服甲泼尼龙片，患者拒绝后就诊于王老处。现症见：神志清，精神可，有乳肿块，无明显疼痛，纳寐可，二便调。

舌苔脉象： 舌质淡红，苔白厚腻，脉弦滑。

辨病辨证： 粉刺样乳痈，脾肾阳虚证。

治法： 温阳化痰，软坚散结。

【**按语**】

王洪绪曾阐述："（阳和汤）非麻黄不能开其腠理，非肉桂、炮姜不能解其寒凝，此三味虽酷暑不可缺一也。腠理一开，寒凝一解，气血乃行，毒亦随之消矣。"王老在使用阳和汤时，因为个体差异，麻黄一般为 3~10g。但王老应用时极少用至 10g，需加以注意。本方整体上为阳和汤原方的基础上加用姜黄消痈，郁金散结，藿香和佩兰的应用则为化脾胃之湿。

＋＋＋＋＋＋

13. 姓名：田某某　　性别：女　　年龄：37 岁

初诊日期：2020 年 04 月 03 日

临床诊断：中医诊断为粉刺样乳痈，余毒未清证　西医诊断为肉芽肿性小叶性乳腺炎

处方：

人参 10g	黄芪 60g	炒当归 12g	川芎 12g
白芍 12g	白术 15g	陈皮 12g	茯苓 15g
甘草 6g	木香 12g	醋莪术 12g	醋三棱 12g
路路通 15g	白及 12g	荆芥 15g	防风 15g

7 剂，水煎服，日一剂，早晚温服。

【处方解读】

主诉：发现左乳肿块伴红肿疼痛 2 月余，切开引流术后 1 月余。

现病史：患者 2 月余前无明显诱因出现左乳肿块伴红肿疼痛，当地医院静滴抗生素后局部肿块逐渐成脓，于当地医院行切开引流术。术后 1 月余久不收口，前来就诊。查体可见肿块较大，引流切口色白，不愈合。纳寐可，二便正常。

舌苔脉象：舌淡，苔薄白，脉弦。

辨病辨证：粉刺样乳痈，余毒未清证。

治法：益气扶正，和营托毒。

【按语】

本方为托里消毒散加减。托里消毒散为外科疮疡补托法代表方。现代书籍记载托里消毒散多以《外科正宗》或《医宗金鉴》为出处，用于气血两虚，痈疽已成不得内消之症。本方历来有赤芍、白芍之争议，王老认为白芍养血益阴，敛肝和营，赤芍用以清热凉血，行血破瘀，故该方用白芍能补血气以溃腐，故当用白芍。

＋＋＋＋＋＋

14. 姓名：刘某某　　**性别：**女　　**年龄：**36 岁

初诊日期：2021 年 02 月 19 日

临床诊断：中医诊断为粉刺样乳痈，气血两虚证　西医诊断为化脓性

乳腺炎

【处方解读】

主诉： 发现左乳肿块伴疼痛 1 年余，切开引流术后 5 月余。

现病史： 患者 1 年余前无明显诱因出现左乳肿块伴红肿疼痛，当地医院静滴抗生素未见明显效果后肿块逐渐成脓，5 月余前于当地医院行切开引流术。术后 5 月余久不收口，前来就诊。查体可见肿块较大，切口引流，色白，愈合较差。神疲乏力，肢体困倦，纳寐可，二便正常。

舌苔脉象： 舌淡，苔薄白，脉弱。

辨病辨证： 粉刺样乳痈，气血两虚证。

治法： 补益气血，扶正消毒。

【按语】

本方源自内补黄芪汤加减，内补黄芪汤具有补益气血、养阴生肌之功效，主治痈疽溃后，气血皆虚，疮口久不愈合。方中用四君子汤以补气补脾；四物汤去川芎以养血补肝；黄芪、肉桂益气助阳，可收阳生阴长之效，同时黄芪又有托里透脓之功；麦冬养心除烦，护阴以配阳；远志宁心安神，用在本方的另一作用是生肌。《本草纲目》有云"（远志）长肌肉……治一切痈疽"。诸药配合，共使气血充盛，使腐祛肌生而疮口收敛。

15. **姓名：** 宋某某　　　**性别：** 女　　　**年龄：** 32 岁

初诊日期： 2021 年 03 月 10 日

临床诊断： 中医诊断为粉刺性乳痈，痰热未清、肝肾不足证　西医诊断为浆细胞性乳腺炎

处方：

金银花 30g	蒲公英 30g	连翘 15g	夏枯草 30g
当归 15g	柴胡 10g	赤芍 15g	王不留行 10g
路路通 30g	漏芦 15g	通草 10g	女贞子 30g
巴戟天 15g	百合 30g	郁金 15g	

7 剂，水煎服，日一剂，早晚温服。

外治：外用冲和膏以蜂蜜调敷，一日 2~3 次。

【处方解读】

主诉： 发现右乳肿块 3 月余。

现病史： 3 月余前无明显诱因出现右侧乳房肿块，初期红肿热痛，在当地医院予以抗生素静脉注射治疗后红肿减轻，肿块略减小，此后间断予以中成药或抗生素治疗，未能全消，期间曾因脓肿形成行穿刺抽脓术。症见：右乳肿大，轻度疼痛，皮色稍红，皮温稍高；彩超见微小脓肿形成；同侧腋窝淋巴结略肿大。体型偏胖，面部油腻，粉刺，腰酸困痛，手足心热。

舌苔脉象： 舌质淡红，苔白厚腻，脉沉迟。

辨病辨证： 粉刺性乳痈，痰热未清、肝肾不足证。

治法： 温肾疏肝，化痰清热。

二诊： 乳腺肿痛好转，皮色不红，坚肿不消，部分呈波动感，嘱其办理入院，行雕刻式切除术。

三诊： 现术后恢复中。症见：神疲乏力，少气懒言；舌苔白厚，脉沉细。辨证属于气虚湿阻，治疗当以健脾益气、化湿清热为法。处方：人参 6g，黄芪 20g，黄精 15g，白术 15g，茯苓 12g，当归 12g，川芎 10g，白芍 10g，金银花 20g，白芷 15g，皂角刺 10g，桔梗 6g，甘草 6g；7 剂，水煎服，日一剂，早晚温服。

四诊： 2019 年 04 月 06 日；患者乳腺术后恢复中，乏力少气略有缓解，刀口局部略僵硬，苔白，脉细滑。上方加鹿角胶 15g，白芥子 15g。14 剂，水煎服，日一剂，早晚温服。

此后根据患者情况，辨证调治两月余，患者伤口愈合良好，随访一年无复发。

【按语】

方中金银花、蒲公英、连翘、夏枯草清热解毒；当归、赤芍活血化瘀；王不留行、路路通、漏芦、通草疏通乳络；柴胡、郁金疏肝解郁；女贞子配巴戟天，阴阳并补；百合配郁金，解郁散结。患者三诊时已行手术切除脓肿，邪去七八，因气血亏虚，故以托里消毒散为主方加减治疗。

浆细胞性乳腺炎与肉芽肿性小叶性乳腺炎，同属非哺乳期乳腺炎，发病多与乳头内陷、乳管内分泌物排泄不畅有关，分泌物郁积化痈，甚则成脓。本患者初诊时已迁延三月余，脓肿破溃，痰热较初期已减轻，而肝肾不足渐显，邪有七八，正虚二三，故温消并用；患者三诊时已行手术切除脓肿，邪去七八，气血亏虚为主，故以托里消毒散为主方加减，补气以托毒生肌，提高机体免疫功能，改善全身状况以抵抗邪气；气血双补，补、清、散并举，切中该病手术后气血虚弱、正虚毒恋的病机，共使气血充，新肌生而痊愈。

++++++

16. 姓名：汪某某　　性别：女　　年龄：27 岁

初诊日期：2021 年 03 月 17 日

临床诊断：中医诊断为粉刺性乳痈，半阴半阳证　西医诊断为肉芽肿性乳腺炎

处方：

熟地黄 15g	炒白芥子 6g	炮姜 10g	肉桂 6g
鹿角胶（烊化）5g	淡附片 6g（先煎）	白芍 10g	人参 5g
茯苓 15g	白术 15g	山慈菇 9g	莪术 12g
新疆紫草 30g	防风 20g	荆芥 20g	白芷 15g
皂角刺 15g	陈皮 10g	甘草 6g	

7 剂，水煎服，日一剂，早晚温服。

外治：外用冲和膏以蜂蜜调敷，一日 2 次。

【处方解读】

主诉：发现右乳肿块伴疼痛 20 天。

现病史：患者20天前无明显诱因出现右乳肿块伴疼痛，自行口服蒲地蓝、头孢等，症状无明显改善，遂就诊于王老处。现症见：神志清，精神可，右乳外下肿块伴疼痛，肿块约"苹果样"大小，皮肤颜色不红，无明显波动感，平素经前乳房胀痛，纳寐可，二便调。彩超提示：右乳肿块，考虑炎性可能。

舌苔脉象：舌质淡红，苔薄黄腻，脉弦。

辨病辨证：粉刺性乳痈，半阴半阳证。

治法：温阳化痰，和营消肿。

二诊：患者经服上方，肿块缩小并局限，入院行雕刻式切除术。

【按语】

　　患者肉芽肿性乳腺炎肿块初起，结合舌苔脉象辨为半阴半阳证，王老认为半阴半阳证治疗应以"温消"法为主，治以温阳化痰，行气和营。方中重用熟地黄、鹿角胶温阳补虚，充养人体正气；辅以炮姜、肉桂大辛大热之品，温经散寒，补火助阳，稳固护场形成；佐以少量白芥子化痰散结以消肿块。而半阴半阳证审其病机复杂，病势转换较快，不可单用一法治之。故在温阳基础上加以清消，患者发病初起时表证较重，实为邪气在表，为防邪气未清，加以荆芥、防风善于祛邪之药，开门逐邪，防止病邪未去而出现病情反复；白芷、皂角刺消痈；山慈菇、紫草、莪术软坚散结，清热活血；甘草为使，解毒而调和诸药。全方温全身之阳，温"寒"滞之肿块，再辅以清热活血之品，以增强消肿之功效。外敷阳和膏敷贴于肿块周围，温化寒凝，助阳气而开腠理，促进护场形成。本方为科室协定方——荆防温消方，由《外科证治全生集》阳和汤加减化裁而来，是在乳腺病科学术带头人程旭锋教授带领下，结合王老等前辈的经验基础上，总结凝练而得的经验方，经科室长期临床实践使用，发现应用此方可将弥漫性肿块缩小并局限，提供手术机会，避免大范围切除而导致乳房毁形，亦可使一些局部肿块完全消散，避免手术切除，效果良好。

＋＋＋＋＋＋

17. 姓名：耿某某　　　性别：女　　　年龄：33岁

初诊日期：2022年03月10日

临床诊断：中医诊断为粉刺样乳痈，痰湿瘀滞证　西医诊断为肉芽肿性小叶性乳腺炎

处方：

熟地黄 15g	炒白芥子 6g	炮姜 6g	肉桂 3g
鹿角胶（烊化）5g	淡附片（先煎）3g	白芍 10g	人参 5g
茯苓 15g	白术 15g	山慈菇 9g	莪术 12g
新疆紫草 30g	防风 20g	荆芥 20g	白芷 15g
皂角刺 20g	柏子仁 15g	仙灵脾 12g	甘草 6g

7剂，水煎服，日一剂，早晚温服。

外治：外用冲和膏以蜂蜜调敷，一日2次。

【处方解读】

主诉：发现左乳肿块4月余。

现病史：患者4月余前外伤碰撞后发现左乳内下肿块，初起疼痛，自行口服蒲地蓝口服液后疼痛减轻，肿块无明显缩小。1月余前就诊于当地医院行穿刺活检，病理提示：肉芽肿性小叶性乳腺炎。建议其行手术切除病灶，患者拒绝，今欲求中医药治疗，遂就诊于王老处。现症见：神志清，精神焦虑，左乳内下肿块，约鸡蛋样大小，无明显疼痛，局部皮温较健侧稍高，纳寐可，二便调。

舌苔脉象：舌质淡红，苔白厚腻，脉弦滑。

辨病辨证：粉刺样乳痈，痰湿瘀滞证。

治法：温阳化痰，软坚散结。

二诊：患者服用上方后肿块缩小明显，仍旧焦虑、失眠、害怕手术，故继续在上方基础上加百合20g，知母、合欢皮、柏子仁各15g，继服14剂，嘱其服药期间多饮水、放松心情，忌服辛辣刺激、海鲜发物。

三诊：患者左乳肿块基本消散，焦虑、害怕情绪缓解明显，继服上方14剂巩固疗效。

【按语】

王老认为肿块期往往是由于异物聚集局部，导致局部气血运行不畅，又因异物瘀积日久，炼液为痰，痰瘀互结而成肿块，此时若单纯应用清热

寒凉之品，寒性收引，局部气血凝滞，肿块将欲消不消，欲脓不脓，形成"僵块"。当以"温消"为纲，本方为科室协定方——荆防温消方，全方温消并用，再辅以行气活血之品，以增强消肿之功效。方中仙灵脾、鹿角胶、白芥子均为温阳散结之品，三药同用以增强温散之效；再佐以山慈菇、莪术、紫草化痰散结，清热活血，促进肿块消散。

++++++

18. **姓名**：杨某　　**性别**：女　　**年龄**：34 岁

初诊日期：2021 年 06 月 15 日

临床诊断：中医诊断为粉刺性乳痈，正虚毒恋证　西医诊断为浆细胞性乳腺炎

处方：

熟地黄 15g	炒白芥子 6g	炮姜 3g	肉桂 3g
鹿角胶（烊化）5g	防风 12g	荆芥 12g	黄芪 30g
人参 5g	白术 20g	金银花 12g	白芷 15g
皂角刺 20g	牛蒡子 12g	炒栀子 10g	桔梗 20g
陈皮 10g	薏苡仁 30g	甘草 6g	

14 剂，水煎服，日一剂，早晚温服。

【处方解读】

主诉：右乳浆细胞性乳腺炎术后 20 天。

现病史：20 天前患者因右侧乳房肿块，于我院行右乳病损雕刻式切除术，术后病理结果回示：浆细胞性乳腺炎。现症见：右乳切口已拆线，吻合良好，无明显红肿渗出，切口周围局部腺体按之稍硬，体型偏胖，面部油腻，粉刺，乏力，纳眠可，二便正常。

舌苔脉象：舌质淡红，苔白厚腻，脉沉迟。

辨病辨证：粉刺性乳痈，正虚毒恋证。

治法：温肾疏肝，化痰清热。

二诊：现术后恢复中。症见：神疲乏力症状改善、眠差；舌苔白厚，脉沉细。上方去人参，加柏子仁、首乌藤各 15g，继服 21 剂，水煎服，日

一剂，早晚温服。此后根据患者情况，继续辨证调治两月余，患者伤口愈合良好，随访一年无复发。

【按语】

患者浆细胞性乳腺炎术后，邪去七八，气血亏虚为主，治宜补气，以清消余毒、托毒生肌为主。王老治疗此类病人常采用本科室经验方——余毒清消方（该方是在乳腺病科学术带头人程旭锋教授带领下，结合王老等前辈的经验基础上，总结凝练而得，组方以阳和汤和托里消毒散为合方加减化裁而来）。方中熟地黄、鹿角胶温阳补虚、充养人体正气；辅以炮姜、肉桂温经散寒、补火助阳，稳固护场形成；佐以少量白芥子化痰散结，以消除术后局部腺体质硬症状；人参、白术、黄芪补气以托毒生肌，提高机体免疫功能，改善全身状况，以抵抗邪气；配伍通透消散的白芷、皂角刺、牛蒡子以散结消痈。诸药合用，虚实兼顾，气血双补，补、清、敛并举，切中该病手术后气血虚弱、余毒未清、正虚毒恋的病机，阴阳并调再佐以清热解毒之品，共使气血充、新肌生而痊愈，防止病邪未去而出现病情反复。临床实践应用中发现非哺乳期乳腺炎术后应用此方巩固治疗 3 个月，后期随访无复发，效果良好。

第五节 乳 痈

一、概 论

乳痈是乳房红肿疼痛、乳汁排出不畅，以致结脓成痈的急性化脓性病证。其临床特点是乳房部结块、肿胀疼痛，伴有全身发热、溃后脓出稠厚。多发于产后哺乳的产妇，尤其是初产妇更为多见，以乳头破碎或乳汁瘀滞者多见。相当于西医的急性乳腺炎。

现代医学认为本病继发于乳头皲裂、乳房过度充盈、乳腺管阻塞。

王老认为乳头属肝，乳房属胃。新产伤血，肝失所养，若忿怒郁闷，肝气不舒，肝之疏泄失常，乳汁分泌或排出失调，或饮食不节，胃经积热，或肝气犯胃，肝胃失和，郁热阻塞乳络，导致乳汁淤积，气血瘀滞，热盛肉腐，致乳房肿胀疼痛，结块或有或无，皮色不变或微红，排乳不畅，局部红肿热痛，成脓时则剧痛。情志抑郁不畅，肝郁气滞，营气不从，经络阻滞，气血瘀滞，聚结成块，郁蒸腐肉酿脓而成，溃后容易成瘘，经久不愈合。

二、处 方

1. **姓名**：陈某　　**性别**：女　　**年龄**：27 岁

初诊日期：2021 年 04 月 20 日

临床诊断：中医诊断为乳痈，肝郁化热证　西医诊断为急性乳腺炎

处方：

全瓜蒌 15g	蒲公英 15g	王不留行 15g	桔梗 10g
炮山甲 10g	青皮 15g	连翘 15g	丝瓜络 15g
枳实 10g	炒牛蒡子 15g	皂角刺 15g	白术 15g
茯苓 15g	炙甘草 6g		

7 剂，水煎服，日一剂，早晚温服。

【处方解读】

主诉：哺乳期左乳疼痛伴发热 3 天。

现病史：产后半月余，左侧乳房肿痛 3 天，左乳外上发硬热痛，伴发热 2 天，时有身体畏寒，体温最高 38.7℃，遂来诊。症见：左乳疼痛，憋胀，小便黄，大便尚可。体格检查：左侧乳房外上象限肿胀、饱满，触痛明显，局部皮温稍高，皮色微红。辅助检查：血红蛋白 103g/L，红细胞 3.74×10^{12}/L，白细胞 11.3×10^{9}/L，中性粒细胞：0.81，淋巴细胞：0.15。

舌苔脉象：舌质红，苔薄黄，脉数。

辨病辨证：乳痈，肝郁化热证。

治法：舒通经络，清热解毒。

二诊：热象已退，加用鹿角霜，以起温通之效，使乳络畅通。配合如意金黄散水调外敷，清热消肿，散结止痛，内外合治，疗效显著。

【按语】

方中全瓜蒌利气散结，牛蒡子、蒲公英、丝瓜络清热通络，青皮、王不留行疏肝理气散结，炮山甲、皂角刺溃坚破结，枳实行气通腑，桔梗引药上行，使气行上下。

患者因产后气机不畅，乳络阻塞，乳汁淤积，郁久化热，致乳房红肿疼痛。王老强调乳腺以通为用，以堵为逆，以塞为因，治疗以消为贵。郁滞期治疗内服药以通为主，通能荡涤淤乳，疏表邪以通卫气，通乳络以去积乳，和营血以散瘀滞等。

++++++

2. 姓名：贾某某　　**性别：**女　　**年龄：**34 岁

初诊日期：2020 年 06 月 06 日

临床诊断：中医诊断为乳痈，肝郁化热证　西医诊断为急性乳腺炎。

处方：

瓜蒌 15g	牛蒡子 15g	王不留行 15g	桔梗 10g
青皮 15g	赤芍 15g	白术 30g	枳实 15g
蒲公英 15g	丝瓜络 15g	炮山甲 6g	

5 剂，水煎服，日一剂，早晚温服。

外治：①揉抓排乳：左乳予积乳疏通术；②消肿膏蜂蜜调和外敷左乳红肿处，每日 1 次。

【处方解读】

主诉：哺乳期左乳内上红肿热痛伴发热 2 天。

现病史：患者产后 50 余天，母乳喂养，诉双乳哺乳欠通畅，自觉双乳结节，自行按摩后缓解，反复发作。2 天前左乳内上方出现红肿热痛，渐加重，伴发热，体温高达 38.8℃。遂来我院门诊就诊。症见：左乳疼痛，发热，口干，小便黄，大便干结。查体：体温 37.8℃，双乳外形对称，左乳内上象限皮肤发红，范围约 8cm×8cm，肤温较高，触痛明显，未及波动感，双乳晕后乳汁量多，左乳晕周围导管乳汁欠通畅。辅助检查：血常规：白细胞 $11.23×10^9$/L；乳腺彩超：哺乳期乳腺声像，左乳头内上稍高回声团块（大小约 21mm×12mm，边界欠清，内回声欠均匀，未见明显血流信号），考虑乳汁淤积可能；双侧腋窝淋巴结肿大。

舌苔脉象：舌质红，苔薄黄，脉弦。

辨病辨证：乳痈，肝郁化热证。

治法：疏肝清热，通乳消肿。

二诊：症见：双乳无疼痛，无发热，纳眠可，二便调。舌质淡红，苔薄白，脉弦。查体：体温 36.7℃，左乳内上红肿消退，局部肤温不高，无疼痛，双乳晕后乳汁通畅，量多。治疗：停内服中药。继续每日揉抓排乳治疗 3 天，消肿膏用蜂蜜调和外敷左乳。

【按语】

方中瓜蒌利气散结，润肠通便；牛蒡子、蒲公英、丝瓜络清热通络；青皮、王不留行疏肝理气，行气散结；赤芍和营消肿；炮山甲消痈通乳；

白术、枳实行气润肠通便；桔梗引药上行。诸药合用，疏肝清热，通乳消肿。

本例患者因产后气机不畅，乳络阻塞，乳汁淤积，郁久化热，致乳房红肿热痛。《丹溪心法》中记载："乳房，阳明所经；乳头，厥阴所属。乳子之母，不知调养，怒忿所逆，郁闷所遏，厚味所酿，以致厥阴之气不行，故窍不得通，而汁不得出，阳明之血沸腾，故热甚而化脓。"王老强调乳腺以通为用，以堵为逆，以塞为因，治疗以消为贵。郁滞期治疗内服药以"通"为主，"通"能荡涤淤乳，疏表邪以通卫气，通乳络以去积乳，和营血以散瘀滞，行气滞以消气结，通腑实以泄胃热，均属于"通"的具体运用。同时配合外治揉抓排乳手法彻底疏通乳络，如意金黄散蜂蜜调和外敷以清热消肿、散结止痛，急性乳腺炎郁滞期多可消散而愈，避免成脓之苦。内外合治，疗效显著。

++++++

3. 姓名：王某某　　性别：女　　年龄：28 岁

初诊日期：2019 年 08 月 16 日

临床诊断：中医诊断为乳痈，肝胃郁热证　西医诊断为急性乳腺炎

> **处方：**
>
> | | | | |
> |---|---|---|---|
> | 金银花 30g | 蒲公英 30g | 当归 15g | 北柴胡 10g |
> | 赤芍 18g | 醋山甲 10g | 炒王不留行 10g | 路路通 30g |
> | 漏芦 15g | 通草 9g | 鹿角霜 10g | 甘草 6g |
>
> 5 剂，水煎服，日一剂，早晚温服。
>
> 配合外治：予外用四子散热敷 20 分钟，再予以乳房积乳疏通术，排乳后外用金黄膏以蜂蜜调和外敷。

【处方解读】

主诉：哺乳期发现右乳肿块伴疼痛，发热 10 余天。

现病史：患者哺乳期发现右乳外上肿块伴肿胀疼痛不适，皮色微红，排乳不畅，伴恶寒发热、头痛不适，最高体温为 38.5℃，自行口服"蒲地蓝"，手法排乳后效果欠佳，纳眠一般，口干渴，二便正常。

舌苔脉象： 舌质红，苔薄黄，脉弦数。

辨病辨证： 乳痈，肝胃郁热证。

治法： 疏肝清胃，通乳消肿。

【按语】

本方具有清阳明胃热、疏厥阴之气的功效。方中鹿角霜、漏芦、王不留行、路路通通络下乳；当归、赤芍活血祛瘀，行气散结；柴胡疏肝理气、化痰解郁；金银花、蒲公英、甘草清热解毒消肿。全方共奏疏肝清胃、通乳消肿之功。

急性乳腺炎病因多为肝胃郁热、乳汁淤积，素体郁热、排乳不及时所致，此患者就诊时郁热内盛，有化热成脓之趋势，治疗当以消解为主，清消为法，本方金银花、蒲公英入肺胃气分，赤芍、当归入肝胆血分，清气凉血；王不留行、路路通、漏芦、通草通经下乳，柴胡引药入肝，兼解表退热，和用以达到清热消结、通经下乳之功效。辅以乳房积乳疏通术（揉抓排乳），外敷以金黄散解毒消肿，故收效甚捷。

++++++

4. 姓名： 张某　　　**性别：** 女　　　**年龄：** 27 岁

初诊日期： 2021 年 07 月 05 日

临床诊断： 中医诊断为乳痈，肝胃郁热证　　西医诊断为急性乳腺炎

处方：

橘叶 10g	橘核 15g	金银花 30g	连翘 15g
柴胡 10g	黄芩 10g	王不留行 10g	路路通 30g
漏芦 15g	通草 10g	赤芍 20g	丹皮 15g
蒲公英 30g	甘草 6g		

5 剂，水煎服，日一剂，早晚温服。

外治： 乳房积乳疏通术排乳，排乳后外用金黄散以蜂蜜调敷，一日 2~3 次。

【处方解读】

主诉： 哺乳期发现双侧乳房肿块伴胀痛不适 10 天。

现病史：患者产后 2 个月，10 天前无明显原因出现乳房肿块伴肿胀疼痛，排乳不畅，无明显恶寒发热。查体：双乳呈哺乳期状态，皮色尚正常，局部皮温高，双乳外上方可扪及肿块，范围约 4cm×3cm，触痛明显，按之无明显波动感；测体温：37.2℃；血常规示：白细胞 $8.8×10^9$/L，中性粒细胞 N64%，淋巴细胞 L22%；乳腺彩超示：双侧乳腺哺乳期改变，双乳外侧囊性包块，考虑乳汁瘀积可能。

舌苔脉象：舌质红，苔薄黄，脉弦数。

辨病辨证：乳痈，肝胃郁热证。

治法：疏肝清热，通乳消胀。

二诊：2021 年 7 月 10 日。症见：乳房肿痛好转，右乳仍有胀满积滞，肿块渐软。以上方去赤芍、丹皮、蒲公英，加当归 10g；5 剂，日 1 剂，水煎 2 次，分 2 次，早晚服。外治：外用四子散热敷 20 分钟，再予以乳房积乳疏通术排乳，排乳后外敷消肿膏。

【按语】

方中以蒲公英为君，入肝、胃两经，为乳痈之要药，有疏郁通乳、消痈散结之效；与橘叶、橘核相使配伍，以加强疏导厥阴之滞；配以丹皮、赤芍以清热凉血，和营止痛；漏芦、通草、路路通以通经下乳，消痈散结；王不留行有理气通乳之效，配伍生甘草以清热解毒，调和诸药。轻清的金银花、连翘以清热解毒；黄芩、柴胡以清泄肝胆木火之郁结。

急性乳腺炎病因多为肝胃郁热、乳汁淤积、素体郁热、排乳不及时所致，此患者就诊时郁热内盛，胀痛明显，治疗当以消解为主，清消为法。外吹乳痈常由乳汁郁积、情志内伤、饮食不节、感受外邪等因素而发。其中乳汁郁积是外吹乳痈的主要发病原因，气血乖违，乳络失宣，可使乳汁郁积，郁久化热酿毒，进而腐肉成脓。正如《圣济总录》云："新产之人，乳脉正行，若不自乳儿，乳汁蓄结，血气蕴积，即为乳痈。"王老认为治疗急性乳腺炎，多从"气"而论，主要分三期（郁滞期、成脓期、溃后期）治之，以自拟的积乳方加减治疗，配合四子散湿热敷，加按摩通乳，外用金黄膏使乳络通、乳汁畅出、乳房气血调和，而本病易趋康复。

5. 姓名：王某某　　性别：女　　年龄：32 岁

初诊日期：2020 年 07 月 19 日

临床诊断：中医诊断为乳痈，肝胃郁热证　西医诊断为急性乳腺炎

处方：

瓜蒌子 30g	炒牛蒡子 20g	天花粉 12g	黄芩 12g
生栀子 12g	连翘 12g	皂角刺 15g	金银花 20g
蒲公英 30g	陈皮 9g	青皮 9g	丝瓜络 30g
路路通 15g	醋柴胡 9g	甘草 6g	

5 剂，水煎服，日一剂，早晚温服。

外治：消肿膏外敷，热退后予乳房积乳疏通术。

【处方解读】

主诉：哺乳期发现右乳肿块伴红肿疼痛 2 天。

现病史：患者产后 1 月余，2 天前无明显诱因出现右乳肿块伴红肿疼痛，发热，就诊时体温 39.5℃。血常规及 C 反应蛋白提示：白细胞计数、中性粒细胞计数及 C 反应蛋白升高，局部红肿明显。口干，大便干，1 周 1 次，小便正常。

舌苔脉象：舌质红，苔黄厚腻，脉弦数。

辨病辨证：乳痈，肝胃郁热证。

治法：疏肝清胃，通乳消肿。

【按语】

清代高秉钧《疡科心得集》中有云"凡初期当发表散邪，疏肝清胃，速下乳汁，导其壅塞，则自当消散"。患者肝胃郁热，热势正盛，法当抑热毒之势，故用瓜蒌牛蒡汤主之，酌加疏肝理气、疏通乳络之品以共奏殊效。

6. 姓名：张某　　性别：女　　年龄：29 岁

初诊日期：2021 年 04 月 18 日

临床诊断：中医诊断为乳痈，肝胃热毒蕴滞、血瘀乳汁郁结　西医诊断为化脓性乳腺炎

处方：

蒲公英 30g	柴胡 10g	金银花 15g	炒山栀 10g
天花粉 12g	赤芍 15g	牡丹皮 10g	当归尾 5g
炮穿山甲 10g	路路通 10g	全瓜蒌 30g	甘草 6g

7剂，水煎服，日一剂，早晚温服。

【处方解读】

主诉：哺乳期双侧乳房红肿热痛1月余。

现病史：患者为初产妇，产前贫血，产后乳汁不畅，恶露不断，色红有味。第四天即发阑尾炎，行保守疗法，症状虽减轻，但右下腹仍时痛。后因琐事与其夫生气，再加过食肥甘，至第28天又发双侧乳房红肿热痛，并有结块。因哺乳期，怕西药对婴儿有影响，遂来求治。刻下除见上症外，又见口干生疮，大便干，日一行，右下腹有压痛，尿黄。

舌苔脉象：舌红苔薄黄，脉弦滑。

辨病辨证：乳痈，肝胃热毒蕴滞、血瘀乳汁郁结。

治法：益气养血，疏肝理气。

二诊：乳房结块大消，偶有疼痛，恶露减少，原方加败酱草、益母草各15g。7剂。日1剂，水煎服。

三诊：乳房结块基本消失。

【按语】

方中柴胡、蒲公英疏肝清胃解毒；金银花、山栀、天花粉、甘草清热解毒消痈；赤芍药、牡丹皮、当归尾、炮穿山甲、路路通活血化瘀、通经下乳；瓜蒌散结消肿，泄热通肠。诸药相辅相成，确有上下兼顾，三病并治之妙。二诊虽乳房红肿，热消痛减，而结块未消，乳汁欠畅等，乃热毒瘀滞未尽，仍需继续服用。故王老加功擅凉血解毒、活血排脓、促进子宫收缩的益母草，以加强药理。三诊诸病渐愈，王老即以原方进剂，因败酱草味恶性寒易伤胃，故去之。续进数剂，终收全功。本案三病同患，即先患肠痈（阑尾炎）及恶露不尽，继患乳痈（急性乳腺炎）。肠痈为外科常见病，产后亦可发，正如《外科正宗》云："妇人产后体虚多卧，未经起坐，又或坐草艰难，用力太过，育后失逐败瘀，以致积胃肠而成。"临床治疗常从通腑泄热、化瘀解毒入手。患者初产，诉产中艰难，产后唯恐虚不能复，又过食肥甘，遂致热毒蕴结，瘀血凝滞，发为肠痈，经用保守疗法治疗虽症缓，而未愈，且继患乳痈。患者既为初产，乳腺导管滞塞难免，再加过食肥甘，生气着急，遂致肝胃热毒蕴滞，血瘀乳汁郁结，发为乳痈。至于恶露不尽，则为瘀血停聚胞宫所致；其色红有味，又为化热之兆。三病虽部位有别，而病机却均为瘀血凝滞、热毒内蕴。

++++++

7. 姓名：徐某某　　性别：女　　年龄：29 岁

初诊日期：2021 年 02 月 25 日

临床诊断：中医诊断为乳痈，胃热壅盛证　西医诊断为急性乳腺炎

处方：

党参 20g	黄芪 15g	王不留行 15g	蒲公英 15g
炮山甲 3g	皂角刺 20g	枳实 15g	路路通 20g
桔梗 10g	丝瓜络 15g	漏芦 30g	郁金 10g
青皮 15g	白术 15g	大黄 10g	芦苇 30g
天花粉 12g	炙甘草 6g		

7 剂，水煎服，日一剂，早晚温服。

脓肿波动明显处切开放置药线引流，外敷金黄膏。

【处方解读】

主诉：哺乳期发现左乳肿物伴疼痛 5 天。

现病史：左乳房肿块，局部按之应指，皮肤灼热、皮温高，疼痛不适，发热，最高体温 38.6℃，口干渴，便秘。

舌苔脉象：舌质红，苔黄腻，脉滑数。

辨病辨证：乳痈，胃热壅盛证。

治法：清热解毒，托毒排脓。

二诊：左乳下方红肿有消，但仍有硬结难化。舌苔白，脉细弦。上方继服，加浙贝母 10g，7 剂，水煎服。

三诊：红肿已消，但乳内有结块、触痛，夜间口干，舌苔白，脉细缓。处方：生黄芪 30g，党参 10g，当归 10g，白芍 10g，赤芍 10g，王不留

行 10g，浙贝母 10g，香附 10g，夏枯草 30g，天冬 10g，麦冬 10g，金银花 15g，甘草 6g。

【按语】

方中黄芪、党参补中益气，托毒排脓；炮山甲、皂角刺直达病所，溃坚破结，通经透脓；郁金、青皮、漏芦、王不留行、路路通、丝瓜络行气散结；蒲公英清热解毒，对金黄色葡萄球菌导致的脓肿效佳；白术、枳实运脾行气；桔梗排脓并引药上行，芦根、天花粉养阴生津止渴，大黄通腑泄热。

哺乳期乳腺炎多为新产后，临证用药注意不可妄投寒凉之品。宜在清热之中，配合通乳、疏滞、散结、祛瘀、活血之品。此期透托为要，兼以清热解毒，慎用寒凉，尤其产后妇女气血两虚，难以托毒外出者。如临床出现头晕、乏力、纳呆等正气亏虚之象，证属正虚毒盛，治疗当以补托为主，方用托里消毒散，以防毒邪旁窜、脓毒内陷，导致危候。

＋＋＋＋＋＋

8. 姓名：樊某某　　**性别：**女　　年龄：29 岁

初诊日期：2020 年 04 月 19 日

临床诊断：中医诊断为乳痈，热毒炽盛证　西医诊断为急性乳腺炎

处方：

瓜蒌子 30g	炒牛蒡子 20g	天花粉 12g	黄芩 12g
生栀子 12g	连翘 12g	皂角刺 15g	金银花 30g
蒲公英 30g	陈皮 9g	浙贝母 30g	夏枯草 30g
路路通 15g	醋郁金 12g	甘草 6g	

7 剂，水煎服，日一剂，早晚温服。

外治：消肿膏外敷，热退后予乳房积乳疏通术。

【处方解读】

主诉：哺乳期发现左乳肿块伴红肿疼痛 7 天。

现病史：患者产后 2 月余，7 天前因哺乳时入睡挤压乳房后出现左乳肿块伴红肿疼痛、发热，就诊时体温 39.8℃。血常规及 C 反应蛋白提示：

白细胞计数、中性粒细胞计数及 C 反应蛋白升高。彩超提示低回声区，脓肿形成可能性大。专科查体可见局部红肿明显，未触及明显波动感。口渴欲饮，大便干，1 周 2~3 次，小便正常。

舌苔脉象：舌质红，苔黄腻，脉弦数。

辨病辨证：乳痈，热毒炽盛证。

治法：清热解毒，消脓通乳。

【按语】

本医案应用清热解毒法，本法适用于热毒炽盛证，用大量寒凉之药抑制热毒之盛势。《景岳全书》有云："肿痛势甚，热毒有余者，宜以连翘金贝煎先治之，甚妙。"王老在瓜蒌牛蒡汤基础上加用该方，在成脓初期达到促脓消散的作用。再加用疏通乳络之品，将通法、消法、清法集中于一方之中，以期速效。

＋＋＋＋＋＋

9. 姓名：王某　　　性别：女　　　年龄：23 岁

初诊日期：2021 年 10 月 19 日

临床诊断：中医诊断为乳痈，热毒炽盛证　西医诊断为急性乳腺炎

处方：

金银花 30g	野菊花 20g	蒲公英 30g	紫花地丁 12g
天葵子 12g	当归 15g	黄芪 30g	皂角刺 30g
连翘 12g	白芷 12g	天花粉 12g	陈皮 12g
路路通 15g	生石膏 50g	甘草 6g	

7 剂，水煎服，日一剂，早晚温服。

外治：消肿膏外敷。

【处方解读】

主诉：哺乳期发现左乳肿块伴红肿疼痛 7 天。

现病史：患者产后 2 月余，7 天前因哺乳时婴儿含乳头入睡数小时，出现左乳肿块伴红肿疼痛，就诊于诊所，经口服药物治疗（具体不详），效差。就诊时发热，最高体温 39.7℃。血常规及 C 反应蛋白提示：白细胞计数、中性粒细胞计数及 C 反应蛋白升高。彩超提示低回声区，乳房皮下脓

肿形成。专科查体可见局部红肿明显，可触及明显波动感。口渴喜饮，大便干，1周2~3次，小便正常。

舌苔脉象： 舌质红、苔黄腻、脉洪数。

辨病辨证： 乳痈，热毒炽盛证。

治法： 清热解毒，托里透脓。

【按语】

本方为王老罕见应用大量寒凉药物之方剂，概因本患者就诊时症状一派大热之象，未见明显虚性症状，因此应用大量苦寒药物抑制热毒。本方王老嘱患者只服3剂，患者服用1剂后身热即退，且未反复。3剂用完患者乳房脓肿破溃，王老立即换用托里消毒散。本方为五味消毒饮与透脓散合方，治法在清在透。王老应用大量生石膏乃受张锡纯思想启发，张锡纯在《医学衷中参西录》中提到："是以愚用生石膏以治外感实热，轻证亦必至两许；若实热炽盛，又恒重用至四五两，或七八两，或单用，或与他药同用，必煎汤三四茶杯，分四五次徐徐温饮下，热退不必尽剂。如此多煎徐服者，欲以免病家之疑惧，且欲其药力制在上焦、中焦，而寒凉不至下侵致滑泻也。盖石膏生用以治外感实热，断无伤人之理，且放胆用之，亦断无不退热之理。"

++++++

10. **姓名：** 冯某某　　**性别：** 女　　**年龄：** 27岁

初诊日期： 2021年05月11日

临床诊断： 中医诊断为乳痈，热毒炽盛证　　西医诊断为急性乳腺炎

处方：

金银花30g	醋乳香5g	醋没药5g	当归12g
白芍12g	陈皮15g	防风15g	皂角刺30g
浙贝母30g	白芷12g	天花粉12g	丝瓜络30g
鹿角霜(先煎)15g	醋三棱12g	醋莪术12g	甘草6g

7剂，水煎服，日一剂，早晚温服。

外治：消肿膏外敷，予乳房积乳疏通术。

【处方解读】

主诉：哺乳期发现右乳肿块伴红肿疼痛3天。

现病史：患者产后1月余，3天前无明显诱因出现左乳肿块伴红肿疼痛，自行外敷鲜蒲公英汁，效差。就诊时专科查体可见局部红肿明显，未触及明显波动感。口渴喜饮，大便干，2~3天1次，小便正常。

舌苔脉象：舌质红，苔薄黄，脉弦数。

辨病辨证：乳痈，热毒炽盛证。

治法：清热解毒，通乳散结。

【按语】

本方为仙方活命饮加减，仙方活命饮首见于陈自明《校注妇人良方》，其云："治一切疮疡，未成者即散，已成者即溃。又止痛消毒之良剂也。"此方多用于阳证痈疡、肿毒初起之时。临床以红肿焮痛，或身热凛寒、苔薄白或黄、脉数有力等为主要辨证要点。本方以清热解毒、活血化瘀为主治法，佐以透表、行气、化痰散结之法，被前人誉为"疮疡之圣药，外科之首方"。《医宗金鉴》中提到："营气不从，逆于肉理。故痈疽之发，未有不从营气之郁滞，因而血结痰滞蕴崇热毒为患。治之之法，妙在通经之结，行血之滞，佐之以豁痰理气解毒。"清代高秉钧《疡科心得集》曰："（该方）治一切痈疽，未成脓者即消，已成脓即溃，此止痛消毒之圣药也"。

＋＋＋＋＋＋

11. **姓名：**刘某　　**性别：**女　　**年龄：**27岁

初诊日期：2022年01月12日

临床诊断：中医诊断为乳痈，热毒炽盛证　　西医诊断为急性乳腺炎

处方：

金银花30g	野菊花20g	蒲公英30g	紫花地丁12g
天葵子12g	当归15g	黄芪30g	皂角刺30g
连翘12g	白芷12g	天花粉12g	陈皮12g
甘草6g			

7剂，水煎服，日一剂，早晚温服。

外治：消肿膏外敷，予脓肿切开，象芷药线引流。

【处方解读】

主诉：哺乳期发现右乳肿块伴红肿疼痛 5 天。

现病史：患者产后 1 月余，5 天前因无明显诱因出现左乳肿块伴红肿疼痛，就诊于社区医院，经口服药物治疗（蒲地蓝口服液），效差。就诊时发热，最高体温 39.7℃。血常规及 C 反应蛋白提示：白细胞计数、中性粒细胞计数及 C 反应蛋白升高。彩超提示：低回声区，乳房皮下脓肿形成。专科查体可见局部红肿明显，可触及明显波动感。口渴欲饮，大便干，1 周 2 次，小便色黄。

舌苔脉象：舌质红、苔黄腻、脉数。

辨病辨证：乳痈，热毒炽盛证。

治法：清热解毒，托里透脓。

【按语】

本方为五味消毒饮与透脓散合方，治法在清在透。患者脓肿切开引流后邪毒有所出，其热象必减退。王老开出此方时特意交代患者，一旦热象减退就停服此方，门诊复诊另换托里消毒散加减以托脓外出。

＋＋＋＋＋＋

12. 姓名：武某某　　性别：女　　年龄：26 岁

初诊日期：2020 年 04 月 30 日

临床诊断：中医诊断为乳痈，热毒炽盛证　西医诊断为急性乳腺炎

处方：

金银花 30g	醋乳香 5g	醋没药 5g	当归 12g
白芍 12g	陈皮 15g	防风 15g	皂角刺 30g
浙贝母 30g	白芷 12g	天花粉 12g	丝瓜络 30g
甘草 6g	醋三棱 12g	醋莪术 12g	黄芪 30g

7 剂，水煎服，日一剂，早晚温服。

【处方解读】

主诉：哺乳期发现左乳肿块伴红肿疼痛 3 天。

现病史：患者产后 4 月余，3 天前因哺乳时入睡挤压乳房后出现左乳

肿块伴红肿疼痛，发热，就诊时体温 39.5℃。血常规及 C 反应蛋白提示：白细胞计数、中性粒细胞计数及 C 反应蛋白升高。专科查体可见局部红肿明显，未触及明显波动感。口渴欲饮，大便干，1 周 2~3 次，小便正常。

舌苔脉象：舌质红，苔黄腻，脉弦数。

辨病辨证：乳痈，热毒炽盛证。

治法：清热解毒，消脓通乳。

【按语】

仙方活命饮方中，皂角刺透脓溃坚，通行乳络；没药、乳香消肿止痛，活血化瘀；当归、白芍养血活血；浙贝母、天花粉生津排脓，清热散结；金银花清热解毒；黄芪托里排毒；白芷消肿散结。诸药配伍，可发挥清热解毒、疏通乳络的作用。在此基础上加用三棱、莪术强化软坚散结的作用。

++++++

13. 姓名：陈某某　　性别：女　　年龄：29 岁

初诊日期：2021 年 09 月 13 日

临床诊断：中医诊断为乳痈，热毒炽盛证　西医诊断为急性乳腺炎

处方：

黄芪 30g	皂角刺 30g	蒲公英 20g	炮山甲 5g
橘核 15g	丹皮 5g	赤芍 20g	当归 10g
川芎 15g	金银花 30g	漏芦 20g	连翘 10g
甘草 6g			

7 剂，水煎服，日一剂，早晚温服。

【处方解读】

主诉：哺乳期发现左乳肿痛伴发热 10 余天。

现病史：患者产后 1 月余，10 余天前因哺乳时婴儿吸吮致乳头破损，渐行加重，2 天后出现左乳肿痛伴发热，体温最高达 39.5℃，伴头痛、头晕、四肢酸痛、纳差、大便秘结、小便黄。症见：精神倦怠，痛苦面容。查体：双乳胀满，左乳外下肿块，大小约 6cm×5cm，皮肤潮红，皮温高，

触痛明显，局部按之应指。血常规示：白细胞 13×10^9/L，乳腺彩超示：左乳肿块，考虑脓肿形成，双腋窝淋巴结肿大。患者不欲回乳。于波动明显处做 3mm 切口，引出黄白色脓液约 50mL，刮匙搔刮出脓腐组织，生理盐水冲洗脓腔后放置药线引流。嘱其若体温超过 38℃，暂停哺乳，手动排出乳汁。

舌苔脉象： 舌质红，苔黄腻，脉弦数。

辨病辨证： 乳痈，热毒炽盛证。

治法： 清热解毒，消脓通乳。

二诊： 患者体温恢复正常，症状较前缓解，纳眠可，大便偏干，舌淡红、苔黄，脉细弦。左乳红肿疼痛较前减轻；予伤口冲洗换药，脓液较前减少，重新放置药线引流。上方去金银花、连翘，加枳实、厚朴。7 剂，日 1 剂，水煎服。

三诊： 患者无不适，体温及血常规正常，纳眠可，二便调，舌淡、苔薄白，脉细弦。检查：左乳脓腔少量清稀脓液，皮色、皮温恢复正常。

【按语】

方中黄芪益气升阳，托毒外泄；当归、川芎养血活血；炮山甲、皂角刺软坚透脓；乳痈之要药蒲公英疏郁通乳，消痈散结；橘核疏导厥阴之滞；丹皮、赤芍清热凉血，和营止痛；漏芦通经下乳，消痈散结；金银花、连翘清热解毒；生甘草调和诸药。全方共奏补虚托毒、溃疮透脓之效。

妇女产后，气血不足，或有乳头皲裂，外邪逆行乘虚而入，使营卫失和，气血壅滞，经脉阻塞，郁而成为痈。婴儿含乳而睡，乳汁未吸尽而残留乳房，或哺乳后不将残余乳汁挤出等等此类哺乳错误操作，均可导致余乳内积，促使细菌大力繁殖，最易成痈。因此哺乳期急性乳腺炎的发生，其基础在于肝郁胃热，乳汁郁积，气机不畅，又因乳头皲裂、哺乳不当、乳头不净等因素导致毒邪乘虚入侵，与热乳壅结，最终形成乳痈。王老认为，乳痈的治疗不论何种证型，必须设法将乳汁排出，才有消散希望，不仅初起如此，即溃脓之后，亦须将乳汁排出，以有利于早期愈合，并能防止传囊之变，此为治疗乳痈之关键。

✛✛✛✛✛✛

14. 姓名：蒋某　　　**性别：** 女　　　**年龄：** 25 岁

初诊日期：2021 年 05 月 11 日

临床诊断：中医诊断为乳痈，气滞热壅证　西医诊断为急性乳腺炎

处方：

醋陈皮 15g	醋柴胡 12g	川芎 12g	香附 12g
麸炒枳壳 12g	白芍 12g	金银花 30g	蒲公英 30g
鹿角霜（先煎）30g	连翘 12g	甘草 6g	路路通 12g
丝瓜络 30g	瓜蒌子 30g	炒牛蒡子 12g	

7 剂，水煎服，日一剂，早晚温服。

外治：消肿膏外敷，予乳房积乳疏通术。

【处方解读】

主诉：哺乳期发现右乳肿块 7 天，红肿疼痛 3 天。

现病史：患者产后 1 月余，神志紧张，7 天前因琐事争吵后出现右乳肿块，自行寻找排乳师排乳后未见明显好转。3 天前右乳肿块疼痛加重，红肿明显，无发热。口苦，二便正常。

舌苔脉象：舌质红、苔薄黄、脉弦。

辨病辨证：乳痈，气滞热壅证。

治法：疏肝散结，清热消肿。

【按语】

乳痈病名首见于晋代皇甫谧《针灸甲乙经》，其后《肘后备急方》《太平圣惠方》亦多有提及。明代孙文胤《丹台玉案》中有云："夫乳病者，乳房阳明胃经所司，乳头厥阴肝经所属，乳子之母，不善调养，以致乳汁浊而壅滞，因恼怒所伤，气滞凝结，而成痈毒。"王老以柴胡疏肝散为主方，合用瓜蒌牛蒡汤，为防过于寒凉治愈后形成僵块，加用鹿角霜以温通乳房结块。

++++++

15. 姓名：孙某　　性别：女　　年龄：26 岁

初诊日期：2021 年 04 月 16 日

临床诊断：中医诊断为乳痈，肝郁气滞证　西医诊断为急性乳腺炎

处方：

醋陈皮 15g	醋柴胡 12g	川芎 12g	香附 12g
麸炒枳壳 12g	白芍 12g	合欢皮 12g	合欢花 12g
浮小麦 30g	大枣 6 枚	甘草 6g	路路通 12g
丝瓜络 30g	瓜蒌子 30g	炒牛蒡子 12g	

7 剂，水煎服，日一剂，早晚温服。

外治：冲和膏外敷，予乳房积乳疏通术。

【处方解读】

主诉：哺乳期发现右乳肿块伴红肿疼痛 2 天。

现病史：患者产后 20 余天，精神焦虑，2 天前因与家人争吵后出现右乳肿块伴疼痛，局部红肿不明显。挤压乳头可见右乳部分乳孔堵塞，乳汁不出。恶露已净，口苦，二便正常。

舌苔脉象：舌质淡，苔少，脉弦。

辨病辨证：乳痈，肝郁气滞证。

治法：疏肝理气，疏通乳络。

【按语】

乳痈是发生于乳房部的急性化脓性炎症。陈实功《外科正宗》曰："乳房属阳明胃经所司，乳头属厥阴肝经所主，多血少气，有乳之妇，名曰外吹；怀孕之妇，名曰内吹。"乳痈根据发病时间不同，分为内吹乳痈、外吹乳痈及不乳儿乳痈。本例患者为产后抑郁，情志不畅引起的乳汁淤积、乳房结块。因发病较早未出现乳痈典型的红肿疼痛及发热症状，故治疗起来相对简单，治以柴胡疏肝散为主方，加以甘麦大枣汤及疏通乳络之品。配合冲和膏外敷，及乳房积乳疏通术，该患者 3 日痊愈。

\+ + + + + +

16. 姓名：吴某某　　性别：女　　年龄：26 岁

初诊日期：2020 年 05 月 20 日

临床诊断：中医诊断为乳痈，气血凝滞证　西医诊断为急性乳腺炎

处方：

柴胡 12g	白芍 12g	枳实 12g	甘草 6g
鹿角霜 30g	红花 9g	赤芍 9g	醋三棱 9g

醋莪术 9g

7 剂，水煎服，日一剂，早晚温服。

外治：冲和膏外敷。

【处方解读】

主诉： 哺乳期发现右乳肿块伴红肿疼痛 1 月余。

现病史： 患者产后 3 月余，1 月余前无明显诱因出现右乳肿块伴红肿疼痛，于当地医院就诊后静滴头孢类药物 7 天。乳房红肿疼痛基本消失，肿块未消散。查体可见：右乳外侧"杏样"大小肿块，无红肿疼痛。纳寐可，二便正常。

舌苔脉象： 舌质淡、苔少、脉沉细。

辨病辨证： 乳痈，气血凝滞证。

治法： 疏肝活血，温阳散结。

【按语】

患者应用大量抗生素后，形成僵块，为乳痈，气血凝滞证，其症候表现为：乳房结块质硬、微痛不热，皮色不变或暗红，日久不消。王老认为此证为乳痈治疗所出现的变证，实为过用寒凉药物后乳房结块不消。故而治疗乳痈时要注意避免过用寒凉，若患者热势盛，则可在应用大量寒凉药物的基础上酌加鹿角霜、炮姜等温通之品，避免过用寒凉之后出现变证。

++++++

17. 姓名：郑某某　　**性别：女**　　年龄：31 岁

初诊日期：2021 年 08 月 12 日

临床诊断：中医诊断为乳痈，气血凝滞证　　西医诊断为急性乳腺炎

处方：

熟地黄 30g	炮姜 10g	肉桂 5g	生麻黄 3g
鹿角胶（烊化）9g	白芥子 6g	荆芥 12g	防风 12g

蝉蜕 12g　　　　　苦参 12g　　　丝瓜络 30g　　　生甘草 6g

醋三棱 9g　　　　　醋莪术 9g

7 剂，水煎服，日一剂，早晚温服。

外治：冲和膏外敷。

【处方解读】

主诉：哺乳期发现左乳肿块伴红肿疼痛 1 月余。

现病史：患者产后 6 月余，1 月余前无明显诱因出现左乳肿块伴红肿疼痛，于诊所就诊后静滴抗生素类药物 5 天（具体药物及用量不详）。乳房红肿疼痛基本消失，肿块仍未消散。查体可见："左乳外下苹果"样大小肿块，无红肿疼痛。纳寐可，二便正常。

舌苔脉象：舌质淡、苔少、脉沉涩。

辨病辨证：乳痈，气血凝滞证。

治法：温化气血，通乳消肿。

【按语】

《素问·调经论》中认为气血在温和的环境中才能顺畅流通，在寒冷的环境中容易凝滞而不流。哺乳期妇女或因肝胃郁热，或因外感邪气，或因外伤等因素引起乳房肿块，初起红肿热痛，经过大量中药苦寒药物、抗生素治疗，患者郁积热毒虽解，但人体阳气受损，不能温通血脉，引起气血凝滞而成僵块，因此本病病机实为"因虚致实"，因为过用苦寒药物损伤人体阳气，阳气不足，气血因寒而聚，凝滞于乳络而形成"僵块"这一病理实质。本方为传世名方阳和汤加减，有后侪向王老提出问题，阳和汤中佐药麻黄意义为何？王老指出，《金匮要略》有云，"麻黄发其阳"，此处佐以麻黄作用有二，其一可发散君臣之药补养之阳气使其布达全身；其二可助阳气消散寒凝。

✦✦✦✦✦✦

18. 姓名：彦某　　　性别：女　　　年龄：27 岁

初诊日期：2020 年 08 月 05 日

临床诊断：中医诊断为乳痈，气血凝滞证　西医诊断为急性乳腺炎

处方：

熟地黄 30g	炮姜 10g	肉桂 5g	生麻黄 3g
鹿角霜（先煎）30g	白芥子 6g	荆芥 12g	防风 12g
蝉蜕 12g	苦参 12g	丝瓜络 30g	生甘草 6g

7 剂，水煎服，日一剂，早晚温服。

外治：冲和膏外敷。

【处方解读】

主诉： 哺乳期发现双侧乳房胀痛 10 天。

现病史： 患者产后 43 天，10 天前无明显原因出现乳房肿胀疼痛，排乳欠畅，不伴恶寒发热。现症见：神志清，精神可，双侧乳房胀痛，纳寐可，二便正常。

舌苔脉象： 舌质淡，舌苔薄白，脉细。

辨病辨证： 乳痈，气血凝滞证。

治法： 温化气血，通乳消肿。

【按语】

此为典型乳汁郁积，乳络不通，乳汁壅滞结块，乳房气血凝滞而成乳痈。治拟益气和营，温化气血。方以温阳消风汤加减。患者乳痈初起，热象不显，故配方中加以温化之品以加强通乳之力，患者无明显气血亏虚征象，故应用鹿角霜，补益力弱，温通力强。

++++++

19. 姓名：丁某某　　性别：女　　年龄：26 岁

初诊日期：2021 年 08 月 13 日

临床诊断：中医诊断为乳痈，瘀毒伤络证　西医诊断为急性乳腺炎

处方：

蒲公英 15g	紫花地丁 15g	金银花 15g	连翘 10g
野菊花 10g	山楂 15g	桃仁 10g	荆芥 5g
甘草 6g			

7 剂，水煎服，日一剂，早晚温服。

【处方解读】

主诉：哺乳期右乳灼热疼痛10余天。

现病史：患者初产后25天，胃纳、睡眠良好，大小便正常。10余天前，右乳房开始有痒热感伴红肿疼痛，日渐加剧。现症见：右乳红肿疼痛，触之更甚，患处热辣难忍，心烦易躁，夜难入寐，大便干结，小便黄色。

舌苔脉象：舌边尖红，苔薄黄干，脉弦数。

辨病辨证：乳痈，瘀毒伤络证。

治法：清热解毒，疏通血脉。

二诊：服上方后，右乳红肿痛痒明显缓解，二便正常，脉舌如平。嘱继续服上方以巩固疗效。

【按语】

乳房为阳明之所属，新产之妇，过食辛热肥甘厚味，以致郁滞化热，灼伤乳络，故乳房红肿痒痛，火热之毒愈炽，乳房肿痛，心烦易躁，夜难入寐，大便干结，小便色黄。证属一派阳热炽盛之候，故以蒲公英、紫花地丁、金银花、连翘、野菊花、荆芥、甘草清热解毒，疏通血脉；山楂、桃仁活血化瘀，导滞通络，加强清热解毒之功，故药已而能见效。

乳痈是由热毒入侵乳房而引起的急性化脓性疾病，相当于西医的急性化脓性乳腺炎。常发生于产后哺乳期妇女，尤以初产妇多见。在哺乳期发生的，名"外吹乳痈"；在妊娠期发生的，名"内吹乳痈"；在非哺乳期和非妊娠期发生的，名"不乳儿乳痈"。临床上以"外吹乳痈"最为常见。其特点是乳房局部结块，红肿热痛，伴有恶寒发热等全身症状。

++++++

20. 姓名：张某　　性别：女　　年龄：30岁

初诊日期：2020年04月19日

临床诊断：中医诊断为乳痈，正虚毒恋证　西医诊断为化脓性乳腺炎

处方：

人参10g	黄芪30g	炒当归12g	川芎12g
白芍12g	白术15g	陈皮12g	茯苓15g
金银花30g连翘12g		白芷12g	夏枯草30g

路路通 15g　　　白及 12g　　　甘草 6g

7 剂，水煎服，日一剂，早晚温服。

外治：消肿膏外敷，予象芷药线置于溃口，提脓祛腐。

【处方解读】

主诉：哺乳期发现右乳肿块伴红肿疼痛 10 天，破溃溢脓 3 天。

现病史：患者产后 2 月余，10 天前无明显诱因出现右乳肿块伴红肿疼痛，自行口服蒲公英颗粒，自行手法排乳，效差。3 天前患者局部皮肤破溃，流出大量淡黄色脓液，质地浓稠。口渴欲饮，二便正常。

舌苔脉象：舌质淡，苔少，脉弦。

辨病辨证：乳痈，正虚毒恋证。

治法：托里透脓，消肿通乳。

【按语】

本医案应用托里透脓法，本法适用于乳痈溃后期。《医学入门》有云："虚者，托里消毒散。"王老在托里消毒散基础上加用清热解毒、疏通乳络及消痈药物，使毒聚自溃口而出。而外用象芷药线为新型提脓祛腐药线，由白芷等药物组成，改良传统中医外科之丹类药物，避免毒性药物，保证医疗安全。

++++++

21. **姓名**：孙某某　　**性别**：女　　**年龄**：27 岁

初诊日期：2019 年 04 月 27 日

临床诊断：中医诊断为乳痈，正虚毒恋证　西医诊断为急性乳腺炎

处方：

人参 10g	黄芪 30g	炒当归 12g	川芎 12g
白芍 12g	白术 15g	陈皮 12g	茯苓 15g
淡附片（先煎）9g	木香 12g	醋莪术 12g	醋三棱 12g
路路通 15g	白及 12g	甘草 6g	

7 剂，水煎服，日一剂，早晚温服。

外治：冲和膏外敷。

【处方解读】

主诉：哺乳期发现右乳肿块伴红肿疼痛 1 月余，切开引流后切口不愈合 10 天。

现病史：患者产后 2 月余，1 月余前无明显诱因出现右乳肿块伴红肿疼痛，自行口服蒲地蓝口服液、蓝芩口服液，自行手法排乳，效差。10 天前成脓后于外院行脓肿切开术，术后切口乳汁淋漓，不愈合。查体可见：肿块较大，切口处色淡白，流出大量乳汁样物，质地清稀。纳寐可，二便正常。

舌苔脉象：舌质淡，苔少，脉细。

辨病辨证：乳痈，正虚毒恋证。

治法：托里透脓，益气和营。

【按语】

本医案应用托里透脓、益气和营法，本法适用于乳痈溃后迁延期；具体临床特征为：脓水清稀，疮形平塌，漫肿不收。主要用于治疗疮疡日久、气血两虚、寒邪凝滞、不散不溃。神功内托散，出自《外科正宗》，具有补气、行滞、托毒之功效。方用人参、黄芪、当归、白芍补益气血，伍以附子温阳散寒，共奏托毒外透之功，为其配伍特点。临床应用以疮疡日久、漫肿钝痛、不能腐溃，舌淡、脉细，为其辨证要点。原方应用穿山甲散结通乳，王老出于保护野生动物观念，换用软坚散结之莪术、三棱。

第六节　乳房其他疾病

一、概　论

本节所举医案主要包括乳疬、乳少、乳头风、乳漏。

1.乳疬　乳疬是指男子乳房在青春期或成年以后单侧或双侧乳房增大，乳晕下出现扁圆形肿块，甚或呈现女性型乳房并伴有胀痛的病症。其临床特点是男性、儿童单侧或双侧乳晕部发生扁圆形肿块，触之疼痛，相当于西医的男性乳房异常发育症。

现代医学认为本病的发病原因尚不肯定，一般认为与内分泌失调有关。睾丸发育不良或睾丸的炎症、损伤、肿瘤可导致雄性激素分泌减少。而肝脏功能的异常，又可导致雌激素的灭活发生障碍，两者均可使体内的雌激素水平相对增高，从而导致乳腺组织发育和异常增生。另外，因前列腺肥大和前列腺癌而长期服用雌激素治疗，以及长期应用洋地黄、利舍平、异烟肼等药物，均可引起男性乳房增殖肥大。

王老认为乳疬多因情志不遂，暴怒伤肝，至肝气郁结不畅，气滞则血瘀，郁久则化火，灼伤肝肾之津液，炼液成痰，津不上承，脉络失和而形成乳疬。肾气充盛，天癸期至，人体才得以正常地生长发育；小儿肾精不充，肝木失养，或疏泄失常，气机郁滞，冲任失调，或肝郁化火，炼液成痰，痰气互结于乳络而发为本病。

2.乳少　乳少是指产后分泌乳汁少。相当于西医的产后缺乳症。

王老认为乳汁乃由气血化生，赖肝气的疏泄与调节，故缺乳多因产后气血虚弱、肝气瘀滞导致，脾胃为后天之本，气血生化之源，脾胃素虚或产后思虑伤脾、失血过多，均可导致气血亏虚，乳汁生化之源不足而症见乳房柔软、无乳可下。加之新产后体内激素水平变化，郁郁寡欢，情志不舒，气机不畅则致乳络不通，乳汁壅闭不行，导致乳汁缺少。

3. 乳头风　乳头风是指哺乳期妇女乳头部裂口者，多发于哺乳期妇女，是引起急性乳腺炎的重要原因之一。

王老认为本病或因回乳后仍有乳汁残留，导致乳头乳晕长期处于潮湿环境，加之饮食肥甘厚腻，导致湿热困脾，出现局部湿疹；或因患者素体阳盛，或情志内伤致使肝火不得疏泄，再加以阳明湿热，相互蕴结而成。也可因初产妇乳头皮肤娇嫩，幼儿吮吸过度，以及患妇乳汁过多浸淫皮肤所致。

4. 乳漏　乳漏是以疮口脓水淋漓，久不收口而成管道为主要临床表现的乳房部的漏管，相当于西医的乳房瘘管。

王老认为本病是由乳痈失治，营气不从，脓出不畅；或切开不当，损伤乳络，乳汁从疮口溢出，以致长期流脓、溢乳；或因乳头内缩凹陷，感染毒邪，或粉瘤化脓，疮口久不愈合而形成乳晕部漏管。

二、处　方

1. 姓名：肖某某　　**性别**：男　　**年龄**：38 岁

初诊日期：2020 年 03 月 12 日

临床诊断：中医诊断为乳疬，肝郁痰凝证　西医诊断为男性乳房异常发育症

处方：

当归 15g	北柴胡 10g	白芍 20g	茯苓 15g
醋郁金 18g	醋香附 18g	浙贝母 15g	瓜蒌 20g
夏枯草 30g	牡蛎 30g	醋三棱 15g	醋莪术 15g
蒲公英 20g	青皮 10g	昆布 15g	海藻 15g
甘草 6g			

7 剂，水煎服，日一剂，早晚温服。

【处方解读】

主诉：发现左侧乳头乳晕后方肿块3个月。

现病史：发现左侧乳头乳晕后方肿块3个月，按压疼痛，皮色不变，无恶寒发热，诉咽喉中似有痰，但不易咯出，平素易心烦急躁。查乳腺彩超提示：左乳头后方皮下腺体回声不均质，结构紊乱，厚度约0.8cm。提示男性乳房异常发育。查体：左乳触痛明显，乳头后方扣及一肿块，大小约2.0cm×1.0cm，质韧，边界欠清，活动度尚可。追问病史，患者有慢性乙型肝炎病史。

舌苔脉象：舌质暗，苔薄黄，脉细弦。

辨病辨证：乳病，肝郁痰凝证。

治法：疏肝解郁，化痰消结。

【按语】

方中柴胡、郁金、青皮、香附等疏肝理气，条达肝气而散郁结，柴胡、郁金相配，共奏疏肝解郁之功；青皮疏肝理气、行气止痛，以缓解乳病患者的乳房胀痛。患者肝炎病史，平素易心烦急躁易怒，属肝火旺盛，加夏枯草清肝火，散乳结。瓜蒌、牡蛎、昆布化痰，软坚，散结，患者长久肝气郁结兼加血瘀，加用当归、三棱、莪术以活血化瘀。全方共奏疏肝理气、化痰散结之效。

王老认为乳病的患者多因情志不遂、暴怒伤肝，至肝气郁结不畅，气滞则血瘀，郁久则化火，灼伤肝肾之津液，炼液成痰，津不上承，脉络失和而形成乳病。临床表现为：乳房肿块偏硬，乳房胀痛，心胸烦闷，舌质淡红，舌苔薄白，脉弦或弦数。治疗乳病，王老认为当以疏肝理气为首。有部分乳病患者伴随肝脏疾病，外感湿热疫毒，或长期嗜酒，或服用伐肝损脾之品，可导致肝血亏虚，肝阴不足，肝失柔养，肝气郁结；脾气亏虚，脾运不健，痰湿内生，则气结痰凝、乳络瘀滞而发病。王老认为治疗此类病人常加用如金钱草、垂盆草、海藻、昆布、生牡蛎等柔肝、散结化痰之品。肝气郁结不解，气滞日久，则经脉不利，气机失调，瘀血阻于乳络而致本病。兼夹血瘀者，常加用当归、川芎、三棱、莪术等活血化瘀之品。

✝✝✝✝✝✝

2. 姓名：乔某某　　性别：男　　年龄：8 岁

初诊日期：2021 年 11 月 15 日

临床诊断：中医诊断为乳疬，肝郁脾虚、气滞痰凝证　西医诊断为儿童乳房发育异常症

处方：

柴胡 10g	郁金 10g	青皮 6g	夏枯草 4g
玫瑰花 6g	白芍 6g	牡蛎 15g	瓜蒌 5g
仙灵脾 10g	白术 15g	茯苓 15g	炙甘草 6g

7 剂，水煎服，日一剂，早晚温服。

【处方解读】

主诉：发现左乳房肿块伴疼痛半月余。

现病史：患儿以发现左乳房肿块伴疼痛半月余就诊。查体：左侧乳晕处触及 1.5cm×1.0cm 肿块，压痛明显，边界清楚，质地中等，活动度可。形体偏瘦，精神不振，烦躁多动，食欲欠佳，偏食饮料、零食，大便干结。

舌苔脉象：舌质红、苔薄黄，脉弦。

辨病辨证：乳疬，肝郁脾虚，气滞痰凝证。

治法：疏肝健脾，理气散结。

二诊：服药 7 剂后，乳房肿块明显缩小，疼痛减轻，夜间安宁，大便通畅，余症均好转，效不更方，续服 7 剂，随访已愈。

【按语】

方中柴胡疏肝解郁；郁金行气解郁、活血止痛；青皮、玫瑰花，疏肝理气而解郁；白芍，养血柔肝，缓中止痛；仙灵脾辛甘温，归肝、肾经，有温肾助阳、调摄冲任之效，现代药理研究表明有类激素样作用，可调节内分泌紊乱；茯苓与白术为伍，起健脾利湿、运化脾胃之效。夏枯草清泄肝火；牡蛎、瓜蒌散结润肠。

《疮疡经验全书》提到"此病因女子十五六岁，经脉将行，或一月两次，或过月不行，致生此疾。多生寡薄，形体虚弱，乳上有一核，可治……"王老认为小儿脏腑娇嫩，形气未充，乃"稚阴稚阳之体""肝常有

余，脾常不足；心常有余，肾常不足"，肾精不充，肝木失养，或疏泄失常，气机郁滞，冲任失调，或肝郁化火，炼液成痰，痰气互结于乳络而发为本病。又因小儿年幼，饮食不节，药食不当，而脾胃尚且虚弱，无力运化，痰湿内生，停阻于乳络发为本病。本病虽病位在乳房，但其本在肾，与肝、脾亦有联系。王老将该病病机归结于先天不足、肾亏肝郁、冲任不调，或脾弱失运，气滞痰凝。多用补益肝肾、调摄冲任、疏肝健脾、化痰散结之法，肾精血互滋，气阳共享，故补肾必兼补肝。

✚✚✚✚✚✚

3. 姓名：黄某　　性别：男　　年龄：17 岁

初诊日期：2020 年 09 月 03 日

临床诊断：中医诊断为乳疬，痰瘀互结证　西医诊断为男性乳房异常发育症

处方：

醋柴胡 12g	当归 12g	白芍 12g	茯苓 15g
浙贝母 30g	瓜蒌 30g	清半夏 12g	黄芩 12g
生牡蛎（先煎）30g	醋莪术 12g	醋三棱 12g	丹皮 12g
生栀子 9g	甘草 6g	白术 12g	

7 剂，水煎服，日一剂，早晚温服。

【处方解读】

主诉： 发现左侧乳房进行性增大伴疼痛 1 年余。

现病史： 患者左侧乳房逐渐隆起 1 年余，伴刺痛明显，无红肿、痛痒。曾服单方及草药外敷，未见缩小。体格检查：左乳房隆起，乳晕下可触及一肿块，约 2cm×2cm 大小，与胸壁无粘连，无溢液及压痛，腋下及锁骨上淋巴结（−）。性格易怒，二便正常。

舌苔脉象： 舌质淡红，苔薄白，脉弦。

辨病辨证： 乳疬，痰瘀互结证。

治法： 疏肝解瘀，化痰散结。

【按语】

本方为逍遥蒌贝散加减。中医认为，乳疬病结块的形成与肝郁、痰凝、血瘀有关。本案王老用当归、白芍养血柔肝，肝得条达，气顺结散；白术、茯苓健脾祛湿，运化旺则杜绝生痰之源；瓜蒌、浙贝母、半夏散结化痰；牡蛎、三棱、莪术软坚散结；黄芩、丹皮及生栀子清泻肝火，合之共奏疏肝解瘀、化痰散结之功。

++++++

4. 姓名：张某某　　性别：男　　年龄：71 岁

初诊日期：2020 年 11 月 03 日

临床诊断：中医诊断为乳疬，肾气亏虚证　西医诊断为男性乳房异常发育症

处方：

鹿角片 9g	山茱萸 12g	菟丝子 12g	熟地黄 15g
淡附片（先煎）6g	山药 30g	黄芪 30g	白术 12g
茯苓 15g	知母 12g	黄柏 12g	百合 12g
首乌藤 20g	甘草 6g		

7 剂，水煎服，日一剂，早晚温服。

【处方解读】

主诉： 发现右侧乳房进行性增大伴疼痛 1 年余。

现病史： 患者右侧乳房逐渐隆起 1 年余，伴轻微刺痛，无红肿、痛痒，未予治疗。体格检查：右乳房隆起，乳晕下可触及一肿块，约 5cm×4cm 大小，与胸壁无粘连，无溢液及压痛，腋下及锁骨上淋巴结（-）。面色无华，腰腿酸软，倦怠乏力，心烦难寐，二便正常。

舌苔脉象： 舌质淡，苔白，脉沉弱。

辨病辨证： 乳疬，肾气亏虚证（肾阳虚）。

治法： 补益肾阳。

【按语】

乳疬是指男女儿童或中老年男性在乳晕部出现的疼痛性结块。其临

床特点是乳晕中央有扁圆形肿块，质地中等，有轻压痛。《外科正宗·乳痈论》提出："男子乳疾与妇人微异，女损肝胃，男损肝肾。盖怒火房欲过度，以此肝虚血燥，肾虚精怯，血脉不得上行，肝经无以荣养，遂结肿痛。"中老年男性发病概因年高肾亏，临床需鉴别肾阳亏虚和肾阴亏虚证，辨证准确，选方用药。

++++++

5. 姓名：刘某　　　性别：女　　　年龄：28 岁

初诊日期：2019 年 10 月 12 日

临床诊断：中医诊断为乳少，气血虚弱证　西医诊断为产后缺乳症

处方：

黄芪 30g	山药 30g	当归 15g	白芍 15g
北柴胡 10g	白术 15g	茯苓 15g	醋穿山甲 10g
炒王不留行 12g	路路通 30g	漏芦 15g	通草 9g
鹿角霜 10g	炙甘草 6g		

5 剂，水煎服，日一剂，早晚温服。

【处方解读】

主诉： 产后乳汁量少 20 天。

现病史： 患者产后 20 天，哺乳时乳汁不足，乳房无明显涨感而显柔软，乳汁量少而质清稀，伴见面色无华，神疲乏力倦怠，纳食少。

舌苔脉象： 舌淡，苔薄白，脉细。

辨病辨证： 乳少，气血虚弱证。

治法： 益气养血，佐以通乳。

【按语】

方中黄芪大补元气，当归、白芍养血滋阴，茯苓、白术益气健脾，补后天之本，强生化之源；当归补血通乳，加穿山甲、路路通、王不留行、漏芦、通草等通乳之品以宣络通乳，加柴胡以疏肝行气；鹿角霜温肾阳，益精血。全方共奏补气养血，生化乳汁之效。

王老认为乳汁乃由气血化生，赖肝气的疏泄与调节，故缺乳多因产后

气血虚弱、肝气瘀滞，脾胃为后天之本，气血生化之源，脾胃素虚或产后思虑伤脾、失血过多，均可导致气血亏虚，乳汁生化之源不足而症见乳房柔软，无乳可下。加之新产后体内激素水平变化，郁郁寡欢，情志不舒，气机不畅则致乳络不通，乳汁壅闭不行，导致乳汁缺少，故在益气养血基础上酌加疏肝理气、通络下乳之品。治疗产后乳汁不足要以通乳为原则，虚则补而通之，实则疏而通之。而临床中若遇因乳房发育不良或乳头凹陷、损伤导致乳汁少者，则不可一味补益通乳，此种药物常难奏效，需改为人工奶粉喂养，否则易导致乳汁瘀滞，引起乳腺炎的发生。

＋＋＋＋＋＋

6. **姓名**：蔡某某　　　**性别**：女　　　**年龄**：41 岁

初诊日期：2020 年 07 月 12 日

临床诊断：中医诊断为乳少，气血虚弱证　　西医诊断为产后缺乳症

> **处方：**
>
> 人参 5g　　　白术 15g　　　茯苓 15g　　　甘草 6g
>
> 清半夏 6g　　陈皮 15g　　　黄芪 30g　　　当归 15g
>
> 升麻 6g　　　丝瓜络 30g
>
> 5 剂，水煎服，日一剂，早晚温服。

【处方解读】

主诉：产后乳汁量少 3 月余。

现病史：患者 3 月余前剖宫产一女婴，术中出血量较大，紧急输血 1000mL。产后乳汁较少，采用多种方法无效，就诊于王老处。现症见：神志清，精神可，面色苍白，神疲乏力，少气懒言，乳汁缺少，纳寐可，二便调。

舌苔脉象：舌质淡白，苔薄，脉细弱。

辨病辨证：乳少，气血虚弱证。

治法：健脾益气，养血催乳。

【按语】

王老治疗产妇产后缺乳颇有心得，王老认为产后缺乳证型主要有二：

一为气血亏虚，一为肝气郁结，本例为气血亏虚型缺乳。王老应用六君子汤健脾益气，中州通利则气血生化有源，黄芪补气，当归养血，升麻升提气血上荣为乳，丝瓜络疏通乳络使乳络通畅。

++++++

7. 姓名：赵某　　　性别：女　　　年龄：36 岁

初诊日期：2022 年 01 月 22 日

临床诊断：中医诊断为乳少，肝气郁结证　西医诊断为产后缺乳症

处方：

陈皮 15g	醋柴胡 12g	川芎 12g	香附 12g
麸炒枳壳 12g	白芍 12g	醋延胡索 15g	炒川楝子 9g
甘草 10g	青皮 12g	合欢花 12g	丝瓜络 30g

5 剂，水煎服，日一剂，早晚温服。

【处方解读】

主诉：产后乳汁量少 1 月余。

现病史：患者 1 月余顺产一女婴，产后乳汁较少，就诊于王老处。问诊后发现患者产后家庭不睦。现症见：神志清，精神抑郁，乳汁缺少，胁肋部疼痛，纳寐可，二便调。

舌苔脉象：舌质淡白，苔薄，脉弦细。

辨病辨证：乳少，肝气郁结证。

治法：疏肝理气通乳络。

【按语】

柴胡疏肝散出自《景岳全书》，原方组成为：柴胡、香附、枳壳、陈皮、白芍、川芎、甘草等，主治肝气郁滞证。症见胁肋疼痛，胸闷善太息，情志抑郁易怒，或嗳气、脘腹胀满、脉弦等。方中柴胡疏肝解郁，为君药；香附理气疏肝以止痛，川芎活血行气以止痛，二药相合，助柴胡以解肝经之郁，并增行气活血止痛之效，共为臣药；陈皮、枳壳理气行滞，白芍、甘草养血柔肝，缓急止痛；合欢花理气解郁，丝瓜络疏通乳络均为佐药；甘草亦可调和诸药，为使药。诸药并举，共奏疏肝理气通乳络之效。

8. 姓名：刘某某　　**性别**：女　　**年龄**：32 岁

初诊日期：2021 年 07 月 30 日

临床诊断：中医诊断为乳少，肝气郁结证　西医诊断为产后缺乳症

处方：

当归 12g	醋柴胡 12g	茯苓 12g	白术 12g
香附 12g	白芍 12g	清半夏 9g	人参 9g
甘草 6g	丝瓜络 30g	橘叶 12g	

5 剂，水煎服，日一剂，早晚温服。

【处方解读】

主诉：产后乳汁量少 1 月余。

现病史：患者 1 月余顺产一男婴，产后乳汁较少，就诊于王老处。问诊后发现患者产后抑郁。现症见：神志清，精神抑郁，乳汁缺少，胁肋部疼痛，纳寐可，二便调。

舌苔脉象：舌质淡白，苔薄，脉弦细。

辨病辨证：乳少，肝气郁结证。

治法：疏肝理气通乳络。

【按语】

逍遥散出自《太平惠民和剂局方》，主治肝郁血虚脾弱证，由白芍、茯神、白术、当归、柴胡、薄荷、甘草、煨生姜组成，具有调和肝脾、疏肝解郁、养血健脾之效。王老在临床应用中善于活用此方，异病同治，无论何病，只要见肝气郁结之证，均可应用此方加减。

＋＋＋＋＋＋

9. 姓名：钱某某　　**性别**：女　　**年龄**：33 岁

初诊日期：2021 年 03 月 09 日

临床诊断：中医诊断为乳头风，湿热内盛证　西医诊断为乳房湿疹

处方：

柴胡 15g	当归 15g	川芎 15g	白术 10g
茯苓 10g	黄芩 10g	炒麦芽 30g	龙胆草 10g
栀子 10g	生地 10g	泽泻 10g	白鲜皮 10g
地肤子 10g	防风 10g	蝉蜕 10g	甘草 6g

7 剂，水煎服，日一剂，早晚温服。

同时予以院内制剂黄连紫草膏外敷双侧乳头、乳晕。

【处方解读】

主诉：双侧乳头、乳晕瘙痒不适 1 周余。

现病史：患者半年前回乳后仍间断有乳汁溢出，未予重视及处理。1 周前自觉双乳头、乳晕瘙痒不适，伴见周围皮肤潮红，有渗出，小便短赤，大便正常。查体：双乳位置、大小对称，双乳头无凹陷，挤压乳头可见少量乳汁溢出，双侧乳晕及周围皮肤微红、干燥，皮温稍高，可见有搔抓后皮损，皮损处有少量黄色液体渗出。双乳未及明显结节，查乳腺彩超提示乳腺增生，余未见异常。

舌苔脉象：舌质红，苔黄腻，脉滑数。

辨病辨证：乳头风，湿热内盛证。

治法：清热燥湿，搜风止痒。

二诊：患者诉瘙痒不显，查之局部皮损减轻，渗出减少。守上方继服 7 剂后，患者症状基本缓解。

【按语】

方中黄芩、栀子、龙胆草苦寒泻火，燥湿清热；泽泻渗湿泄热，导热下行；当归、川芎活血，生地养血滋阴，邪去而不伤阴血；柴胡舒畅肝经之气，引诸药归肝经；炒麦芽疏肝解郁，回乳消涨；白鲜皮、地肤子清热燥湿止痒；防风、蝉蜕等祛风之品搜风止痒；甘草调和诸药。

王老认为此患者回乳后仍有乳汁残留，导致乳头乳晕长期处于潮湿环境，加之饮食肥甘厚腻，导致湿热困脾，则发局部湿疹。患者发病急、病程较短，周围皮肤潮红、有渗出，小便短赤，苔黄腻，证属湿热，体内蕴湿为其本，郁久化热为其标。其主要矛盾是蕴湿化热，初诊时热重于湿。

治疗上本着"急则治其标，缓则治其本"的原则，以龙胆草、黄芩、栀子、生地等清热凉血药，加之泽泻、白鲜皮、地肤子等清热燥湿药治其本。配合防风、蝉蜕等祛风之品以搜风止痒治其标，辨证准确，从而获得较理想的疗效，再嘱患者平素衣着宽松，避免摩擦患处皮肤以防破溃。

++++++

10. 姓名：孙某　　性别：女　　年龄：29 岁

初诊日期：2022 年 05 月 30 日

临床诊断：中医诊断为乳头风，肝郁化火证　　西医诊断为乳头皲裂

处方：

丹皮 10g	生地黄 10g	黄芩 10g	栀子 10g
柴胡 10g	郁金 10g	青皮 10g	茯苓 12g
白芍 15g	当归 15g	甘草 6g	白及 12g

7 剂，水煎服，日一剂，早晚温服。

另用本院乳腺外科制剂白玉膏外用。

【处方解读】

主诉：发现右乳头皲裂 3 天。

现病史：患者为初产妇，母乳喂养半月，3 天前发现左侧乳头皮肤皲裂，小儿吮乳时疼痛剧烈如刀割，不吮乳时亦感疼痛。患者平素情绪急躁，面赤，易怒。口干口苦，胸胁满闷，进食不香，夜寐不安，多梦，便秘，大便 2~3 日一行。

舌苔脉象：舌边尖红、苔薄黄、脉弦。

辨病辨证：乳头风，肝郁化火证。

治法：疏肝清热。

【按语】

乳头皲裂，《疡科心得集》中称其为乳头风。多发于哺乳期妇女，是引起急性乳腺炎的重要原因之一。病因为患者素体阳盛，或又因情志内伤致使肝火不得疏泄，再加以阳明湿热，相互蕴结而成。也可有以下原因：初产妇乳头皮肤娇嫩，幼儿吮吸过度，以及患妇乳汁过多，浸淫皮肤。王老

认为本病轻者可不用口服中药，外用白玉膏即可，病情较重者可选用丹栀逍遥散或龙胆泻肝汤加减。

+++++++

11. 姓名：王某　　性别：女　　年龄：24 岁

初诊日期：2021 年 07 月 31 日

临床诊断：中医诊断为乳头风，肝郁化火证　西医诊断为乳头皲裂

处方：

丹皮 10g	生地黄 10g	黄芩 10g	栀子 10g
柴胡 10g	郁金 10g	青皮 10g	茯苓 12g
白芍 15g	当归 15g	甘草 6g	金银花 20g
蒲公英 20g			

7 剂，水煎服，日一剂，早晚温服。

另用本院乳腺外科制剂白玉膏外用。

【处方解读】

主诉：发现双侧乳头皲裂 5 天。

现病史：患者哺乳期，5 天前发现双侧乳头皮肤皲裂，小儿吮乳时疼痛剧烈如刀割，不吮乳时结痂后亦感疼痛。患者平素情绪急躁，易怒。口干口苦，夜寐不安，多梦，便秘，大便 1 周 2 次。

舌苔脉象：舌红，苔薄黄，脉弦。

辨病辨证：乳头风，肝郁化火证。

治法：疏肝清热。

【按语】

此类患者多因素体热盛，肝火旺盛，不得疏泄，熏蒸肌肤而发病。治以疏肝清热为主，方选丹栀逍遥散加减。当归、白芍养血柔肝，配以丹皮、栀子养阴清热，以制约肝火；金银花、蒲公英清热解毒消痈。上药配合使用，可使肝气得以疏泄，肝火得以制约，肝阴得以滋养。

┼┼┼┼┼┼

12. 姓名：赵某某　　　性别：女　　　年龄：26 岁

初诊日期：2021 年 08 月 29 日

临床诊断：中医诊断为乳头风，肝郁化火证　　西医诊断为乳头皲裂

处方：

柴胡 12g	当归 12g	赤芍 12g	黄芩 12g
夏枯草 30g	山楂 15g	防风 15g	荆芥 15g
生地黄 12g	生栀子 12g	连翘 12g	天花粉 12g
炒牛蒡子 15g	甘草 6g	生石膏（包煎）30g	知母 12g
川芎 10g			

7 剂，水煎服，日一剂，早晚温服。

【处方解读】

主诉： 发现双侧乳头皲裂 4 天。

现病史： 患者哺乳期，4 天前发现双侧乳头皮肤皲裂，小儿吮乳时疼痛剧烈如刀割，不吮乳时结痂后亦感疼痛。患者平素情绪急躁，易怒。口干口苦，夜寐不安，多梦，大便秘结。

舌苔脉象： 舌红，苔薄黄，脉弦。

辨病辨证： 乳头风，肝郁化火证。

治法： 疏肝清热。

【按语】

柴胡清肝汤出自《外科正宗》"治鬓疽初起未成者，毋论阴阳、表里俱可服之"。《医宗金鉴·外科心法要诀》中谓"柴胡清肝治怒证，宣血疏通解毒良"。该方具有疏肝、养血、清火之功效。方中柴胡善清少阳之火，能解肌表之热；牛蒡子、防风能疏风解毒，黄芩、栀子、连翘、生地黄清热利湿解毒，川芎、当归、赤芍活血通络。王老认为乳头皲裂除责之于肝之外，还应责之于胃，遂加用生石膏、知母清胃经伏火。

┼┼┼┼┼┼

13. 姓名：史某　　　性别：女　　　年龄：30 岁

初诊日期：2020 年 07 月 03 日

临床诊断：中医诊断为乳漏，正虚毒恋证　西医诊断为乳房瘘管

处方：

人参 10g	黄芪 30g	炒当归 12g	川芎 12g
白芍 12g	白术 15g	陈皮 12g	茯苓 15g
淡附片（先煎）9g	白及 12g	甘草 6g	

7 剂，水煎服，日一剂，早晚温服。

【处方解读】

主诉：哺乳期右侧乳房脓肿切开引流后切口不愈合 3 月余。

现病史：患者 5 月余前顺产哺乳，乳汁量大，产后半月右乳房患急性乳腺炎，切开引流治疗，乳腺急性炎症消失后原引流口有米粒样大小的漏口溢乳，局部皮肤稍黯，无红肿发热，纳眠可，二便正常。

舌苔脉象：舌淡，苔薄白，脉细。

辨病辨证：乳漏，正虚毒恋证。

治法：扶正托毒。

【按语】

"托毒生肌"之法见于《外科正宗》，代表方剂为托里消毒散，成方基本思想即"托里则气壮而脾胃盛，使脓秽自排，毒气自解，死肉自溃，新肉自生，饮食自进，疮口自敛"。

+++++++

14. 姓名：洪某某　　**性别**：女　　**年龄**：27 岁

初诊日期：2020 年 11 月 09 日

临床诊断：中医诊断为乳漏，余毒未清证　西医诊断为乳房瘘管

处方：

人参 10g	黄芪 30g	当归 12g	皂角刺 15g
金银花 30g	蒲公英 30g	甘草 6g	

7 剂，水煎服，日一剂，早晚温服。

【处方解读】

主诉：哺乳期左侧乳房脓肿切开引流后切口不愈合 3 月余。

现病史：患者 6 月余前顺产哺乳，产后 2 个月左右，乳房患急性化脓性乳腺炎，切开引流治疗，乳腺急性炎症消失后原引流口不愈合，溢出淡黄色脓液，瘘管后方仍可触及肿块，纳眠可，二便正常。

舌脉：舌淡，苔薄白，脉细。

辨证：乳漏，余毒未清证。

治法：清解余毒，托里透脓。

【按语】

本方为托里消毒散合银花甘草汤化裁而来。方中金银花、蒲公英为君药，清解余毒；人参、黄芪、当归为臣药，托里透脓；皂角刺软坚散结为臣药；甘草调和诸药为使药。共奏清解余毒，托里透脓之功。

第七节 瘿 病

一、概 论

　　瘿是甲状腺疾病的总称。瘿病是以颈前喉结两旁结块肿大为主要临床特征的一类疾病。相当于西医的甲状腺功能亢进、亚急性甲状腺炎、甲状腺腺瘤、甲状腺癌及慢性淋巴细胞性甲状腺炎等疾病。

　　王老认为瘿病的发病原因，是在致病因素的作用下导致脏腑经络功能失调，而在颈部形成气滞、血瘀、痰凝等病理变化。或因情志抑郁，影响气的正常运行，造成气的功能失调，形成气滞、气郁。气滞、气郁日久，积聚成形，导致肿块的发生，如蕴结于颈部结喉两侧而为气瘿。或由气滞不畅，或气虚无以推动血之运行，而致血液阻滞凝结，凝滞日久则瘀阻成块；或因外邪所侵，或因体质虚弱，而使气机阻滞，津液积聚为痰，痰的生成与肺、脾、肾、肝关系密切，而以上四脉均循行于喉颈部，痰循经结于颈部则成瘿；或因肝郁胃热，风热、风火客于肺，痰火相互凝聚，搏结于颈，而成瘿痈。

二、处 方

1. **姓名**：刘某某　　　**性别**：女　　　**年龄**：43 岁

初诊日期：2020 年 02 月 11 日

临床诊断：中医诊断为气瘿，肝郁胃热、阴液受损证　　西医诊断为甲

状腺功能亢进症

处方：

柴胡 10g	黄芩 10g	生石膏 20g	石斛 12g
玄参 15g	麦冬 10g	生龙骨 15g	生牡蛎 15g
当归 10g	茯神 10g	远志 10g	黄药子 15g
夏枯草 30g	海藻 10g	昆布 10g	五味子 10g

14 剂，水煎服，日一剂，早晚温服。

【处方解读】

主诉：颈部肿大两年余。

现病史：两年前患者出现性情急躁，眼球突出，颈部肿大。当地医院诊断为甲状腺功能亢进症，予口服甲巯咪唑治疗。现症见：患者心悸气短，畏热多汗，善饥多食，食后仍感饥饿感明显，大便多，急躁易怒，消瘦乏力。

舌苔脉象：舌红，苔黄，脉弦细数。

辨病辨证：气瘿，肝郁胃热、阴液受损证。

治法：疏肝宁心，清热养阴。

二诊：上方服 14 剂后，心慌、气短消失，食欲、大便正常，甲状腺肿大较前有改善，性情急躁症状稍减。处方：夏枯草 15g，海藻 12g，昆布 10g，玄参 15g，生牡蛎 10g，连翘 12g，白芍 10g，柴胡 10g，黄药子 15g，丹参 24g，继服 28 剂后，诸症遂安。

【按语】

方中海藻、昆布清热化痰，软坚散结；柴胡、黄芩疏肝气，清肝热；夏枯草清热泻火，散结消肿；石斛、玄参、麦冬养阴生津，滋阴润燥；生石膏辛、甘，大寒归肺、胃经，以清热泻火除烦；生龙骨镇惊安神；茯神、远志宁心安神，消肿降火；黄药子苦，平，无毒，入手少阴、足厥阴经，以凉血降火，消瘿解毒；五味子配伍麦冬、生牡蛎，加强生津敛汗之功。

王老认为甲亢虽然大致可分为"肝郁胃热"和"阴虚肝旺"两型论治，但在同一个患者身上往往两型交替出现，很难截然分开，所以用药时，应药随证变。海藻、昆布等海味药品，含有丰富的碘，能增加机体含碘量，抑制甲状腺激素释放，减轻甲状腺的代偿，减少甲状腺激素对其他脏器的刺激，改善血液循环，消除结节内纤维化、钙化状态，从而使甲状腺肿大得到控制；黄药子和夏枯草等能使甲状腺吸碘率降低，有利于甲亢恢复，并且这一类药物多有软坚散结之效，故为临床上常用之品。

✛✛✛✛✛✛

2. **姓名**：孙某　　**性别**：男　　**年龄**：56 岁

初诊日期：2021 年 05 月 02 日

临床诊断：中医诊断为气瘿，肝郁气滞、化火伤阴证　西医诊断为甲状腺功能亢进症

处方：

太子参 15g	麦冬 10g	黄精 12g	柏子仁 12g
白芍 15g	莲子肉 12g	山药 12g	生牡蛎 30g
茯苓 12g	车前子 12g	甘草 6g	

7 剂，水煎服，日一剂，早晚温服。

【处方解读】

主诉：发现甲亢伴消瘦体弱 10 月余。

现病史：10 个月前患者经常感觉身困乏力，心慌手颤，容易激动，日渐消瘦，自觉饮食如常，未加重视。后出现明显的心慌，手颤，急躁，多汗，手足心热，眠差梦多，纳旺易饥，口干喜热饮，大便溏泻，每天 4~5 次，两眼外突，明显消瘦，体重锐减，由 72.5kg 下降为 56.5kg。

舌苔脉象：舌体胖大，质暗红，有瘀斑，苔薄稍滑，脉沉弦小数。

辨病辨证：气瘿，肝郁气滞、化火伤阴证。

治法：益气阴、安心神、调肝脾。

二诊：诸症减轻，神充体健，仅偶感心悸、心烦，手颤已不明显，上方加玄参 12g，夏枯草 15g，佛手 9g。

三诊：疼痛好转，效不更方。两个月后诸症消失，一如未病之前，面渐丰腴润泽，纳眠可，二便调，精神怡然，体重增加 7kg，要求带原方药继

服以巩固疗效。

【按语】

方中太子参益气健脾，生津润肺；麦冬养阴生津；黄精补气养阴，健脾润肺；柏子仁养心安神；莲子肉味甘、涩，性平，归脾、肾、心经，具有补脾止泻、养心安神的功能；山药、茯苓健脾补肺；生牡蛎敛阴潜阳，止汗；车前子清热利尿，凉血解毒；甘草调和诸药。诸药合用益气阴；安心神，调肝脾。

甲状腺功能亢进是由多种原因引起的甲状腺激素分泌过多所致的一组常见内分泌疾病。主要临床表现以多食、消瘦、畏热、多汗、心悸、激动等高代谢症候群，神经和血管兴奋增强，以及不同程度的甲状腺肿大和眼突、手颤、颈部血管杂音等为特征，严重的可出现甲亢危象、昏迷甚至危及生命。按其病因不同可分为多种类型，其中最常见的是弥漫性甲状腺肿伴甲亢，约占全部甲亢病的 90%，男女均可发病，但以中青年女性多见。本病例治疗两个月，诸症消失，体重增加 7kg，半年后增加了 16.5kg，甲功恢复正常。王老认为甲亢的治疗应从本论治，若以攻标为快，虽取效一时，终则欲速不达。"治病求本"，能寓速度于稳妥，事半功倍。本病例始终以益气阴、安心神、调肝脾为主，以化痰散结之散剂为辅，终获满意疗效。

＋＋＋＋＋＋

3. 姓名：叶某某　　　**性别**：女　　**年龄**：29 岁

初诊日期：2020 年 07 月 20 日

临床诊断：中医诊断为肉瘿，气滞痰凝证　西医诊断为甲状腺腺瘤

处方：

醋柴胡 12g	当归 12g	白芍 12g	茯苓 15g
浙贝母 30g	白术 12g	海藻 12g	陈皮 12g
连翘 12g	昆布 12g	清半夏 9g	青皮 12g
川芎 12g	夏枯草 30g	醋三棱 12g	醋莪术 12g
甘草 6g			

7 剂，水煎服，日一剂，早晚温服。

【处方解读】

主诉：发现双侧甲状腺结节 2 年。

现病史：患者 2 年前体检时发现双侧甲状腺结节。在某医院行穿刺活检，病理检查诊断为"甲状腺腺瘤"。近 2 年来定期复查彩超，大小略有增长。患者自诉心悸，梦多，口干，二便正常。

舌苔脉象：舌质淡，苔薄白，脉弦滑。

辨病辨证：肉瘿，气滞痰凝证。

治法：理气解郁，化痰软坚。

【按语】

本方为逍遥散合海藻玉壶汤，均为化痰散结常见方。本方中，王老应用了"海藻"和"甘草"这一相反药对，为中药"十八反"之一。甘草、海藻这一反药组合，临床应用十分广泛。如古代临床应用文献记载代表方剂：明代陈实功《外科正宗》首载，后由《医宗金鉴》收录的具有消瘿散结、化痰软坚之功的海藻玉壶汤，其为治疗瘿瘤、瘰疬的常用方剂；《证治准绳》中记载治疗瘿瘤的昆布散方中甘草海藻同用；王老认为学中医要活，不能将自己囿于死胡同内，灵活掌握相关方剂。

＋＋＋＋＋＋

4. **姓名**：马某某　　　**性别**：女　　　**年龄**：48 岁

初诊日期：2021 年 03 月 15 日

临床诊断：中医诊断为肉瘿，气滞痰凝证　　西医诊断为甲状腺腺瘤

处方：

香附 10g	夏枯草 30g	海蛤粉 15g	蝉蜕 10g
僵蚕 10g	姜黄 10g	酒大黄 3g	玄参 15g
白芍 10g	板蓝根 30g	甘草 6g	

7 剂，水煎服，日一剂，早晚温服。

【处方解读】

主诉：发现甲状腺结节 6 个月。

现病史：患者 6 个月前因感冒出现咽痛、咽干，自行服用抗病毒冲剂

和阿莫西林颗粒后缓解，因工作饮酒后再次出现咽痛、乏力，反复发作，服用咽痛灵、感冒冲剂后效果不明显。至当地医院查甲状腺超声检查提示：甲状腺弥漫性病变，甲状腺左侧叶多发实性结节，甲状腺右侧叶囊实性结节，甲功（－）。近来因生气加重，月经周期规律，二便调，纳眠可。

舌苔脉象：舌淡红，苔白，脉缓。

辨病辨证：肉瘿，气滞痰凝证。

治法：理气解郁，化痰软坚。

二诊：服上药后自觉颈前憋胀，便溏，苔白，齿痕舌，脉细。上方去酒大黄，加连翘 15g、黄芩 10g。

三诊：自觉症状好转，略有痛感，与情绪有密切关系，上方加百合、知母各 20g，牛蒡子 10g 服药之后，左侧结节消失，右侧减小，其余症状平稳。

【按语】

方中蝉蜕、僵蚕、姜黄、大黄四味药的功效各异，然其性味归经亦有共同之处，四药皆通肝经，皆可直达瘿病之病所；僵蚕与蝉蜕合用化痰散结，透散痰湿邪气；姜黄与大黄合用，共奏活血、化瘀、通络之效。四药合用，组成升降散，或升或降，或散或通，共消郁滞之气于无形。加香附疏肝气，夏枯草清热消肿，入心肾二经；海蛤粉为软坚润下之品，化痰、软坚；玄参解毒散结；板蓝根凉血，利咽。全方共奏理气解郁、化痰软坚之效。

甲状腺疾病属中医"瘿病"范畴，古代医学先哲认为瘿病是由于情志内伤、饮食及水土失宜，气滞、痰凝、血瘀壅结颈前所引起的，以颈前喉结两旁肿块为主要临床表现的一类疾病。《外科正宗·瘿瘤论》中述："夫人生瘿瘤之症，非阴阳正气结肿，乃五脏瘀血、浊气、痰滞而成。"王老认为情志等因素导致肝郁不舒、气机不利、升降失调是其主要病机，与肝脏密切相关；气滞、痰凝、血瘀是其病理产物。升降散方药仅四味，其中僵蚕、蝉蜕祛风解痉，散风热，宣肺气，宣阳中之清阳；大黄、姜黄荡积行瘀，清邪热，解温毒，降阴中之浊阴。两两相伍，一升一降，可使阳升阴降，内外通和，而温病表里三焦之热全清。升降散治疗以颈前结块肿大为主症的甲状腺疾病具有先天优势，且临床证明使然。

++++++

5. 姓名：李某　　性别：女　　年龄：52 岁

初诊日期：2020 年 11 月 15 日

临床诊断：中医诊断为肉瘿，气滞痰凝证　西医诊断为甲状腺腺瘤

处方：

蝉蜕 10g	僵蚕 15g	片姜黄 10g	酒大黄 3g
白芍 10g	香附 10g	夏枯草 15g	生地 12g
牡蛎 30g（先煎）		浙贝母 30g	甘草 6g

7 剂，水煎服，日一剂，早晚温服。

【处方解读】

主诉： 发现双侧甲状腺结节 4 个月，颈部憋胀不适 3 天。

现病史： 患者 4 个月前体检发现双侧甲状腺内多发结节，未予重视治疗。3 天前，因情绪波动出现颈部憋胀感，今为求系统治疗就诊于王老门诊。超声检查示：甲状腺弥漫性病变，甲状腺左侧叶多发实性结节，甲状腺右侧叶囊实性结节。检验查甲功及甲状腺抗体，未见明显异常。已绝经，二便调，饮食、睡眠均好，苔白润，脉弦滑。既往史：1998 年曾患甲状腺炎。

二诊： 服上药后无明显不适，便溏、大便次数增加，苔白，脉弦。上方加麸炒山药 30g，芡实 15g，减生地 12g。

三诊： 自觉症状好转，未再出现憋胀感，二便正常，苔白，脉弦，守方不变。

四诊： 复查彩超，右侧甲状腺囊实性结节有所缩小，苔白，脉弦。守方不变，嘱患者原方制水丸再用药 3 个月。

五诊： 2021 年 4 月，患者就诊复查彩超，右侧囊实性结节消失，左侧实性结节无变化，再未出现颈部憋胀感。王老嘱患者停药观察。

【按语】

本病例以升降散加减为主，从升降散的药物组成而言，虽蝉蜕、僵蚕、片姜黄、大黄四味药的功效各异，然其性味归经亦有共同之处，四药皆通肝经，皆可直达瘿病之病所。僵蚕与蝉蜕合用，可化痰散结，透散痰湿邪气于腠理之外；姜黄与大黄合用共奏活血化瘀、通络之效。四药合用，或升或降，或散或通，共消郁滞之气于无形。升降散治疗以颈前结块肿大为主症的甲状腺疾病具有先天优势，且临床证明使然。

瘿病多由于情志内伤、饮食及水土失宜，以致气滞、痰凝、血瘀壅结颈前所引起的，以颈前喉结两旁肿块为主要临床表现。《外科正宗·瘿瘤论》中述："夫人生瘿瘤之症，非阴阳正气结肿，乃五脏瘀血、浊气、痰滞而成。"王老认为情志等因素导致肝郁不舒、气机不利、升降失调是其主要病机，与肝脏密切相关；气滞、痰凝、血瘀是其病理产物。

++++++

6. **姓名**：秦某某　　**性别**：女　　**年龄**：43 岁

初诊日期：2019 年 12 月 14 日

临床诊断：中医诊断为肉瘿，气滞痰凝证　　西医诊断为甲状腺腺瘤

> **处方：**
>
> | | | | |
> |---|---|---|---|
> | 当归 15g | 北柴胡 10g | 赤芍 20g | 延胡索 20g |
> | 醋郁金 18g | 醋香附 18g | 醋三棱 15g | 醋莪术 15g |
> | 夏枯草 30g | 牡蛎 30g | 桔梗 18g | 青皮 15g |
> | 山慈菇 10g 甘草 6g | | | |
>
> 7 剂，水煎服，日一剂，早晚温服。

【处方解读】

主诉：发现右侧颈部肿块 2 月余，突然增大伴疼痛 3 天。

现病史：患者 2 个多月前发现右侧颈部肿块，3 天前无明显诱因突然增大伴疼痛，查甲状腺彩超提示"右侧甲状腺腺瘤伴囊内出血"，拟行手术切除，因患者惧怕手术而转求中医治疗，平素易急躁易怒，善太息。查体：右侧甲状腺可扪及结节 1 枚，约 2.0cm×1.0cm，质硬，边缘光滑，随吞咽

上下移动，有明显触痛。

舌苔脉象： 舌质淡红，苔薄白，脉弦涩。

辨病辨证： 肉瘿，气滞痰凝证。

治法： 疏肝理气，化痰散结。

【按语】

当归、赤芍等活血化瘀，夏枯草、三棱、莪术、山慈菇软坚散结，延胡索、柴胡、郁金、香附、青皮疏肝解郁，行气止痛。甲状腺腺瘤中医称之为"肉瘿"，究其病因，正如《诸病源候论》中说，"瘿者，由忧恚气结所生"。气为血帅，血为气母，气滞则血行不畅，瘀阻经络。气滞、痰凝、血瘀为其病理基础。王老认为瘿瘤为颈部停留有形之物，为痰为瘀，瘀血是血液凝滞或血脉运行不畅所致的病理产物，可引发各种各样病证。如《证治准绳》说，"百病由瘀血者多"，唐宗海说"一切不治之症，总由不善去瘀之故"，均指出疑难病应注意从瘀论治。瘀血阻滞，脉络不通，影响津液正常输布，或离经之血瘀于脉外，气化失于宣通，以致津液停积而成痰，导致瘀与痰互结为病。治疗上宜采用活血、软坚、散结、行气四大常法为要，以达到改善机体内环境、促使颈部腺瘤内容物的吸收与消散之目的。常用：赤芍、牡丹皮、丹参、川芎、红花、桃仁活血；昆布、海藻、山慈菇、生牡蛎、法半夏软坚；三棱、莪术、炮山甲、乌蛇、水蛭破瘀；青皮、桔梗、柴胡、陈皮行气。以上诸药，临证加减，收效颇佳。

++++++

7. 姓名： 孙某某　　　**性别：** 女　　　**年龄：** 37 岁

初诊日期： 2021 年 08 月 24 日

临床诊断： 中医诊断为肉瘿，气阴两虚证　　西医诊断为甲状腺腺瘤

处方：

党参 15g	麦冬 15g	五味子 15g	玄参 12g
浙贝母 30g	煅牡蛎（先煎）15g	白芍 15g	当归 12g
陈皮 12g	鳖甲胶（烊化）6g	莪术 12g	夏枯草 30g

| 茯神 15g | 柏子仁 12g | 甘草 6g |

7剂，水煎服，日一剂，早晚温服。

【处方解读】

主诉：发现甲状腺结节伴甲亢2年余，体重下降3月余。

现病史：患者2年多前体检发现甲状腺结节及甲亢，穿刺病理提示甲状腺腺瘤。现口服甲巯咪唑每日20mg，复查相关指标正常，体重3个月下降10kg，就诊于王老处。现症见：神志清，精神可，急躁易怒、汗出、心悸、失眠多梦，二便正常。

舌苔脉象：舌红，苔黄，脉弦。

辨病辨证：肉瘿，气阴两虚证。

治法：益气养阴，软坚散结。

【按语】

本方为生脉散合消瘰丸加减。生脉散是由张元素所创立的方剂，是益气养阴的经典名方，该方的药物组成由山人参、麦冬、北五味子组成。《医学启源》中论述"麦门冬，气寒，味微苦甘，治肺中伏火，脉气欲绝，加五味子、人参二味，为生脉散，补肺中元气不足"。消瘰丸出自清代程国彭《医学心悟》，原为治疗瘰疬初起未溃而设，由玄参、煅牡蛎、浙贝母组成。方中玄参《别录》云其能"散颈下核"，《药性论》言其"散瘿瘤瘰疬"。牡蛎可"除拘缓鼠瘘"（《神农本草经》）。浙贝母可"解毒利痰，开宣肺气"（《纲目拾遗》），"最降痰气，善开郁结"（《神农本草经》）。三药相合，使痰化结散，阴复热除。

✛✛✛✛✛✛

8. **姓名：**黄某　　**性别：**女　　**年龄：**65岁

初诊日期：2020年08月03日

临床诊断：中医诊断为石瘿，瘀热伤阴证　西医诊断为甲状腺癌

处方：

| 川芎 12g | 炒桃仁 12g | 红花 9g | 生地黄 15g |
| 麦冬 12g | 玄参 15g | 浙贝母 30g | 牡丹皮 12g |

白芍 12g　　醋莪术 12g　　醋三棱 12g　　瓜蒌子 30g

山慈菇 9g　　蜂房 5g

14 剂，水煎服，日一剂，早晚温服。

【处方解读】

主诉：确诊甲状腺癌伴颈部淋巴结转移 3 年余。

现病史：患者 3 年多前在河南某医院行甲状腺肿块穿刺病理检查，确诊为甲状腺癌，并右侧颈部淋巴结转移，患者因心脏基础病较重，无法麻醉手术。今就诊于王老处寻求中医药治疗。现口干咽燥，声音嘶哑，形体消瘦，痰少而黏，纳食欠佳，睡眠及二便均正常。

舌苔脉象：舌质紫暗有瘀斑，苔薄黄，脉沉涩。

辨病辨证：石瘿，瘀热伤阴证。

治法：化瘀散结，和营养阴。

【按语】

本方为通窍活血汤与养阴清肺汤合方加减。通窍活血汤由清代王清任所创，由赤芍、川芎、桃仁、红花等药物组成，具有活血化瘀、通窍活络的作用。养阴清肺汤首次见于清代郑梅涧所著的《重楼玉钥》，原为治疗白喉所设，《重楼玉钥》卷上云："此症发于肺肾，凡本质不足者，或遇燥气流行，或多食辛热之物，感触而发……经治之法，不外肺肾，总要养阴清肺，兼辛凉而散为主。"全方由生地黄、麦冬、玄参、白芍、甘草、牡丹皮、贝母、薄荷构成，具有养阴润肺、辛凉散热的功效，王老将两方合用是因为该患者阴液亏损与痰瘀互结同时存在，虚实并见。

＋＋＋＋＋＋

9. **姓名：**贺某某　　**性别：**男　　**年龄：**80 岁

初诊日期：2020 年 09 月 09 日

临床诊断：中医诊断为石瘿，痰瘀内结证　西医诊断为甲状腺腺瘤

处方：

炒桃仁 12g	红花 12g	当归 12g	熟地黄 12g
白芍 15g	川芎 12g	海藻 12g	陈皮 12g

连翘 12g	昆布 12g	清半夏 9g	青皮 12g
浙贝母 30g	夏枯草 30g	醋三棱 12g	醋莪术 12g
甘草 6g			

7 剂，水煎服，日一剂，早晚温服。

【处方解读】

主诉：发现颈部喉结处肿块 2 天。

现病史：患者 2 天前因自觉憋闷，查甲状腺彩超提示左侧甲状腺结节，TI-RADS 5 类，大小约 5cm×4cm。触诊可及一肿块，质地坚硬，活动度较差。患者明显有憋闷感，余无明显不适。纳寐可，二便调。

舌苔脉象：舌质暗淡，苔薄黄，脉弦。

辨病辨证：石瘿，痰瘀内结证。

治法：解郁化痰，活血消坚。

【按语】

本方为海藻玉壶汤合桃红四物汤加减。海藻玉壶汤源于明代陈实功《外科正宗》，用于瘿瘤初起及一切痰凝气滞所形成的肿块。细考其组方，原方以海藻、昆布、浙贝母化痰软坚，消散瘿瘤；陈皮、半夏含二陈汤之意，辅以化痰，兼治脾虚失运，痰湿凝结；青皮、陈皮、当归、川芎，四味相合，理气活血，以助消瘿散结。全方有软坚化痰、行气活血、化瘀散结之功效。《杂病广要》曰："血逆则气滞，气滞则生痰，痰与血相聚，名曰瘀血夹痰。"《血证论·瘀血》云："瘀血在经络脏腑之间，则结为癥瘕。瘕者或聚或散，气为血滞，则聚而成形，血随气散，则没而不见。"石瘿之病即为气滞、痰凝、血瘀互结颈前而成。

＋＋＋＋＋＋

10. **姓名：**刘某某　　　**性别：**男　　　**年龄：**42 岁

初诊日期：2021 年 05 月 14 日

临床诊断：中医诊断为瘿瘤，痰凝血瘀证　西医诊断为亚急性甲状腺炎

处方：

牛蒡子 10g	石斛 10g	牡丹皮 10g	蝉蜕 10g
僵蚕 10g	片姜黄 10g	荆芥 10g	夏枯草 15g
连翘 15g	板蓝根 30g	酒大黄 3g	甘草 6g

7 剂，水煎服，日一剂，早晚温服。

【处方解读】

主诉：颈部疼痛 5 天。

现病史：颈部甲状腺处疼痛 5 天。触诊肿块柔韧，界限不清，3mm×6mm 大小。彩超检查提示：甲状腺左侧叶多发性结节，有结节性甲状腺肿的可能；甲状腺右侧叶囊性占位性结节，有结节性甲状腺肿囊性变可能。此前曾患咽痛未治。

舌苔脉象：舌苔白厚，脉缓。

辨病辨证：瘿瘤，痰凝血瘀证。

治法：清肝泻火，活血通络止痛。

二诊：服上药 7 剂后，临床症状减轻，甲状腺结肿变小。嘱其继服 14 剂，后诸症痊愈。

【按语】

方中连翘味苦性凉，具有清热泻火、消肿散结之功效；夏枯草清肝泻火；牡丹皮活血化瘀；蝉蜕、僵蚕、片姜黄、大黄四味药的功效各异，然其性味归经亦有共同之处，四药皆通肝经，皆可直达瘿病之病所。大黄凉血解毒；僵蚕通络止痛；僵蚕与蝉蜕合用，可化痰散结，透散痰湿邪气于腠理之外；片姜黄与大黄合用共奏活血化瘀、通络之效。四药合用，或升或降，或散或通，共消郁滞之气于无形。甘草调和诸药，共奏清肝泻火、活血通络止痛之效。

亚急性甲状腺炎为患者因上呼吸道感染，病原体通过血行或淋巴传播至甲状腺，引起甲状腺淋巴滤泡破坏而发生的炎症反应。本例患者因初期外感风温毒疫，侵袭肺胃咽喉部，未能及时救治，以致毒邪聚集颈项形成肿块，以升降散涤热解毒、化痰散郁、表里同治，合用牛蒡解肌汤祛风清热养阴、化痰软坚消肿，协同作用，提高疗效。

✦✦✦✦✦✦

11. 姓名：刘某　　　性别：男　　　年龄：48 岁

初诊日期： 2020 年 01 月 08 日

临床诊断： 中医诊断为瘿痈，风热痰凝证　西医诊断为亚急性甲状腺炎

> **处方：**
>
> 夏枯草 20g　　　麦冬 10g　　　沙参 10g　　　玄参 10g
>
> 金银花 10g　　　连翘 10g　　　板蓝根 20g　　　荆芥 10g
>
> 川芎 10g　　　红花 10g　　　甘草 6g
>
> 7 剂，水煎服，日一剂，早晚温服。
>
> 外敷金黄膏，蜂蜜调和后外敷，日一次。

【处方解读】

主诉： 颈部肿痛 1 周。

现病史： 1 周前患者饮食辛辣刺激后出现颈部肿痛，伴发热恶寒，口渴咽干。查体：右侧甲状腺Ⅱ度肿大，触痛，质硬，边界不清。甲状腺彩超提示：右侧甲状腺局部弥漫性改变。

舌苔脉象： 舌质暗红，苔白厚，脉弦细。

辨病辨证： 瘿痈，风热痰凝证。

治法： 疏风散结、养阴解毒。

二诊： 肿块缩小，疼痛减轻，继予上方 14 剂，肿消痛，原方继服 7 剂，巩固治疗。

【按语】

方中板蓝根、金银花、连翘、甘草清热解毒；玄参、沙参、麦冬增液养阴；川芎为血中之气药，亦具有辛散解郁、通达止痛之效；加荆芥以辛散之疏风散结，佐以红花活血祛瘀止痛；夏枯草清肝火散郁结、解毒消肿。全方共奏疏风散结、养阴解毒之功。

瘿痈是以急性发病，结喉两侧结块、肿胀、色红灼热、疼痛为主要表现的急性炎症性疾病。本病多因风温、风火客于胃，或肝郁胃热所致。积热上壅，灼津为痰，蕴阻经络，以致气血运行不畅，气血痰热凝滞于肺胃

之外系，结于喉部而成。

++++++

12. 姓名：万某某　　　性别：男　　　年龄：29 岁

初诊日期：2021 年 07 月 24 日

临床诊断：中医诊断为瘿痈，风热痰凝证　西医诊断为急性甲状腺炎

> **处方：**
>
> 炒牛蒡子 15g　　薄荷 15g　　荆芥 15g　　连翘 12g
>
> 栀子 15g　　　　玄参 15g　　夏枯草 30g　浙贝母 30g
>
> 菊花 12g　　　　射干 9g　　　藿香 12g　　佩兰 15g
>
> 牡丹皮 12g　　　甘草 6g
>
> 7 剂，水煎服，日一剂，早晚温服。

【处方解读】

主诉： 发现结喉处肿块伴肿胀疼痛 3 天。

现病史： 患者 1 周前受凉感冒后未予治疗，3 天前出现结喉处肿块伴肿胀疼痛，痛及耳后，发热体温最高时 38.7℃，就诊于王老处。现症见：神志清，精神可，头身疼痛，口渴咽干，二便正常。

舌苔脉象： 舌红，苔黄，脉浮数。

辨病辨证： 瘿痈，风热痰凝证。

治法： 疏风清热，化痰散结。

【按语】

其中牛蒡解肌汤出自《疡科心得集》，由牛蒡子、薄荷、荆芥、连翘、栀子、牡丹皮、石斛、玄参、夏枯草组成，具有疏风清热、凉血消肿的作用，主治风火热毒上攻之痈疮。方中牛蒡子善疏散风热、解毒散肿，故为君药；薄荷、荆芥辛能疏风，透邪解表；连翘清热解毒消痈。三药相配，既助牛蒡子以增强疏散风热之力，又清中有散，寓"火郁发之"之意，共为臣药。连翘、夏枯草、栀子清气泻火，解毒散结，以解痰火之郁结；牡丹皮、玄参凉血解毒，软坚散结，滋阴清热，以泄血分之伏火；浙贝母软

坚散结；菊花、射干疗咽痹；藿香、佩兰清暑气化湿，均为佐药；甘草调和诸药，为使药，诸药相配。痰火得清，痛结得消。

++++++

13. 姓名：钱某　　性别：女　　年龄：45 岁

初诊日期：2022 年 02 月 28 日

临床诊断：中医诊断为瘿痈，肝郁内热证　西医诊断为亚急性甲状腺炎

> **处方：**
>
> 炒牛蒡子 15g　　柴胡 12g　　黄芩 15g　　连翘 12g
>
> 当归 15g　　赤芍 15g　　生地黄 15g　　浙贝母 30g
>
> 天花粉 12g　　炒僵蚕 12g　　沙参 12g　　麦冬 12g
>
> 甘草 6g
>
> 7 剂，水煎服，日一剂，早晚温服。

【处方解读】

主诉：发现结喉处肿块伴肿胀疼痛 1 月余。

现病史：患者 1 个月前受凉感冒后出现结喉处肿块伴肿胀疼痛，痛及耳后，发热体温最高时 38.7℃，就诊当地医院，静滴抗生素、口服甲泼尼龙片治疗。热象减退，结喉处疼痛略有减轻。就诊于王老处，查甲功正常。现症见：神志清，精神可，结喉处疼痛，急躁易怒，怕热多汗，口苦咽干，二便正常。

舌苔脉象：舌红少苔，苔黄，脉弦数。

辨病辨证：瘿痈，肝郁内热证。

治法：疏肝清热，佐以养阴。

【按语】

本方为柴胡清肝汤加减，在原方基础上加用养阴药物，如沙参、麦冬，该患者实为久病耗伤阴津，但仍有热象，故治疗应该在清肝热基础上滋养阴津。

＋＋＋＋＋＋

14. 姓名：郝某　　性别：女　　年龄：32 岁

初诊日期：2019 年 03 月 15 日

临床诊断：中医诊断为瘿痈，气郁痰阻证　西医诊断为慢性淋巴细胞性甲状腺炎

处方：

柴胡 12g	香附 10g	夏枯草 30g	海藻 10g
昆布 10g	海蛤粉 15g	白芥子 10g	川芎 10g
当归 10g	半夏 10g	炒酸枣仁 10g	合欢花 10g
生龙骨 30g	生牡蛎 30g	甘草 6g	

14 剂，水煎服，日一剂，早晚温服。

【处方解读】

主诉：发现颈部肿大半年。

现病史：患者半年前出现颈部肿大，偶有颈部憋闷不适。实验室检查提示抗甲状腺抗体 TPOAb、TGAb 明显增高。甲状腺彩超提示：甲状腺回声不均匀、弥漫性肿大，诊断为慢性淋巴细胞性甲状腺炎。现症见：失眠，易汗出，无心慌等症状。触诊：甲状腺肿大。

舌苔脉象：舌红，苔白，脉细。

辨病辨证：瘿痈，气郁痰阻证。

治法：理气化痰，消瘿散结。

二诊：经上方月余加减治疗，睡眠好转，已不出汗，近日口干，唾液多，苔白，脉细。处方：海藻 10g，海蛤粉 18g，白芥子 18g，昆布 10g，半夏 10g，陈皮 10g，枳壳 10g，莪术 10g，香附 10g，玄参 12g，夏枯草 15g，继服 14 剂。

三诊：颈前肿块变小，无触痛，自觉无其他不适症状，苔白，脉细。上方改夏枯草 30g，加赤芍 10g、丹参 30g，去陈皮。

【按语】

方用海藻、海蛤粉、昆布以化痰软坚、消瘿散结；白芥子专除皮里膜外之痰；半夏化痰散结消肿；夏枯草滋阴降火，清热散结；柴胡疏肝理气。

半夏、香附以燥湿化痰理气；当归、川芎活血通经；甘草调和诸药。本方海藻、昆布、海蛤粉为治瘿瘤之专药，软坚散结，配以行气活血之品，使气顺则痰消，血行则散结。病久入络多有瘀血存在，故加赤芍、丹参以活血化瘀，药症相合故收良效。

本病为瘿病，与情志内伤、饮食水土有关，气滞、痰瘀互结于颈前。主要病位位于肝、脾。《外科正宗·瘿瘤论》认为："夫人生瘿瘤之症，非阴阳正气结肿，乃五脏瘀血、浊气、痰滞而成。"指出瘿瘤主要由气、痰、瘀、壅结而成。本案所用基础方海藻玉壶汤正是该书所载。王老认为本病以内治为主，仅有甲状腺肿大时治疗重在消瘿散结，伴有甲状腺功能异常时以扶正补虚为主，必要时配合西药治疗。

第八节　泌尿系疾病

一、概　论

本节所举医案主要包括癃闭、石淋。

1.癃闭　癃闭是以小便量少，点滴而出，甚则闭塞不通为主症的一种疾患。病情轻者涓滴不利为癃，重者点滴皆无称为闭。相当于西医的前列腺增生、前列腺癌。

王老认为癃闭有虚实之分，实证多因湿热、气结、瘀血阻碍气化运行；虚证多因中气、肾阳亏虚而气化不行。或因过食辛辣肥腻，酿湿生热，湿热不解，下注膀胱，或湿热素盛，肾热下移膀胱，或下阴不洁，湿热侵袭，膀胱湿热阻滞，气化不利，小便不通，或尿量极少，而为癃闭。或热邪袭肺，肺热气壅，肺气不能肃降，津液输布失常，水道通调不利，不能下输膀胱；又因热气过盛，下移膀胱，以致上下焦均为热气闭阻，气化不利，而成癃闭。或劳倦伤脾，饮食不节，或久病体弱，致脾虚清气不能上升，则浊气难以下降，小便因而不通，而成癃闭。故《灵枢·口问》曰："中气不足，溲便为之变。"或年老体弱或久病体虚，肾阳不足，命门火衰，气不化水，是以"无阳则阴无以化"，而致尿不得出；或因下焦炽热，日久不愈，耗损津液，以致肾阴亏虚，水府枯竭，而成癃闭。或七情所伤，引起肝气郁结，疏泄不及，从而影响三焦水液的运行和气化功能，致使水道通调受阻，形成癃闭。或瘀血败精，或肿块结石，阻塞尿道，小便难以排出，因而形成癃闭。

2. 石淋　石淋是以小便涩痛，尿出砂石为主症的一种疾患。相当于西医的泌尿系结石。

王老认为本病多与饮食所伤、肾虚、膀胱湿热等有关。饮食不节，脾失健运，脏腑不和，湿热内生，流注下焦；或平素多食肥甘以致湿热蕴积于下焦；或肾虚致膀胱气化不利，泌尿功能失常，湿热蓄积下焦；或肝气郁结，不得疏泄，郁久化火，移热下焦，尿液受其煎熬，日积月累，尿中杂质结聚成块，小者为砂，大者为石，不能随尿排出，阻滞尿路，致膀胱气机不利。气滞导致血瘀，血瘀加重气滞，砂石瘀阻、气滞不利，水道阻塞，可成癃闭。湿热蕴结，热伤血络，可见血尿。日久，脾肾俱虚，病情加重。

二、处　方

1. 姓名：辛某某　　性别：男　　年龄：65 岁

初诊日期：2020 年 04 月 21 日

临床诊断：中医诊断为癃闭，脾肾阳虚、湿热下注证　西医诊断为前列腺增生

> 处方：
>
> 蒲公英 30g　　　败酱草 30g　　　制附子 30g　　　酒大黄 30g
>
> 皂角刺 30g　　　透骨草 30g
>
> 加水 3000mL 煎开，将药液趁热盛于大盆中，先熏后洗，待温坐浴其中，直至小解为止。

【处方解读】

主诉：排尿困难、尿后淋漓不尽 5 年，加重 3 天。

现病史：3 天前饮酒后出现排尿减少，努责方出，昨日则点滴不出，腹胀难忍。当地医院诊为前列腺肥大，建议其手术治疗。患者欲保守治疗，遂来求治。

舌苔脉象：苔白厚腻，脉弦紧。

辨病辨证：癃闭，脾肾阳虚、湿热下注证。

治法：祛寒热、消瘀聚、通淋利尿。

二诊：当日小便癃闭得解。嘱其戒劳累，戒饮酒，忌辛辣刺激之品，日日坐浴，可免急难。

【按语】

方中附子配大黄以祛沉寒大热，攻在里之寒湿；蒲公英清热解毒、利尿通淋，为通淋妙品；败酱草既解毒又可活血行瘀，有助于消散前列腺肿大；皂角刺、透骨草共为佐使，能使药达病所，发挥祛寒热、消瘀聚、通淋利尿之作用。

随着我国社会老龄化进程的加快，前列腺肥大的发病率越来越高，而因此造成的男性患者小便闭止令患者腹胀急痛，辗转反侧，痛苦难堪。虽然有多种多样的治法，如葱白胡椒敷脐法、针灸法、盐熨法等，但往往初用有效，再用效减，不得已反复导尿，感染疼痛者有之，导尿管插入困难者亦有之。该坐浴方寒热共用以攻邪为主，属箍围消散法。

＋＋＋＋＋＋

2.姓名：田某　　**性别：**男　　**年龄：**75 岁

初诊日期：2019 年 07 月 16 日

临床诊断：中医诊断为癃闭，阳虚浊瘀挟毒证　西医诊断为前列腺癌

处方：

仙茅 10g	仙灵脾 10g	肉苁蓉 10g	王不留行 10g
醋三棱 10g	醋莪术 10g	薏苡仁 30g	白花蛇舌草 30g
半边莲 30g	地龙 10g	赤芍 10g	丹参 18g
车前子 10g	甘草 6g		

14 剂，水煎服，日一剂，早晚温服。

【处方解读】

主诉：排尿困难、尿不尽 3 年。

现病史：患者 3 年前出现时有排尿困难、尿不尽，体检泌尿系彩超提示前列腺增生 Ⅱ 度，前列腺特异抗原（TPSA）38ng/mL（正常值 TPSA<4.0ng/mL）。就诊医院建议行手术切除治疗，患者与亲属考虑其年龄

大，拒绝手术，欲保守治疗，故前来就诊。现症见：患者排尿困难，夜尿每晚3~5次，精神尚好，饮食、睡眠亦可。

舌苔脉象： 苔白，脉沉细。

辨病辨证： 癃闭，阳虚浊瘀挟毒证。

治法： 温肾化瘀攻毒。

二诊： 服上方加减30余剂共1个月后，患者症状改善，排尿亦觉较前痛快，夜尿有减，每晚2~3次，精神好，饮食、睡眠亦好，苔白，脉缓。9月6日复查TPSA 20.7ng/mL，上方继服，加路路通10g、炒栀子10g、芡实10g、益智仁10g，去半边莲，后期电话随访，排尿困难症状减轻明显，偶有不适。

【按语】

方中仙茅、仙灵脾、肉苁蓉温肾助阳以培其本；三棱、莪术破血逐瘀；王不留行活血通经，善通厥阴、少阴之络，现代药理研究其有调节内分泌的功能；薏苡仁、白花蛇舌草、半边莲以攻湿热之毒；地龙、车前子清热利尿，利水通淋；赤芍、丹参活血化瘀通络。诸药合用，温阳化瘀，利尿解毒。

TPSA为前列腺癌敏感指标。该患者TPSA明显高于正常值，西医诊为前列腺癌。患者因年事已高，要求中医治疗，根据其所述症状属中医"癃闭"范畴，究其原因，肾与膀胱相表里，膀胱气化功能的正常有赖肾阳的温化作用。该患者肾阳虚，膀胱气化不利，湿浊瘀互结于下焦，加以湿热之毒攻而致之。故治疗以温肾化瘀攻毒为主。王老选方用药匠心独运，以温肾化瘀攻毒法治疗该患者取得了可喜的成果，今后我们将继续观察和治疗此类患者，总结经验，探索规律。

＋＋＋＋＋＋

3.姓名： 张某某　　**性别：** 男　　**年龄：** 74岁

初诊日期： 2021年04月08日

临床诊断： 中医诊断为癃闭，阳虚浊瘀挟毒证　西医诊断为前列腺癌

> 处方：
>
> 仙茅 10g　　仙灵脾 10g　　肉苁蓉 10g　　王不留行 10g
>
> 三棱 10g　　莪术 10g　　薏苡仁 30g　　白花蛇舌草 30g
>
> 半边莲 30g　　地龙 10g　　赤芍 10g　　丹参 18g
>
> 车前子 10g　　甘草 6g
>
> 14 剂，水煎服，日一剂，早晚温服。

【处方解读】

主诉：排尿困难 3 年。

现病史：2016 年体检，前列腺增生Ⅱ度，前列腺特异抗原（TPSA）38.4ng/mL（正常值 TPSA<4.0ng/mL）。经王老运用益气养阴、化瘀攻毒法治疗 2 月余，症状好转，TPSA 恢复到 15.27ng/mL，患者因家中有事中断治疗，2019 年 8 月 22 日体检 TPSA 升高到 50.09ng/mL，医院建议立即手术切除治疗，患者拒绝手术，前来就诊。现症见：患者排尿困难，夜尿每晚 3~5 次，精神尚好，饮食、睡眠亦可。

舌苔脉象：苔白，脉沉细。

辨病辨证：癃闭，阳虚浊瘀挟毒证。

治法：温肾化瘀攻毒。

二诊：服上方加减 60 余剂共 3 个月后，患者症状改善，排尿亦觉痛快，夜尿有减，每晚 2~3 次，精神好，饮食、睡眠亦好，苔白，脉缓。复查 TPSA 为 20.7ng/mL，FPSA 为 6ng/mL，上方继服。

三诊：服上方 30 剂后症状持续好转，加白英 30g、路路通 10g、炒栀子 10g、芡实 10g、益智仁 10g，去半边莲。

【按语】

仙茅、仙灵脾、肉苁蓉温肾助阳以培其本；化瘀选用三棱、莪术等药，张锡纯曰："三棱、莪术性近和平，而以治女子瘀血，虽坚硬如铁石亦能徐徐消除，而猛烈开破之物反不能建此奇功，此三棱、莪术独具之良能也。"用之于此，则化瘀浊之力显著；王不留行活血通经，善通厥阴、少阴之络，现代药理研究其有调节内分泌的功能；薏苡仁、白花蛇舌草、赤芍、半边莲以攻湿热之毒。药证相合，患者坚持治疗，症状改善明显。

本病西医诊为前列腺癌。患者要求中医治疗，根据其所述症状属中医"癃闭"范畴，究其原因，肾与膀胱相表里，膀胱气化功能的正常有赖肾阳的温化作用。该患者肾阳虚，膀胱气化不利，湿浊瘀互结于下焦，加以湿热之毒攻而致之。故治疗以温肾化瘀攻毒为主，取得了可喜的效果。今后我们将继续观察和治疗此类患者，总结经验，探索规律。

＋＋＋＋＋＋

4. 姓名：郭某某　　**性别**：男　　**年龄**：43 岁

初诊日期：2021 年 10 月 14 日

临床诊断：中医诊断为淋证，肾阳虚证　西医诊断为前列腺增生症

处方：

肉桂 6g	制白附子 6g	牛膝 15g	熟地黄 15g
山茱萸 15g	山药 15g	茯苓 15g	泽泻 15g
车前子 20g	牡丹皮 15g	白术 15g	炙甘草 6g

7 剂，水煎服，日一剂，早晚温服。

【处方解读】

主诉：小便淋漓不尽 2 月余。

现病史：2 个月前患者出现小便淋漓不尽、尿无力，诉小便时尿线细而无力，小便分叉，有排尿不尽的感觉，性欲冷淡，早泄，会阴部潮湿，畏寒肢冷，腰膝酸软。

舌苔脉象：舌质淡胖，苔薄白，脉沉弱而迟。

辨病辨证：淋证，肾阳虚证。

治法：温补下元，补肾壮阳。

二诊：小便淋漓不尽较前改善，会阴部潮湿，上方加黄柏 15g，紫梢花 10g，继服 14 剂后症状缓解。

【按语】

方中熟地黄滋补肾阴，少加肉桂、附子助命门之火以温阳化气，温阳以助膀胱之气化而通利小便；山茱萸、山药补肝益脾，化生精血；牛膝滋阴益肾。泽泻、茯苓利水渗湿；并可防地黄之滋腻；牡丹皮清肝泄热；车

前子清热利湿。四药补中寓泻。紫梢花补肾助阳，固精缩尿，善治阳痿、遗精、白浊、虚寒带下、小便失禁、阴囊湿痒。诸药共奏温肾化气，利水消肿之功。

肾阳虚，由于肾阳虚衰，温煦失职，气化失权所表现的一类虚寒证候，多由素体阳虚，或年老肾亏，或久病伤肾，以及房劳过度等因素引起。王老认为，肾主水，肾阳对水液有气化蒸腾作用，若肾阳不足，蒸腾气化无力，则出现小便清长等表现，故肾阳虚证存在着肾脏的病理改变。肾虚多为长期积累成疾，切不可以急于求成而用大补之药进补，或者用成分不明的补肾壮阳药物，而应慢慢调理。肾阳亦称为元阳、真阳、真火，十二经之根，先天之本在于肾。肾与命门本同一气，为人身阴阳消长之枢纽。肾阳主一身之阳气，火衰其本则多脏腑阳虚之证迭出。对肾气亏虚者，宜加菟丝子、覆盆子、山茱萸、枸杞子；对脾虚气陷者，须加用党参、白术、升麻、柴胡；对待兼证，气滞血瘀者，可加王不留行、赤芍；湿热下注者，可加黄柏、滑石、车前子。

＋＋＋＋＋＋

5. 姓名：黄某　　性别：男　　年龄：42 岁

初诊日期：2021 年 03 月 15 日

临床诊断：中医诊断为淋证，湿热下注证　　西医诊断为慢性前列腺炎

处方：

土茯苓 20g	败酱草 20g	萹蓄 10g	车前子 20g
赤芍 10g	山栀子 10g	桃仁 10g	木通 10g
连翘 12g	川牛膝 12g	甘草 6g	

14 剂，水煎服，日一剂，早晚温服。

【处方解读】

主诉：尿痛、尿不尽 2 年余。

现病史：2018 年因前列腺肥大而行手术治疗，亦未能痊愈。现小便时有尿痛、尿不尽感，尿道灼热，腰骶部偶有疼痛不适，尿后滴白，伴有心烦、口苦口干，排尿无力，排尿时间延长，夫妻生活时有早泄、遗精等性

功能障碍，射精前后疼痛或不适。

舌苔脉象：舌红，苔黄腻，脉滑数。

辨病辨证：淋证，湿热下注证。

治法：清热利湿，活血祛瘀。

二诊：服药 14 剂后，患者排尿异常感觉改善，仍时有排尿刺痛感，上方去木通、萹蓄，加石韦、蒲公英各 10g。

【按语】

方中土茯苓是本方君药，能治"五淋白浊"，治疗湿热证前列腺炎，常与败酱草、萹蓄或龙胆草伍用，其清热利湿效果甚佳。木通上清心火，下利湿热，使湿热之邪从小便而去。萹蓄、车前子清热利水通淋。佐以栀子清泄三焦，通利水道，以增强君、臣药清热利水通淋之功；桃仁、赤芍活血化瘀；川牛膝逐瘀通经，利尿通淋；甘草调和诸药，兼能清热、缓急止痛。

慢性前列腺炎属于中医淋证、精浊、白浊范畴，"淋"之名称，始见于《内经》，《金匮要略》称其为"淋秘"，将其病机归为"热在下焦"。《景岳全书》倡导"凡热者宜清，涩者宜利，下陷者宜升提，虚者宜补，阳气不固者宜温补命门"的原则。王老认为急性者多由饮食不节，嗜食醇酒肥甘，酿生湿热；或因外感湿热之邪，壅聚于下焦而成。慢性者多病久伤阴，肾阴暗耗，可出现阴虚火旺证候；尿道灼热、刺痛明显者，宜加石韦、木通清热利水通淋；滴白甚重者，加蒲公英、车前子清热解毒、利尿；感染性前列腺炎，一旦出现大量脓细胞，须加用金银花、连翘清营泄热，凉血消痈；若有血精或在前列腺液内查及大量红细胞，应加用白茅根、墨旱莲凉血止血，收效显著。

✚✚✚✚✚✚

6.姓名：钱某某　　**性别**：男　　**年龄**：32 岁

初诊日期：2021 年 10 月 12 日

临床诊断：中医诊断为石淋，气血瘀滞证　西医诊断为输尿管结石

处方：

川楝子 15g	延胡索 15g	石韦 10g	木通 9g
赤芍 12g	滑石 20g	炒桃仁 15g	牛膝 6g
虎杖 15g	甘草 6g	冬葵子 20g	车前子 20g
醋乳香 6g	醋没药 6g		

7剂，水煎服，日一剂，早晚温服。

【处方解读】

主诉： 发现左侧腰腹绞痛1天。

现病史： 1天前患者突然左侧腰腹绞痛，疼痛向外阴区放射，尿频，尿急。泌尿系彩超明确诊断为左侧输尿管结石，在我院就诊给予患者对症处理，以冲击波碎石。现疼痛略有好转，左腰部仍感针刺样疼痛，胃纳尚可，尿黄，大便正常。

舌苔脉象： 舌质暗，有瘀斑，舌苔白，脉弦。

辨病辨证： 石淋，气血瘀滞证。

治法： 理气活血，通淋排石。

【按语】

金铃子散方出自刘完素的《素问病机气宜保命集》，其中提到，"诸心痛者，皆少阴、厥阴气上冲也，有热厥心痛者，身热足寒……当灸太溪及昆仑"，"治热厥心痛，或发或止，久不愈者，当用金铃子散。金铃子、玄胡各一两，上为细末，每服三钱，酒调下"。金铃子散由延胡索、川楝子（又名金铃子）两味中药组成，能够疏肝泻热、活血止痛。《本经逢原》中曰："以金铃子降火逆，延胡索散结血，功胜失笑散，而无腥秽伤中之患。"李时珍曾评价该方："用之中的，妙不可言，方虽小制，配合存神，却有取效之功，勿以淡而忽之。"川楝子苦寒，有小毒，泄气分之热，理气止痛；延胡索气味辛温，无毒，行血气之滞。二药相配，一寒一温，一气一血，合用后能使气行血畅，疼痛自止。"石韦散"出自《太平圣惠方》，为治疗石淋的代表方剂。

＋＋＋＋＋＋

7. 姓名：杨某某　　　**性别**：男　　　**年龄**：29 岁

初诊日期：2020 年 11 月 12 日

临床诊断：中医诊断为石淋，肾气不足证　西医诊断为肾结石

处方：

川楝子 15g	延胡索 15g	熟地黄 15g	山药 30g
牡丹皮 12g	茯苓 20g	酒萸肉 15g	泽泻 12g
淡附片（先煎）9g	玉米须 30g	甘草 6g	白术 15g
肉桂 6g	车前子 15g	牛膝 6g	

7 剂，水煎服，日一剂，早晚温服。

【**处方解读**】

主诉：发现左侧腰部酸困 1 月余。

现病史：1 个月前患者突然左侧腰部酸困胀痛，泌尿系彩超明确诊断为左肾结石，外院医师建议其口服排石中药，多饮水多排尿。现酸困胀痛略有好转，左肾区偶感针刺样疼痛，神疲乏力，尿少、尿频、大便正常。

舌苔脉象：舌质淡，舌苔白，脉沉无力。

辨病辨证：石淋，肾气不足证。

治法：补益肾气，通淋排石。

【**按语**】

济生肾气丸出自宋代严用和《济生方》，原名"加味肾气丸"，《济生方·卷四》中云："治肾虚腰重脚肿，小便不利""附子（炮）二两，白茯苓（去皮）、泽泻、山茱萸（取肉）、山药（炒）、车前子（酒蒸）、牡丹皮（去木）各一两，官桂（不见火）、川牛膝（去芦，酒浸）、熟地黄（各半两）。上为细末，炼蜜为丸，如梧桐子大，每服七十丸，空心。米饮下"。此方是在金匮肾气丸的基础上增加了牛膝、车前子而成。方中以淡附片、熟地黄为君，淡附片温阳，熟地黄滋阴养血，填精益髓，二药相须为用，峻补阴阳。肉桂甘辛大热而下行走里，长于补火助阳，增强温补肾阳、化气行水之功效。配伍酒萸肉滋肾益肝，山药滋肾补脾，又加入泽泻、茯苓、

牡丹皮利水渗湿，补中寓泻，以防滋腻助邪。更加入车前子通利小便，牛膝引药下行。诸药合用，共奏温肾化气、利水消肿之功。

＋＋＋＋＋＋

8. 姓名：白某某　　性别：女　　年龄：29 岁

初诊日期：2021 年 06 月 12 日

临床诊断：中医诊断为石淋，肾气不足证　西医诊断为肾结石

处方：

川断 15g	补骨脂 15g	杜仲 12g	金钱草 30g
海金沙 15g	鸡内金 30g	石韦 15g	牛膝 12g
冬葵子 9g	王不留行 15g	车前子 15g	郁金 10g
滑石（包煎）30g	茯苓 30g	茅根 30g	胡桃仁 15g
大蒜 15g	甘草 6g		

7 剂，水煎服，日一剂，早晚温服。

【处方解读】

主诉：右侧腰腹部反复疼痛 2 月余。

现病史：2 个多月前无明显诱因右侧腰腹部反复疼痛，当地医院查为肾结石，一直未做特殊诊治。现症：头晕，右侧腰腹部疼痛不适，小便调，无尿频、尿急、尿痛、排尿中断等，睡眠欠安，大便正常。

舌苔脉象：舌质淡，舌苔白，脉沉。

辨病辨证：石淋，肾气不足证。

治法：补益肾气，通淋排石。

【按语】

本方为青娥丸加减。青娥丸首载于《太平惠民和剂局方》，是治疗肾虚腰痛的代表方。方中杜仲性味甘温，能补肾，强壮筋骨；补骨脂性温，能暖水脏，阴中生阳壮火益土；胡桃肉入肾，补肾固精；大蒜辛温走窜，行滞通络。四药合为青娥丸，已达内充肾气、调达气血之功。王老化用青娥丸，加以利尿排石通淋之品，遣方用药思路灵活多变，值得后辈学习。

✦✦✦✦✦✦

9. **姓名：** 程某　　**性别：** 男　　**年龄：** 34 岁

初诊日期： 2021 年 07 月 26 日

临床诊断： 中医诊断为石淋，湿热蕴结证　西医诊断为输尿管结石

处方：

猪苓 15g	泽泻 15g	滑石（包煎）30g	茯苓 15g
阿胶（烊化）6g	白芍 50g	炙甘草 6g	小蓟 12g
藕节 12g	竹叶 12g	瞿麦 12g	

7 剂，水煎服，日一剂，早晚温服。

【处方解读】

主诉： 发现尿痛、尿血 20 小时。

现病史： 20 小时前患者突然尿痛、尿血，腰部酸痛，泌尿系彩超明确诊断为左侧输尿管结石，急诊给予患者对症处理，冲击波碎石。现疼痛好转，左腰部仍感针刺样疼痛，胃纳尚可，小便混赤，大便正常。

舌苔脉象： 舌红，苔黄腻，脉滑数。

辨病辨证： 石淋，湿热蕴结证。

治法： 清热利湿，通淋排石。

【按语】

中医认为泌尿系结石属于"石淋"的范畴，《金匮要略》描述"淋之为病，小便如粟状，小腹弦急，痛引脐中"，《诸病源候论·淋病诸候》曰："石淋者，淋而出石也……肾虚为热所乘，热则成淋，其病之状，小便则茎里痛。"《丹溪心法》曰："诸淋所发，皆肾虚而膀胱生热也。"由此可知，泌尿系统结石形成的基本原因与肾虚有关，湿热蕴结、气滞血瘀为结石形成的病理基础，故治疗时应多采用清热利湿、通淋排石的药物。

伤寒之邪，传入阳明或少阴，入里化热，与水搏结，成水热互结，邪热伤阴，小便不利之证，猪苓汤可主之。芍药甘草汤与猪苓汤同一出处，原方主治阴血亏虚、筋脉失养而致的筋脉肌肉拘急病症，此方虽由芍药和甘草两味药组成，酸甘化阴，柔筋止痛，将芍药甘草汤合于猪苓汤中，可明显缓解尿路结石引起的腰腹疼痛症状。

10. 姓名：王某某　　　性别：男　　　年龄：26 岁

初诊日期：2021 年 11 月 30 日

临床诊断：中医诊断为石淋，湿热蕴结证　西医诊断为输尿管结石

处方：

海金沙 15g	金钱草 15g	鸡内金 50g	瞿麦 12g
萹蓄 12g	滑石 20g	黄芪 30g	牛膝 6g
石韦 15g	虎杖 15g	甘草 6g	冬葵子 20g
车前子 20g	醋三棱 10g	醋莪术 10g	萆薢 10g

7 剂，水煎服，日一剂，早晚温服。

【处方解读】

主诉： 发现输尿管结石 1 月余。

现病史： 1 个多月前患者突然尿痛、尿血，腰部酸痛，泌尿系彩超明确诊断为右侧输尿管结石，给予对症处理，以冲击波碎石。现血尿好转，右腰部仍感针刺样疼痛，胃纳尚可，小便黄赤，大便正常。

舌苔脉象： 舌淡，舌根苔黄腻，脉滑数。

辨病辨证： 石淋，湿热蕴结证。

治法： 清热利湿，通淋排石。

【按语】

"石淋"一名最早见于《内经》，《外台秘要》有云"石淋者，淋而出石也。肾主水，肾虚为热所乘，热则成淋，水结则化为石，肾客砂石。其病之状，膀胱里急，砂石从小便道出，甚则塞痛令闷绝。小便则茎里痛，淋不能卒出，痛引少腹"。三金排石汤出自解发良等编著的《古今名方》，有清热通淋、利尿排石之功效。本方金钱草清热通淋，化瘀解毒；石韦、虎杖、海金沙、鸡内金促进排石；冬葵子利湿通淋；车前子、滑石清热利尿；黄芪利水补气；牛膝引药下行，直达病所。

第九节　周围血管疾病

一、概论

本节所举医案主要包括丹毒、筋瘤、血瘤。

1. *丹毒*　丹毒是以患部突然皮肤鲜红成片，色如涂丹，灼热肿胀，迅速蔓延为主要表现的急性感染性疾病。相当于西医的急性淋巴管炎。

王老认为本病或因素体血分有热，外受火毒，热毒蕴结，郁阻肌肤而发；或由于皮肤黏膜破伤（如鼻腔黏膜、耳道皮肤或头皮破伤，皮肤擦伤，脚湿气糜烂，毒虫咬伤，臁疮等），毒邪乘隙侵入而成。凡发于头面部者，挟有风热；发于胸腹腰胯部者，挟有肝火；发于下肢者，挟有湿热；发于新生儿者，多由胎热火毒所致。

2. *筋瘤*　筋瘤是以筋脉色紫、温度稍高、青筋垒垒，盘曲突起如蚯蚓状，形成团块为主要表现的浅表静脉病变。其发病特点是筋脉色紫，盘曲突起如蚯蚓状，形成团块，伴有患肢酸胀不适，病久可伴发湿疮、臁疮。相当于西医的下肢静脉曲张。

王老认为本病多因长期从事站立负重工作，劳倦伤气，或多次妊娠，气滞血瘀，筋脉纵横，血壅于下，结成筋瘤；或骤受风寒或涉水淋雨，寒湿侵袭，凝结筋脉，筋挛血瘀，成块成瘤；或因外伤筋脉，瘀血凝滞，阻滞筋脉络道而成。

3. *血瘤*　血瘤是指体表血络扩张，纵横丛集而形成的肿瘤。可发生于身体任何部位，大多数为先天性，其特点是病变局部色泽鲜红或暗紫，或呈局限性柔软肿块，边界不清，触之如海绵状。相当于西医的血管瘤。

王老认为本病或因两精相搏，以气相传，因禀赋父母肾中之伏火而引动心、肝之火，迫血妄行，复感外邪，相搏而瘀结成瘤；或过于劳累，可耗伤肾阴及精液，肾水不能上济心火，导致心火亢盛，煎熬阴血，迫血离经妄行，复感寒湿之邪，凝聚成瘤；或郁怒伤肝，疏泄太过，肝火内动，阴血沸腾走窜，感受寒湿之邪，相搏而成血瘤；或脾气虚弱，则统摄失司，血液可离经；脾虚运化失职，水湿凝聚成痰，离经之血与痰相搏，瘀积而成血瘤。

二、处　方

1. 姓名：姚某某　　性别：女　　年龄：58 岁

初诊日期：2021 年 07 月 14 日

临床诊断：中医诊断为上肢丹毒，湿热毒蕴结证　西医诊断为急性淋巴管炎

处方：

当归 10g	赤芍 10g	红花 3g	桃仁 9g
川芎 9g	金银花 30g	蒲公英 15g	紫花地丁 20g
紫背天葵 15g	甘草 6g		

7 剂，水煎服，日一剂，早晚温服。

【处方解读】

主诉：右手红肿热痛 1 天。

现病史：患者于 1 天前做饭时右手背被鱼刺扎伤，出少量血，没在意。转天即发现右手背红肿热痛。现症见：右手背以第四指指关节部为中心有一面积约 5cm×5cm 的红肿区，皮温热，疼痛明显。

舌苔脉象：舌红苔黄，脉数。

辨病辨证：上肢丹毒，热毒蕴结证。

治法：清热解毒，活血消肿。

【按语】

方中金银花入肺胃，清热解毒散结，可解中上焦之热毒；蒲公英、紫

花地丁均具清热解毒之功，为痈疮疔毒之要药；紫背天葵祛瘀活血解毒；加以破血之品桃仁、红花，力主活血化瘀；当归滋阴养血；赤芍养血和营，以增补血之力；川芎活血行气，调畅气血，以助活血之功。全方配伍得当，清热解毒，活血消肿。

丹毒是由皮肤黏膜破损，外受火毒与血热搏结，蕴阻肌肤，不得外泄所致，是以患部突然皮肤焮红成片，色如涂丹，灼热肿胀，迅速蔓延为主要表现的皮肤疾病，相当于西医的网状淋巴管炎。根据其发病部位的不同，又分为内发丹毒、抱头火丹和流火（腿游风）。王老认为此病例右手外伤后，毒邪乘袭，邪郁于内，气血郁阻，郁久化热，热毒壅盛，外窜于肌肤而成。治以清热解毒，活血消肿。热重者，可加黄连、连翘之类药物清泄热毒；血热毒盛，加赤芍、丹皮、生地黄等，以凉血解毒；痛甚者，加赤芍、丹皮、红花、乳香、没药。

＋＋＋＋＋＋

2. 姓名：罗某某　　　性别：男　　　年龄：41 岁

初诊日期： 2020 年 05 月 14 日

临床诊断： 中医诊断为下肢丹毒（流火），湿热下注证　西医诊断为急性淋巴管炎

> **处方：**
>
> | | | | |
> |---|---|---|---|
> | 黄芩 15g | 生地黄 12g | 牡丹皮 10g | 赤芍 10g |
> | 忍冬藤 20g | 生薏苡仁 20g | 泽泻 9g | 苍术 10g |
> | 黄柏 10g | 滑石 20g | 大青叶 10g | 金银花 10g |
> | 甘草 6g | | | |
>
> 7 剂，水煎服，日一剂，早晚温服。

【处方解读】

主诉： 左小腿红肿热痛 10 天，伴恶寒发热。

现病史： 患者 10 天前感冒后，出现左小腿骤然焮红肿痛，伴恶寒身热，体温高达 39℃左右。在外院使用抗生素治疗后，病情好转。这次来诊已发病 10 天，左小腿下 1/3 仍焮红肿胀，灼热疼痛，体温 38℃，左侧股部

名老中医王万林外科处方集

淋巴结肿痛。查体：左小腿较对侧明显肿胀，皮肤暗红，皮温稍高，压痛并在。足跗部出现大小 3cm×3.5cm 的红斑，边缘欠清晰并高起。

舌苔脉象：舌质红，苔黄，脉象滑数。

辨病辨证：下肢丹毒（流火），湿热下注证。

治法：清热凉血，利湿解毒。

二诊：服药 7 剂，红肿渐退，又继服 7 剂后，改为每口口服二妙丸 9g，治疗半月，焮红肿胀全消而愈。

【按语】

方中黄柏苦以燥湿，除下焦之湿热；苍术苦温，健脾燥湿除痹；薏苡仁祛湿热而利筋络；滑石味淡性寒，质重而滑，清热下利；甘草和其中气，并可缓和滑石之寒性；牡丹皮、赤芍清热凉血，活血祛瘀；忍冬藤清热解毒，通络止痛；大青叶、金银花清热解毒凉血。诸药合用，共奏清热凉血、利湿解毒之效。

王老认为丹毒乃热毒湿邪交炽而成，处理不慎则反复迁延难愈。热毒入于血分，为丹毒发病的基本病机，遵清代高锦庭《疡科心得集》外科疮疡三焦辨治理论，"在下部者，俱属湿火湿热，水性下趋故也。"故治下肢丹毒，除投以清热凉血之剂，另以二妙丸、六一散清化湿毒。因《内经》认为治痿独取阳明。"阳明者五脏六腑之海，主润宗筋，宗筋主束骨而利机关也。"加薏苡仁独入阳明，祛湿热而利筋络。

+ + + + + +

3. **姓名**：金某某　　**性别**：男　　**年龄**：63 岁

初诊日期：2018 年 08 月 30 日

临床诊断：中医诊断为丹毒，湿热毒蕴证　西医诊断为急性淋巴管炎

处方：

萆薢 30g	薏苡仁 30g	茯苓 15g	黄柏 12g
牡丹皮 15g	泽泻 15g	龙胆草 6g	生栀子 12g
牛膝 3g	甘草 6g	滑石（包煎）30g	

7 剂，水煎服，日一剂，早晚温服。

另用本院制剂如意金黄膏外敷。

【处方解读】

主诉： 发现右下肢红肿疼痛 2 天。

现病史： 患者素有丹毒病史 30 余年，2 天前无明显诱因出现右下肢局部皮肤红肿、灼热痛，自行外敷芒硝后未见明显好转，遂就诊于王老处，纳可，眠可，二便正常。

舌苔脉象： 舌暗红，苔薄黄，脉细滑。

辨病辨证： 丹毒，湿热毒蕴证。

治法： 利湿清热解毒。

【按语】

《素问·至真要大论》载："少阳司天，客胜则丹胗外发，及为丹熛、疮疡……。"称本病为"丹胗""丹熛""疮疡"，认为少阳客胜导致郁火外发而为本病。《医宗金鉴》有言："丹毒名多云片形，风火湿寒肉分凝，胸腹四肢分顺逆，清火消风砭敷灵。"该患者为下肢丹毒，下肢丹毒多为湿热毒蕴证，表现为局部红赤肿胀，灼热疼痛，或见水疱、紫斑，甚至结毒化脓或皮肤坏死。王老选用萆薢渗湿汤治疗该病，以利小便的方法使湿热随小便而出，方用萆薢、薏苡仁、泽泻、滑石、茯苓利湿，黄柏、牡丹皮清利下焦湿热，龙胆草清肝经湿热，生栀子清三焦之热，另佐用牛膝为引经药，引药下行。甘草调和诸药。本方清热利湿之力较重，方证对应，效如桴鼓。

++++++

4. **姓名：** 刘某　　**性别：** 男　　**年龄：** 74 岁

初诊日期： 2020 年 10 月 24 日

临床诊断： 中医诊断为筋瘤，劳倦伤气证　　西医诊断为下肢静脉曲张

处方：

白术 15g	陈皮 12g	升麻 15g	柴胡 12g
党参 12g	丹参 12g	木瓜 12g	白芍 15g
当归 12g	甘草 6g		

7 剂，水煎服，日一剂，早晚温服。

【处方解读】

主诉：发现双下肢静脉曲张20年余，下坠不适感加重1月余。

现病史：患者年轻时长期从事站立性工作。20余年前出现双下肢静脉曲张，未予治疗。1个多月前开始出现下坠不适感加重，外院建议手术治疗。患者不愿手术而就诊于王老处。现症见：神志清，精神可，倦怠乏力，双下肢下坠不适感，劳累时加重，腰部酸困，二便正常。

舌苔脉象：舌淡，苔白，脉细缓。

辨病辨证：筋瘤，劳倦伤气证。

治法：补中益气，活血舒筋。

【按语】

本方为补中益气汤加减。补中益气汤由补土派创始人李杲所创，此方最早见于《内外伤辨惑论》，为补气升阳、甘温除热之代表方。此方由黄芪、甘草、人参、升麻、柴胡、橘皮、当归、白术组成，常用于治疗脾胃气虚证、气虚下陷证及气虚发热证。本方在此基础上加用丹参凉血活血，木瓜、白芍养血柔筋，共奏补中益气、活血舒筋之效。

✦✦✦✦✦✦

5. 姓名：晁某某　　性别：女　　年龄：54岁

初诊日期：2020年03月17日

临床诊断：中医诊断为筋瘤，寒湿凝筋证　西医诊断为下肢静脉曲张

处方：

当归15g	盐小茴香12g	乌药15g	沉香（冲服）3g
茯苓12g	桂枝12g	白芍12g	细辛6g
川芎12g	黄芪30g	肉桂6g	甘草6g

7剂，水煎服，日一剂，早晚温服。

【处方解读】

主诉：发现双下肢静脉曲张2年余。

现病史：患者2年前开始出现双下肢静脉曲张，未予治疗。今就诊于王老处。现症见：神志清，精神可，双下肢血管盘曲凸起，瘤色紫暗，患

者平素怕冷，手足不温，二便正常。

舌苔脉象：舌淡暗，苔白腻，脉细。

辨病辨证：筋瘤，寒湿凝筋证。

治法：暖肝散寒，益气通脉。

【按语】

暖肝煎出自《景岳全书》，原方主治肝肾虚寒，小腹疼痛、疝气等症。方中肉桂辛甘大热，温肾暖肝，祛寒止痛；小茴香味辛性温，暖肝散寒，理气止痛；当归辛甘性温，养血补肝；乌药、沉香、川芎辛温鼓寒，行气止痛，以去阴寒冷痛之标；桂枝、细辛温通经脉；黄芪益气使温散之力得以助推；茯苓甘淡，渗湿健脾；甘草调和诸药。

✚✚✚✚✚✚

6. **姓名：**周某　　**性别：**男　　**年龄：**5 岁

初诊日期：2021 年 07 月 14 日

临床诊断：中医诊断为血瘤，痰浊凝结、气滞血瘀证　西医诊断为先天性血管瘤

处方：

当归 15g	姜半夏 6g	厚朴 6g	茯苓 12g
生姜 10g	紫苏梗 6g	桂枝 6g	牡丹皮 6g
桃仁 6g	赤芍 9g		

14 剂，水煎服，日一剂，早晚温服。

【处方解读】

主诉：发现颈部肿物 7 天。

现病史：7 天前患儿哭喊时，家长发现其在咽喉天突穴处有一花生米大小的青紫肿物，突出于皮肤，哭喊停止后见平软。几天后，肿物增大如山核桃大，为 1.5cm 左右。在市某医院检查诊断为"先天性血管瘤"，不愿手术而请王老诊治。患儿发育良好，然烦躁多动，咽喉天突穴处血管瘤隆起，高声或哭笑时更明显，色青紫，按压则稍退，与甲状腺不相邻，活动欠佳，伴有隐睾症。

舌苔脉象：舌淡暗，苔白腻，脉细。

中医诊断为血瘤，痰浊凝结、气滞血瘀证。

治法：化痰散结，行气活血。

二诊：服药后，血瘤缩小。原方调治月余，肿物消失，之后未再出现。

【按语】

方中姜半夏辛温入肺胃，化痰散结，降逆和胃；厚朴苦辛性温，下气除满，助半夏散结降逆；茯苓甘淡渗湿健脾，以助半夏化痰；生姜辛温散结，和胃止呕，且制半夏之毒；紫苏梗芳香行气，理肺舒肝，助厚朴行气宽胸、宣通郁结之气；桂枝温经散寒，活血通络；当归滋阴养血；牡丹皮、桃仁、赤芍活血化瘀，芍药并能养血和营。以蜜为丸，取其缓消癥积而不伤正。

血瘤是指体表血络扩张、纵横丛集而形成的肿瘤。可发生于身体任何部位，大多数为先天性，其特点是病变局部色泽鲜红或暗紫，或称局限性柔软肿块，边界不清，触之如海绵状，相当于西医"血管瘤"，常见的有毛细血管瘤和海绵状血管瘤。对此类患者，王老常以半夏厚朴汤与桂枝茯苓丸配用，即以半夏厚朴汤行气解郁，化痰散结；用桂枝茯苓丸通利血脉，活血祛瘀。二方有机合用，共奏化痰散结、祛瘀消瘤之功。

第十节　皮肤疾病

一、概　论

本节所举医案主要包括疖、疔、粉刺、风瘙痒、蛇串疮、瘾疹、湿疮、热疮、油风、白疕、黧黑斑、酒糟鼻。

1. 疖　疖是肌肤浅表部位感受火热毒邪所致，以局部红肿热痛、根浅、脓出即愈为主要表现的疮疡类疾病。相当于西医的毛囊炎感染。

王老认为本病多因内蕴湿热，外感毒热之邪，热毒不得外泄，阻于肌肤而发病。

2. 疔　疔是指发病迅速且危险性较大的急性感染性疾病，多发生在颜面和手足等处。

王老认为本病多因感受火热之气，或因昆虫咬伤，或因抓破染毒，毒邪蕴蒸肌肤，以致经络阻隔、气血凝滞而成本病。或七情内伤，气郁化火，火炽成毒，或恣食膏粱厚味、醇酒炙煿，损伤脾胃，运化失常，脏腑蕴热，发越于外，火毒结聚于肌肤而发为本病。

3. 粉刺　粉刺是毛囊皮脂腺单位的一种慢性炎症性皮肤病，主要好发于青少年。以好发于面部的粉刺、丘疹、脓疱、结节等多形性皮损为临床特点。相当于西医的痤疮。

王老认为本病多因素体阳热偏盛，肺经蕴热，复受风邪，熏蒸面部而发；或过食辛辣肥甘厚味，助湿化热，湿热互结，上蒸颜面而致；或脾气不足，运化失常，湿浊内停，郁久化热，热灼津液，煎炼成痰，湿热瘀痰，凝滞肌肤而成。

4.风瘙痒 风瘙痒是指无原发性皮肤损害，而以瘙痒为主要症状的皮肤感觉异常性皮肤病。本病以自觉皮肤阵发性瘙痒，搔抓后常出现抓痕、血痂、色素沉着和苔藓样变等继发性皮损为临床特征。相当于西医的皮肤瘙痒症。

王老认为本病多因血热内蕴，外邪侵袭，致血热生风而痒；或因病久、年老体弱，气血亏虚，风邪乘虚外袭，血虚生风化燥，肌肤失养而痒；或为饮食不节，嗜食辛辣炙煿、醇酒油腻，损伤脾胃，湿热内生，日久化热生风，内不得疏泄，外不得透达，郁于肌肤而发；或由情志内伤，五志化火，血热内蕴，化热动风而成。

5.蛇串疮 蛇串疮是由水痘-带状疱疹病毒引起的急性感染性皮肤病。皮疹一般有单侧性和按神经节段分布的特点，由集簇性的疱疹组成，并伴有疼痛。相当于西医的带状疱疹。

王老认为本病多为情志内伤，肝郁气滞，久而化火，肝经火毒，外溢肌肤而导致；或饮食不节，脾失健运，湿邪内生，蕴而化热，湿热内蕴，外溢肌肤而生；或感染毒邪，湿热火毒蕴结于肌肤而成。年老体虚者，常因血虚肝旺，湿热毒盛，气血凝滞，以致疼痛剧烈，病程迁延。

6.瘾疹 瘾疹是一种皮肤出现红色或苍白色风团，时隐时现的瘙痒性、过敏性皮肤病，以皮肤上出现瘙痒性风团，发无定处，骤起骤退，消退后不留任何痕迹为临床特征，相当于西医的荨麻疹。

王老认为本病或因先天禀赋不足，卫外不固，风邪乘虚侵袭所致；或表虚不固，风寒、风热外袭，客于肌表，致使营卫失调而发；或饮食不节，过食辛辣肥厚，或肠道有寄生虫，使肠胃积热，复感风邪，内不得疏泄，外不得透达，郁于皮毛腠理之间而发。此外，情志内伤，冲任不调，肝肾不足，血虚生风生燥，阻于肌肤也可生成。食物、生物制品、肠道寄生虫亦可引发本病。

7.湿疮 湿疮是一种由多种内外因素引起的过敏性、炎症性皮肤病，以多形性皮损，对称分布，易于渗出，自觉瘙痒，反复发作和慢性化为临床特征。相当于西医的湿疹。

王老认为本病总因禀赋不耐，风、湿、热阻于肌肤所致。或因饮食不节，过食辛辣鱼腥动风之品，或嗜酒，伤及脾胃，脾失健运，致湿热内生，又外感风湿热邪，内外合邪，两相搏结，浸淫肌肤发为本病；或因素体虚弱，脾为湿困，肌肤失养，湿热蕴久，耗伤阴血，化燥生风而致血虚风燥，肌肤甲错，发为本病。

8. 热疮　热疮是指发热或高热过程中所发生的一种急性疱疹性皮肤病，以好发于皮肤黏膜交界处的成群小疱为临床特征。相当于西医的单纯性疱疹。

王老认为本病多因外感风热邪毒，客于肺胃二经，蕴蒸皮肤而生；或因肝胆湿热下注，阻于阴部而成；或由反复发作，热邪伤津，阴虚内热所致。发热、受凉、日晒、月经来潮、妊娠、胃肠功能障碍等常能诱发本病的产生。

9. 油风　油风是一种头部毛发突然发生斑块状脱落的慢性皮肤病。相当于西医的斑秃、脱发。

王老认为本病多因过食辛辣炙煿、醇甘厚味，或情志抑郁化火，损阴耗血，血热生风，风热上窜巅顶，毛发失于阴血濡养而突然脱落；或跌仆损伤，瘀血阻络，血不畅达，清窍失养，发脱不生；或久病致气血两虚，肝肾不足，精不化血，血不养发，肌腠失润，发无生长之源，毛根空虚而发落成片。

10. 白疕　白疕是一种常见的具有特征性皮损的慢性易于复发的炎症性皮肤病。初起为炎性红色丘疹，约粟粒至绿豆大小，以后逐渐扩大或融合成为棕红色斑块，边界清楚，周围有炎性红晕，基底浸润明显，表面覆盖多层干燥的灰白色或银白色鳞屑。相当于西医的银屑病、神经性皮炎、牛皮癣。

王老认为本病多因素体营血亏损，血热内蕴，化燥生风，肌肤失养而成。初因内有蕴热，外感风寒、风热之邪，阻于肌肤，蕴结不散而发；机体蕴热偏盛，或性情急躁，心火内生，或外邪入里化热，或恣食辛辣肥甘及荤腥发物，伤及脾胃，郁而化热，内外之邪相合，蕴于血分，血热生风而发；素体虚弱，气血不足，或病久耗伤营血，阴血亏虚，生风化燥，肌肤失养而成；病程日久，气血运行不畅，以致经脉阻塞，气血瘀结，肌肤失养而反复不愈；热蕴日久，生风化燥，肌肤失养，或流窜关节，闭阻经络，或热毒炽盛，气血两燔而发。

11. 黧黑斑　黧黑斑是一种发生于颜面部的色素沉着性疾病，临床表现为颧颊、前额、鼻、唇周、颏部皮肤对称出现淡褐色或黄褐色斑片，呈蝴蝶形或不规则形，大小不一，表面平滑，边缘清楚，无自觉症状。相当于西医的黄褐斑。

王老认为本病多与肝、脾、肾三脏关系密切，气血不能上荣于面为主要病机。情志不畅导致肝郁气滞，气郁化热，熏蒸于面，灼伤阴血而生；或冲任失调，肝肾不足，水火不济，虚火上炎所致；或慢性疾病，营卫失和，气血运行不畅，气滞血瘀，面失所养而成；或饮食不节，忧思过度，损伤脾胃，脾失健运，湿热内生而致病。

12. 酒糟鼻　酒糟鼻是一种主要发生于面部中央的红斑和毛细血管扩张的慢性炎症性皮肤病。相当于西医的酒渣鼻。

王老认为本病多与肺胃积热，毒热蕴结，血热亢盛，气血瘀滞，肝郁气滞等原因有关。或因肺胃积热上蒸，或因嗜酒，或喜食肥甘厚味，助升胃火、肺胃积热、熏蒸颜面，而生红斑、丘疹、脓疱。再因风寒外束，气血淤滞，而形成鼻赘。

二、处　方

1. 姓名：张某　　性别：男　　年龄：38 岁

初诊日期：2019 年 05 月 14 日

临床诊断：中医诊断为疖，热毒炽盛证　西医诊断为毛囊炎感染

处方：

金银花 15g	连翘 12g	蒲公英 10g	桔梗 10g
生薏苡仁 15g	天花粉 10g	野菊花 15g	薄荷 5g
炙甘草 10g			

7 剂，水煎服，日一剂，早晚温服。

【处方解读】

主诉：患者左侧大腿根部肿痛，破溃1个月。

现病史：1个月前因饮食不节，嗜食肥甘出现左侧大腿根部肿痛伴破溃。左下肢腹股沟处起一疖肿，到当地医院就诊，服用抗生素，疗效不佳，因走路摩擦，疖肿感染破溃，遂来就诊。现症见：左下肢腹股沟处有一疖肿，约3cm×4cm，红肿，表面破溃，有渗出物，不能着内裤。饮食、睡眠、二便均正常。

舌苔脉象：舌质稍红，苔黄，脉数。

辨病辨证：疖，热毒炽盛证。

治法：清热解毒。

二诊：服药7剂，左下肢腹股沟处肿痛渐消，已无渗出，舌质稍红，苔薄黄，脉滑。前方有效，效不更方，守上方加牡丹皮10g。嘱忌食辛辣、肥甘之品。

三诊：继服14剂，左下肢腹股沟处肿痛已消，破溃处已愈合。上方再加地肤子10g，苦参5g，10剂。

【按语】

方中金银花清解血热毒；蒲公英、连翘、野菊花加强清解之功；薄荷疏散外邪；天花粉清热散结；生薏苡仁化湿排脓，桔梗与炙甘草配伍为桔梗汤，用于排脓，炙甘草解毒和药。二诊加牡丹皮凉血消痈。三诊加地肤子清利湿热，苦参清热燥湿。

患者年轻体健，嗜食肥甘厚味，中焦不运，湿热蕴结，发于皮肤而红肿，热毒腐蚀肌肤而破溃有渗出物。治以清热解毒，方拟五味消毒饮加减。疖是肌肤浅表部位感受火热毒邪所致，以局部红肿热痛、根浅、脓出即愈为主要表现的疮疡类疾病，包括西医的疖、皮肤脓肿、头皮穿凿性脓肿和疖病。根据其临床特征、发病部位的不同又分为暑疖、石疖、软疖、蝼蛄疖、疖病、发际疮和坐板疮。毛囊炎感染疖肿破溃属疖者，治从清解。饮食宜忌食辛辣、肥甘之品，保持局部干燥。王老治疗疖肿，常用五味消毒饮。五味消毒饮出自《医宗金鉴》，以清热解毒为主，消散火毒结聚的痈疮疖肿，本案遵循其旨，方药略加变通，而获良效。

✦✦✦✦✦✦

2. **姓名：**赵某某 **性别：**男 **年龄：**14 岁

初诊日期：2020 年 03 月 16 日

临床诊断：中医诊断为疖，热毒炽盛证 西医诊断为毛囊炎感染

处方：

连翘 15g	生地黄 15g	玄参 12g	桔梗 15g
炒牛蒡子 15g	赤芍 15g	黄连 12g	龙胆草 6g
青黛 10g	芒硝 9g	大黄（后下）6g	合欢皮 15g
淡竹叶 12g 甘草 6g			

7 剂，水煎服，日一剂，早晚温服。

【处方解读】

主诉：头疖反复发作 1 年。

现病史：患者 1 年前无明显诱因出现头疖，病情反复发作，春、夏季节加剧。曾间断外用抗炎类药及口服中成药，效差。就诊时面部、头部散在多发粟粒状白头小疖，基底红，有抓痕、溃破结痂及色素沉着，伴偶发瘙痒，烦躁、眠差，纳可，小便黄，便秘，3~6 日一行。

舌苔脉象：舌红，苔薄黄，脉滑数。

辨病辨证：疖，热毒炽盛证。

治法：清热解毒，通腑泄热。

【按语】

本方为五福化毒丹加减，明代王绍隆《医灯续焰·小儿脉证》中记载："五福化毒丹治积热、惊惕、狂谵、烦渴、颊赤、咽干、唇口生疮、夜卧不宁、头面遍身疮疖。"清代汪昂《医方集解·痈疡之剂》有云："痈疽之生，始于喜、怒、忧、乐之不时，饮食、居处之不节……致阴阳不平，而蕴结营卫，凝涩而腐溃，轻者起于六腑，浮达而为痈；重者发于五脏，沉涩而为疽，浅者为疖。"患者既往用药多为清热解毒、祛风止痒类，王老详究患者病因，患者诉有便秘，此为腑气不通，烦躁为情志不舒，二者疾病之本，头疖反复发作为标，故在清热凉血解毒以治标的基础上，加用大黄、芒硝通腑气，合欢皮疏肝解郁，淡竹叶清心除烦，从而达到标本

同治的目的。

++++++

3. **姓名**：梁某某　　**性别**：男　　**年龄**：45 岁

初诊日期：2020 年 03 月 24 日

临床诊断：中医诊断为疖，湿热瘀结证　西医诊断为毛囊炎感染

处方：

蒲公英 20g	黄芩 12g	赤芍 15g	红花 10g
乳香 8g	没药 8g	皂角刺 10g	桔梗 15g
白花蛇舌草 20g	甘草 6g		

7 剂，水煎服，日一剂，早晚温服。

如意金黄膏外敷，每日 1 次。

【处方解读】

主诉：项后发际部皮肤红肿热痛反复发作 1 年，再发加重。

现病史：3 天前患者因饮酒后而发作，项后发际处肿痛，逐渐加重。

既往史：患者于去年春节后发作，项后部肿痛，经抗生素治疗，红肿消失。此后，经常复发，尤其在饮酒后。曾经多种抗生素治疗，虽能消红肿，但不能根治，反复发作，局部仍留有小硬结。患者头、面部常有皮脂溢出，有饮酒、吸烟嗜好。现症见：外观患者形体偏胖，头发、颜面部油亮。体格检查：左后项发际部有红肿块，约 5cm×3cm，中有两个相连的结节高出皮面，大的如黄豆，小的如绿豆。触诊有热感、质硬，按压疼痛。

舌苔脉象：舌质暗红，苔黄白相兼，脉濡。

辨病辨证：疖，湿热瘀结证。

治法：清热解毒化湿，活血祛瘀散结。

二诊：项后无红肿，硬结渐消。守上方加血竭 8g，继服 7 剂，加外用方：赤芍 10g，黄柏 10g，虎杖 10g。水煎外洗患处，每日 1 剂。

【按语】

方中蒲公英、白花蛇舌草清热解毒消痈；黄芩归肺、胆、脾、大肠、小肠经，清热燥湿，泻火解毒，专治痈肿疔疮；桔梗与甘草配伍为桔梗汤，

用于排脓；赤芍清热凉血，散瘀止痛；红花加强活血化瘀之功；乳香、没药活血行气止痛，消肿生肌；皂角刺增强全方消肿托毒之功。

王老认为疖病属湿热瘀互结证，治当清热解毒化湿，活血祛瘀散结，并需外治提脓祛腐。发际疮常缠绵难愈。该患者项后反复发作红肿、热痛，并已形成硬结，现代医学诊为瘢痕疙瘩性毛囊炎，皮脂溢出过多者易患。瘢痕疙瘩性毛囊炎，由十毛囊周围纤维组织增生，导致疮形皮厚、疮孔深、疮口小，致病菌深藏于内，故加皂角刺等消肿托毒之品，促毒邪外出。并嘱患者戒除烟酒肥腻之物，常服山楂等中药，以改善脂肪代谢，减少皮脂溢出。

++++++

4. 姓名：王某　　　性别：女　　　年龄：13 岁

初诊日期：2019 年 09 月 24 日

临床诊断：中医诊断为疖，暑热浸淫证　　西医诊断为毛囊炎感染

处方：

香薷 15g	蒲公英 15g	青蒿 12g	茯苓 15g
当归 15g	黄芩 15g	黄连 9g	大黄（后下）6g
天花粉 12g	淡竹叶 9g	白及 9g	龙胆草 6g
车前子 15g	甘草 6g		

7 剂，水煎服，日一剂，早晚温服。

【处方解读】

主诉：发现头疖伴瘙痒 1 月余。

现病史：患者 1 月余前无明显诱因出现头疖伴瘙痒，间断外用抗炎类药及口服中成药，效差。就诊时面部、头部散在多发粟粒状白头小疖伴瘙痒，基底红，破溃结痂，破溃处可见淡黄色汁水溢出，烦躁，纳差，眠可，小便黄，大便溏。

舌苔脉象：舌红，苔黄厚腻，脉滑数。

辨病辨证：疖，暑热浸淫证。

治法：清暑化湿。

【按语】

本方为解暑败毒饮加减，清代陈士铎在《洞天奥旨·时毒暑疖》中云："身生疖毒……内用清暑解火，解暑败毒饮。"提出用解暑败毒饮治疗本病，清解暑热之邪。王老精研古籍，加减应用解暑败毒饮治疗多种暑病，在原方基础上王老加用白及，盖因患者头疖破溃结痂，汁水横流，《本经》有云："（白及）主痈肿恶疮，败疽，伤阴死肌，胃中邪气贼风鬼击，痱缓不收。"《本经逢原》有云："白及性涩而收，得秋金之气，故能入肺止血，生肌治疮。"而加用龙胆草及车前子则为化用名方"龙胆泻肝汤"，可达清利肝胆湿热之效。

++++++

5. 姓名：王某某　　**性别**：女　　**年龄**：57 岁

初诊日期：2018 年 09 月 30 日

临床诊断：中医诊断为疖，阴虚内热证　　西医诊断为毛囊炎感染

处方：

石膏 50g	知母 15g	粳米 20g	炙甘草 6g
天花粉 15g	淡竹叶 15g	生栀子 9g	白薇 12g
紫菀 12g	石斛 15g	黄柏 9g	太子参 12g
金银花 15g	甘草 6g		

7 剂，水煎服，日一剂，早晚温服。

【处方解读】

主诉：发现头疖伴瘙痒反复发作 2 年余。

现病史：患者素有糖尿病，未规律服药，血糖控制差，空腹血糖13mmol/L，头疖伴瘙痒反复发作，间断外用抗炎类药及口服中成药，效差。就诊时头部散在多发粟粒状白头小疖伴瘙痒，基底红，破溃结痂脱屑，破溃处可见淡黄色汁水溢出，烦躁，乏力，纳差，口干，眠可，小便黄，大便溏。

舌苔脉象：舌鲜红有裂纹，苔黄，脉细数。

辨病辨证：疖，阴虚内热证。

治法： 养阴清热解毒。

【按语】

清代王士雄《回春录·外科·疔》有云："濮妪，于酷热之秋，浑身生疔如疗，痛楚难堪，小溲或秘或频，大便登圊则努挣不下，卧则不能收摄。人皆谓其虚也。"具体指出正气虚弱也可导致疔病的发生。本方为白虎汤加减，本方经方，原为阳明经证的主方，后为治疗气分热盛的代表方。方中石膏辛甘大寒，入肺、胃二经，功善清解，透热出表，以除阳明气分之热，故为君药；知母苦寒质润，助石膏清肺胃热，滋阴润燥，佐以粳米、炙甘草益胃生津。王老本方生石膏重用至50g，盖因张锡纯有云："夫石膏之质甚重，七八钱不过一大撮耳。以微寒之药，欲用一人撮扑灭寒温燎原之热，又何能有大效。"本病为阴虚内热之消渴病，病久后气阴双亏，容易感染邪毒，并可反复发作，迁延不愈，而致多发性疔病。王老经治本患者时追溯根源，患者疔病为消渴病引起，治疗时嘱患者积极治疗原发病，不能过分迷信中医而延误疾病治疗，可见王老严格实事求是的临床理念。

＋＋＋＋＋＋

6. 姓名：孙某某　　性别：男　　年龄：29 岁

初诊日期： 2017 年 10 月 30 日

临床诊断： 中医诊断为疔，热毒蕴结证　西医诊断为急性化脓性感染

处方：

金银花 30g　　　野菊花 15g　　　蒲公英 30g　　　紫花地丁 12g

天葵子 15g

7 剂，水煎服，日一剂，早晚温服。

另用本院制剂如意金黄膏外敷。

【处方解读】

主诉： 发现右足姆趾甲旁红肿疼痛 2 天。

现病史： 患者素有姆趾甲内卷，2 天前右足碰撞挤压后出现甲旁红肿疼痛，未予治疗，纳可，眠可，二便正常。

舌苔脉象：舌淡红，苔薄黄，平脉。

辨病辨证：疔，热毒蕴结证。

治法：清热解毒。

【按语】

《素问　生气通天论》有云："膏粱之变，足生大丁。"最早指出了"疔"的病因。疔证多以火热之毒为患，其毒或从内发，或因恣食膏粱厚味、醇酒辛辣炙煿之品，脏腑蕴热内生；或从外受，如感受风热火毒，或皮肤破损染毒。火热之毒蕴热肌肤，以致气血凝滞，火毒凝聚，热胜肉腐。重症可发展为走黄。本病多为现代手术治疗，王老应用名方"五味消毒饮"，清热解毒，外用如意金黄膏，内外同治，从而获得理想的治疗效果。

++++++

7. 姓名：杜某　　**性别**：女　　**年龄**：24 岁

初诊日期：2022 年 05 月 12 日

临床诊断：中医诊断为粉刺，肺胃热盛证　西医诊断为痤疮

处方：

石膏 30g	栀子 10g	黄芩 10g	枇杷叶 10g
山楂 10g	当归 10g	赤芍 10g	牡丹皮 10g
生地黄 10g	生大黄 6g	桑白皮 10g	甘草 10g

7 剂，水煎服，日一剂，早晚温服。

【处方解读】

主诉：发现面颊部痤疮 2 年。

现病史：患者 2 年前面颊部出现痤疮，有脱屑。现症见：面颊部及口周丘疹，色红，局部发痒，口渴喜饮，大便 3~5 日一行，干结。

舌苔脉象：舌红，苔黄，脉浮数。

辨病辨证：粉刺，肺胃热盛证。

治法：疏风清热。

二诊：本例患者服上方 7 剂后，痤疮减轻，大便 2 日一行。上方大黄减量至 10g，加白花蛇舌草 10g，继服 14 剂后痊愈。

【按语】

方中枇杷叶、桑白皮等宣肺利气，合以栀子、黄芩清燥湿热；牡丹皮性微寒，味辛、苦，入心经、肝经、肾经，具有活血化瘀、清热凉血功效，配伍赤芍、山楂增强活血散瘀、凉血止痛功效；生地黄、石膏清热凉血，养阴生津；生大黄通利大便，使邪有出路。

痤疮是毛囊皮脂腺单位的一种慢性炎症性皮肤病，中医病属"粉刺"范畴，主要好发于青少年，对青少年的心理和社交影响很大，但青春期后往往能自然减轻或痊愈。临床表现以好发于面部的粉刺、丘疹、脓疱、结节等多形性皮损为特点。中医病机多认为粉刺为肺胃热盛所致，常用石膏、蒲公英、栀子等清热之品，与牡丹皮、芍药等凉血化瘀药合用。王老认为对于便秘患者，通大便为要务，便通则邪有出路。饮食调护宜清淡饮食，忌高糖、辛辣油腻刺激之品。适当控制体重、规律作息、避免熬夜及过度日晒等均有助于预防和改善痤疮发生。重度痤疮患者易出现焦虑和抑郁，要注意心理疏导，每日一到两次温水洗脸，清洁皮肤，忌用手挤压或搔抓。忌用油脂类、粉类化妆品和含有糖皮质激素的软膏及霜剂。

＋＋＋＋＋＋

8. 姓名：刘某　　性别：男　　年龄：17 岁

初诊日期：2021 年 07 月 12 日

临床诊断：中医诊断为粉刺，肺经风热证　西医诊断为痤疮

处方：

枇杷叶 15g	桑白皮 15g	黄连 6g	黄柏 15g
人参 5g	丹参 15g	金银花 12g	野菊花 15g
蒲公英 12g	紫花地丁 12g	天葵子 10g	白及 12g
鹿角霜（先煎）15g		甘草 6g	

7 剂，水煎服，日一剂，早晚温服。

【处方解读】

主诉：发现面部痤疮 2 年。

现病史：患者面部痤疮密集、红肿，部分有脓性分泌物。平素喜食油

炸及甜品。口臭明显，大便干，小便正常。

舌苔脉象：舌质红，苔薄黄，脉数。

辨病辨证：粉刺，肺经风热证。

治法：疏风宣肺清热。

【按语】

颜面及胸部生丘疹如刺，可挤出白色碎米样粉汁，故名粉刺。《素问·生气通天论》有云："劳汗当风，寒薄为皶，郁乃痤。"《诸病源候论》有云："面疮者，谓面上有风热气生疮，头如米大，亦如谷大，白色者是。"《医宗金鉴·肺风粉刺》有云："此证由肺经血热而成。每发于面鼻，起碎疙瘩，形如黍屑，色赤肿痛，破出白粉汁，日久皆成白屑，形如黍米白屑。宜内服枇杷清肺饮，外敷颠倒散，缓缓自收功也。"亦有歌曰："肺风粉刺肺经热，面鼻疙瘩赤肿疼，破出粉汁或结屑，枇杷颠倒自收功。"

++++++

9. **姓名：**车某某　　　**性别：**男　　　**年龄：**20岁

初诊日期：2021年04月27日

临床诊断：中医诊断为粉刺，阴虚火旺证　西医诊断为痤疮

处方：

知母10g	黄柏10g	牡丹皮10g	赤芍10g
泽泻10g	熟地黄15g	虎杖15g	黄芩12g
茯苓12g	地肤子12g	紫花地丁30g	薏苡仁30g
蝉蜕9g			

7剂，水煎服，日一剂，早晚温服。

晚上留少许汤药汁，用纱布蘸药汁涂抹脸部，至次晨洗去。嘱忌食辛辣、甜食、烧烤及膏粱厚味之食品。

【处方解读】

主诉：面部反复出现小红疹及脓疱6年余，加重1周。

现病史：6年间面部反复出现小红疹及脓疱，近1周来出现许多小脓疱，痛痒交作，曾服抗生素未效，纳食可，二便调。刻下面色潮红，皮肤

油腻，额面部丘疹密集，有许多小脓疱及血痂、结节。

舌苔脉象：舌质红，苔薄黄，脉细稍数。

辨病辨证：粉刺，阴虚火旺证。

治法：清热降火，解毒凉血。

二诊：上方服7剂，药后皮损好转，结节转软，仍有瘙痒，尚有少许脓点及新皮损出现，纳食可，二便自调。舌边尖红，苔薄黄，脉细稍数。继用原方加白鲜皮15g。水煎服，每日1剂。晚间仍用药汁涂面。

三诊：上方服7剂，皮损明显好转，脓点已消，唯偶有二三个新丘疹出现。又续服7剂，皮损已基本消退，亦不瘙痒，面部溢脂亦少，无新丘疹出现。舌边尖红，苔薄黄，脉细稍数。同上方去白鲜皮，加山茱萸10g。水煎服，每日1剂。晚间仍用药汁涂面。

四诊：上方服7剂，皮损已全部消退，亦无新丘疹出现，面部溢脂不多。舌淡红，苔薄白，脉细。嘱再服7剂，以巩固疗效。

【按语】

方中熟地黄滋肾，填精髓；牡丹皮泻肝火，泽泻配熟地黄而泻肾降浊；茯苓、薏苡仁渗湿利脾；佐以知母、黄柏降相火，去肾火；虎杖、黄芩、紫花地丁清热解毒；地肤子清热利湿，祛风止痒；蝉蜕加强祛风止痒之效。全方合用有滋阴降火之效。

王老认为痤疮以相火偏旺为病之本，风邪热毒为病之标，用知柏地黄丸滋阴清相火以治本，兼祛风清热毒以治标。痤疮多因肺经郁热，熏蒸于面，或恣食膏粱厚味，脾胃积热，复感风邪所致。西医认为痤疮是一种毛囊皮脂腺的慢性炎症，其发病原因虽是多因素的综合作用，但与雄性激素及其代谢产物增多，使皮脂腺活性增强，皮脂腺中游离脂肪酸升高以及继发感染有关。根据西医对本病发病原因的认识，结合中医理论，认为肾阴不足、相火偏旺，乃此病之本兼感风邪热毒，以致化脓成疮，乃本病之标。知柏地黄丸为滋肾阴、清相火的名方，现代药理研究也证明其可以减轻因应用肾上腺皮质激素引起的副作用，因而引用为治疗痤疮的主方。

++++++

10. 姓名：蔡某某　　　性别：男　　　年龄：48 岁

初诊日期：2021 年 12 月 01 日

临床诊断：中医诊断为风瘙痒，血热动风证　西医诊断为皮肤瘙痒症

处方：

当归 15g	生地黄 30g	川芎 15g	红花 10g
决明子 15g	黄芪 30g	黄连 9g	黄芩 15g
黄柏 15g	葛根 30g	天花粉 30g	蝉蜕 9g
防风 15g	丹参 18g		

7 剂，水煎服，日一剂，早晚温服。

【处方解读】

主诉：皮肤瘙痒发作 10 余年，加重 3 天。

现病史：患者素有高血脂、糖尿病病史，10 余年前开始反复出现皮肤瘙痒，发作时周身瘙痒难忍，搔抓时有苍白色脱屑，3 天前皮肤瘙痒感较前加剧。

舌苔脉象：舌暗红，苔薄腻，脉濡。

辨病辨证：风瘙痒，血热动风证。

治法：滋阴养血，凉血消风。

二诊：服上药后，皮肤瘙痒已止，入夜酣睡。继续拟方治疗高血脂、糖尿病等。

【按语】

方中当归养血增液，血充则心火可制；生地黄入肝肾而滋肾阴；黄连清泻心火，合以黄芩、黄柏泻火以除烦，清热以坚阴；黄芪为佐，一以益气实卫以固表，一以固未定之阴，且可合当归益气养血；川芎、红花、丹参养血活血；蝉蜕、防风搜风止痒。诸药合用，共奏滋阴养血、凉血消风之效。

王老认为治皮肤瘙痒症宜滋阴养血以治本（原发病），凉血消风以治标（继发病），标本兼顾。患者素有高血脂、糖尿病病史，其皮肤瘙痒为糖尿病并发症状。王老制方以滋阴养血、凉血消风立意，既针对瘙痒症状，

又针对高血脂、糖尿病的原发病，标本兼治，用药 12 剂，10 年痒患霍然而愈。

✦✦✦✦✦✦

11. 姓名：陈某　　性别：女　　年龄：37 岁

初诊日期：2021 年 12 月 09 日

临床诊断：中医诊断为风瘙痒，血虚生风证　西医诊断为皮肤瘙痒症

处方：

当归 15g	黄芪 30g	皂角刺 30g	天花粉 15g
天冬 15g	麦冬 15g	升麻 6g	生地黄 15g
熟地黄 15g	女贞子 15g	鸡血藤 30g	枸杞子 12g
陈皮 12g	甘草 6g		

7 剂，水煎服，日一剂，早晚温服。

【处方解读】

主诉：全身皮肤瘙痒 2 年，加重 7 天。

现病史：患者素有皮肤瘙痒症，伴有皮肤干燥，秋末冬初加重，7 天前无明显诱因出现全身皮肤瘙痒、痒不可耐，口服左西替利嗪片效差。现症见：全身皮肤瘙痒，皮肤干燥色暗淡，失眠，二便正常。

舌苔脉象：舌质淡，苔薄白，脉弦涩。

辨病辨证：风瘙痒，血虚生风证。

治法：养血消风止痒。

【按语】

风瘙痒，西医称皮肤瘙痒症，《黄帝内经》云，"诸痛痒疮，皆属于心""诸痛为实，诸痒为虚"。该病病因复杂，但王老认为常见证型不过有二，风热血热证及血虚生风证。该患者为血虚生风证，故治疗以滋补肝肾之阴为主。该方可见王老治病穷究病因，而不是单纯治标，大量应用祛风止痒类方药。

++++++

12. **姓名**：聂某某 **性别**：男 **年龄**：53 岁

初诊日期：2021 年 12 月 11 日

临床诊断：中医诊断为风瘙痒，血虚风燥证 西医诊断为皮肤瘙痒症

处方：

当归 10g	白芍 10g	生地黄 10g	川芎 10g
蝉蜕 10g	防风 10g	荆芥 10g	白鲜皮 10g
生石决明 30g	柴胡 15g	生龙骨 30g	生牡蛎 30g
甘草 6g			

7 剂，水煎服，日一剂，早晚温服。

【处方解读】

主诉：皮肤瘙痒 3 年。

现病史：患者 3 年前无明显诱因出现全身皮肤瘙痒，尤以受风及遇热后瘙痒加重，皮肤可见搔抓后痕迹，二便调，纳可。

舌苔脉象：脉细，舌体瘦、少苔。

辨病辨证：风瘙痒，血虚风燥证。

治法：养血润燥，祛风止痒。

二诊：服药后瘙痒减轻，周边红，脉缓苔白，上方加金银花 18g、牡丹皮 10g。

三诊：瘙痒减轻，发作次数减少，舌淡苔薄，脉细。改口服归脾丸，每次 1 袋，每日 3 次。

【按语】

方中用生地黄清热凉血滋阴；当归、川芎养血活血并和营；荆芥、防风祛风胜湿行于表；白鲜皮、蝉蜕疏风透疹而止痒；柴胡和解清热，解郁散风；生石决明、生龙骨、生牡蛎镇静安神。诸药合用，共为凉血养阴、祛风消疹之专剂。四物汤以治血虚之本，佐以蝉蜕、防风、白鲜皮消除外风，达内外合治之功。

患者脉细，舌体瘦，少苔，素体阴血不足，每遇风、热邪气更加剧

阴血不足，生风，生燥，致使肌肤失于濡润而瘙痒不休。病属中医"痒风"范畴，证属血虚风燥型。治法宜养血润燥，祛风止痒。《外科证治全书》载："遍身瘙痒，并无疮疥，搔之不止。"瘙痒究其病因不外乎内外因。外因多由风、热、湿、虫等邪气客于皮肤肌表，致皮肉之间气血不和；内因多由于血虚风燥，肤失荣养。王老认为治风先治血，血行风自灭，上述病案病程较久，必耗伤精血，无论有无外邪存在，均当以养血为主，祛风为辅。《备急千金要方》中述："痒症不一，血虚皮肤燥痒者，宜四物汤加防风。"本患者病程较久，必耗伤精血，无论有无外邪存在，均当以养血为主。对于全身性瘙痒症，王老喜用归脾丸、四物消风散治疗。如瘙痒顽固迁延者，可酌加磁石、代赭石、牡蛎以达重镇安神、止痒之功效，契合《黄帝内经》"诸痛痒疮，皆属于心"。

✚✚✚✚✚✚

13. 姓名：宋某某　　性别：女　　年龄：40 岁

初诊日期：2021 年 05 月 03 日

临床诊断：中医诊断为风瘙痒，风热入血证　西医诊断为过敏性皮炎

处方：

荆芥 10g	刺蒺藜 10g	蝉蜕 10g	地肤子 10g
牡丹皮 10g	赤芍 10g	金银花 15g	连翘 10g
白鲜皮 12g	益母草 15g	芦根 30g	

7 剂，水煎服，日一剂，早晚温服。

【处方解读】

主诉：面颊、眼睑红肿，瘙痒 10 天。

现病史：10 天前因着风吃鱼蟹，致面颊、眼睑红肿，瘙痒。单位医务室诊断为"过敏性皮疹"，服西药脱敏药无效，遂请王老诊治。刻下除见上述诸症外，又伴眠差，偶发心悸。纳食可，二便调。月经正常，近日将潮。

舌苔脉象：舌尖红，脉弦细。

辨病辨证：风瘙痒，风热入血证。

治法：祛风止痒，凉血解毒。

二诊：药后面颊、眼睑红肿均消，唯时觉微痒。月经至，量、色正常，便稀，余无异常。继以原方去芦根加土茯苓30g为治，以善其后。方药如下：荆芥10g，防风10g，刺蒺藜10g，蝉蜕10g，地肤子10g，牡丹皮10g，赤芍10g，金银花15g，连翘10g，白鲜皮12g，益母草15g，土茯苓30g，7剂。日1剂，水煎服。过7日来门诊告知，服药后诸症悉除而病愈。

【按语】

方中牡丹皮、赤芍凉血活血，并佐以活血调经又兼解毒利尿的益母草，清凉与行散并施，使血凉而不滞，血活而利于风消。芦根、连翘、地肤子等，又分别兼有不同程度的利尿作用，意在导热毒从小便而出，使邪有出路。

过敏性皮炎是由诸多因素导致的皮肤炎症反应。本病常见诱因甚多，不同致病因素所致的过敏反应命名不同。中医多认为此病属风热毒邪郁于营血所致。王老认为此案因风热入血，上攻头面所致，故治法为祛风止痒，凉血解毒。

＋＋＋＋＋＋

14. 姓名：张某某　　　性别：男　　　年龄：65岁

初诊日期：2021年06月13日

临床诊断：中医诊断为蛇串疮，肝经郁热证　　西医诊断为带状疱疹

处方：

龙胆草10g	柴胡10g	栀子10g	黄芩10g
车前子10g	当归15g	泽泻10g	生地黄15g
金银花30g	川楝子10g	赤芍10g	延胡索20g
甘草10g			

14剂，水煎服，日一剂，早晚温服。

【处方解读】

主诉：右侧胁肋部见疱疹伴刺痛10天。

现病史：患者10天前右胁部出现带状疱疹伴刺痛不适，局部灼痛明显，夜间甚。住院输液治疗后症状较前减轻，仍有疼痛不适。现症见：口干，入睡难，大便干。

舌苔脉象：舌红，苔薄黄，脉弦滑数。

辨病辨证：蛇串疮，肝经郁热证。

治法：清泻肝火，解毒止痛。

二诊：疱疹较前稍有消退，疼痛减轻明显，偶有刺痛不适，大便仍有干结，上方加生大黄15g，继服。

【按语】

方中龙胆草大苦大寒，既能清利肝胆实火，又能清利肝经湿热；黄芩、栀子苦寒泻火，燥湿清热；泽泻、车前子渗湿泄热，导热下行；实火所伤，损伤阴血，当归、生地黄、赤芍养血滋阴，邪去而不伤阴血；柴胡、川楝子舒畅肝经之气，引诸药归肝经；延胡索活血散瘀，利气止痛，专治一身上下诸痛；甘草调和诸药。

带状疱疹多为情志内伤，肝郁气滞，久而化火，肝经火毒，外溢肌肤而发；或饮食不节，脾失健运，湿邪内生，蕴而化热，湿热内蕴，外溢肌肤而生；或感染毒邪，湿热火毒蕴结于肌肤而成。年老体虚者，常因血虚肝旺，湿热毒盛，气血凝滞，以致疼痛剧烈，病程迁延。蛇串疮好发部位为足少阳胆经所经过的部位，病位在肝胆。王老在本病急性期多以泻少阳胆火为主，方以龙胆泻肝汤加减；晚期皮损消失后，多遗疼痛，灼痛难忍，用药以重镇息风的药物为主，适当佐以活血药来化瘀止痛，收效十分明显。饮食调护：①要注意保护皮损，避免摩擦，一般水疱不宜挑破，若呈大疱者，可用消毒注射器抽去疱液，但疱壁不宜除去，防止继发感染。②发于额角靠近眼部者，可侵犯角膜导致失明，因此，必须注意眼的护理，必要时请眼科医生会诊。③忌食肥甘厚味、辛辣刺激、烟酒。

++++++

15. 姓名：赵某　　**性别：**男　　**年龄：**49岁

初诊日期：2020年07月12日

临床诊断：中医诊断为蛇串疮，肝胆湿热证　西医诊断为带状疱疹

> **处方：**
>
> 龙胆草（酒炒）6g　　酒黄芩 9g　　　炒栀子 12g　　　泽泻 15g
>
> 泽兰 12g　　　　　车前子 12g　　　酒当归 12g　　　生地黄 12g
>
> 延胡索 12g　　　　醋柴胡 6g　　　　生石膏 30g　　　大青叶 12g
>
> 甘草 6g
>
> 7 剂，水煎服，日一剂，早晚温服。

【处方解读】

主诉： 发现腰部水疱 3 天，剧烈疼痛 1 天。

现病史： 患者 3 天前出现腰部水疱，近期有感冒病史，自行涂抹"皮炎平"无效。1 天前刺痛加重前来就诊。查体见腰部有成簇水疱，呈带状分布。口苦，二便正常。

舌苔脉象： 舌质红，苔黄腻，脉数。

辨病辨证： 蛇串疮，肝胆湿热证。

治法： 清利肝胆湿热。

【按语】

蛇串疮是一种在皮肤上出现成簇水疱，痛如火燎的急性疱疹性皮肤病。因其皮肤上有红斑水疱，累累如串珠，每多缠腰而发，故又名缠腰火丹，或称火带疮、蛇丹。《外科启玄·卷七》中又叫"蜘蛛疮"，并说"此疮生于皮肤间，与水窠相似，淡红且痛，五七个成攒，亦能荫开"。本病多发于春秋季节，以成年患者为多。其特点是：常突然发生，集簇性水疱，排列成带状，沿一侧周围神经分布区出现，伴有刺痛和淋巴结肿大。大部分患者患病后很少复发，极少数患者有时可以再次发病。《医宗金鉴·外科心法》有云："此症有干湿不同，红黄之异，皆有累累珠形。干者色红赤、形如云片，上起风粟，作痒发热，此属心、肝二经风火。湿者色黄白，水疱大小不等，作烂流水，较干者多疼，此属脾肺二经湿热。"王老治疗皮肤科相关疾病较少，但是每每治疗必在经典基础上应用方剂，针对患者具体情况加以调整用药，效如桴鼓。

＋＋＋＋＋＋

16. **姓名**：唐某　　**性别**：男　　**年龄**：22 岁

初诊日期：2021 年 08 月 05 日

临床诊断：中医诊断为蛇串疮，心肝火盛、湿毒下注证　西医诊断为带状疱疹

处方：

龙胆草 10g	炒山栀 10g	木通 10g	黄芩 10g
黄柏 10g	牛膝 10g	牡丹皮 10g	荆芥 10g
延胡索 10g	赤芍 15g	板蓝根 30g	土茯苓 30g

7 剂，水煎服，日一剂，早晚温服。

【处方解读】

主诉：左手臂肿胀疼痛 1 月余。

现病史：患者于出生后，即发现左手背有一粒芝麻样大小的黑痣，至满月后手背逐渐肿胀，并蔓延至手指、前臂，日益增大。近年来不仅肿胀较迅速，且疼痛难忍，不能劳动。X 线片显示：左前臂及手背血管瘤，尺骨中下段增粗，尺桡远端关节脱位，院外会诊认为已无法保留，拟予截肢治疗。左前臂周径 39cm，左手背周径为 28cm，青筋暴露，手指肥大一倍。患肢疼痛，悬于胸前，伴头昏乏力，自汗。

舌苔脉象：舌红，苔薄，脉细弦。

辨病辨证：蛇串疮，心肝火盛、湿毒下注证。

治法：清热泻火，利湿解毒。

二诊：痛大减，疱疹大多干瘪结痂，瘙痒不已，尿黄。上方去荆芥、延胡索，加地肤子 12g，白鲜皮 10g，以善其后。方药如下：龙胆草 10g，炒山栀 10g，木通 10g，黄芩 10g，黄柏 10g，牛膝 10g，牡丹皮 10g，赤芍 15g，板蓝根 30g，土茯苓 30g，地肤子 12g，白鲜皮 10g。7 剂。日 1 剂，水煎服。

【按语】

方中龙胆草、炒山栀、黄芩、黄柏、牛膝、牡丹皮、赤芍、木通、板蓝根、土茯苓等清热泻火，利湿解毒；荆芥疏散血分热毒；延胡索化瘀止

痛；诸药配伍，相得益彰。二诊疼痛大减，唯瘙痒仍甚，乃湿热未清之象，故去荆芥、延胡索，加地肤子、白鲜皮等，以增祛湿止痒之力。

带状疱疹，中医名"蛇串疮"，是病毒感染所致。本案患者正值青年，心肝火盛，故平时常急躁，生口疮。今起病于大暑之时，暑多夹湿，暑湿合犯客体，遂与内火相结，蕴注肝胆二经，故诸症蜂起。本案多由心肝二经郁热，或脾肺两经湿热久居，发于肌肤所致。故王老认为治疗上宜从心肝脾肺诸脏入手，重点是心肝两经。治疗上根据皮损部位和皮损特点及兼症辨证治疗，疗效显著。

+++++++

17. 姓名：庞某某　　性别：男　　年龄：64 岁

初诊日期：2019 年 05 月 23 日

临床诊断：中医诊断为蛇串疮，气滞血瘀证　西医诊断为带状疱疹后遗神经痛

处方：

柴胡 15g	栀子 15g	生地黄 12g	白芍 15g
僵蚕 10g	全蝎 10g	桃仁 10g	红花 6g
牡丹皮 10g	大黄 6g	黄芪 20g	黄芩 10g
三七 10g	夏枯草 15g	甘草 6g	

14 剂，水煎服，日一剂，早晚温服。

【处方解读】

主诉：右耳后及右颊部疼痛，感觉异常 3 个月。

现病史：患者 3 个月前右耳及颊部出现成簇疱疹，伴疼痛，经外院住院确诊为"带状疱疹"，予抗病毒治疗，静脉点滴"阿昔洛韦"治疗后疱疹消退，但仍有皮损部位疼痛，惧风，疼痛尤以夜间为剧。既往有"脑梗""高血压"病史。现症见：右耳郭及耳后皮肤水肿，皮薄光亮，遗色素沉着。

舌苔脉象：舌质暗紫，苔白，脉细涩。

辨病辨证：蛇串疮，气滞血瘀证。

治法：清肝泻火，活血通络止痛。

二诊：服药 14 剂后疼痛显著减轻，惧风感消失，效不更方，继服 14 剂后，诸症俱失。

【按语】

方中柴胡、夏枯草清肝泻火；桃仁、红花、牡丹皮、三七活血化瘀；生地黄、大黄凉血解毒；黄芪补中益气；白芍、甘草酸甘缓急；全蝎、僵蚕通络止痛。诸药合用，共奏清肝泻火、活血通络止痛之效。

带状疱疹是由水痘－带状疱疹病毒感染所致的急性炎症性神经性皮肤病，以簇集性水疱，沿一侧周围神经呈带状分布，伴神经痛为特征。本病属中医"蛇串疮"的范畴，或因感受湿热毒邪，外溢肌肤而成蛇串疮，湿热毒邪蕴结日久，耗血伤阴，使气血凝滞，络脉痹阻，不通则痛，以致疼痛剧烈，病程迁延。王老认为年老体虚者，常因血虚肝旺，湿热毒盛，气血凝滞，导致神经痛。认为本病多由心肝二经郁热，或脾肺两经湿热久居，发于肌腠所致，故治疗上宜从心肝脾肺诸脏入手，重点是心肝两经。

++++++

18. 姓名：冯某某　　性别：男　　年龄：19 岁

初诊日期：2021 年 07 月 15 日

临床诊断：中医诊断为瘾疹，风寒束表证　西医诊断为慢性荨麻疹

处方：

桂枝 12g	麻黄 3g	白芍 15g	生姜 6 片
大枣 9 枚	防风 12g	蝉蜕 12g	

14 剂，水煎服，日一剂，早晚温服。

【处方解读】

主诉：发现皮肤风团伴瘙痒 2 年余。

现病史：患者 2 年多前遇凉后出现皮肤风团伴瘙痒，反复发作。接触冷物、冷空气后易发作，多发生于手部及面部。今因天气炎热，吹空调后风团再起，就诊于王老处。现症见：神志清，精神可，上半身风团、色白，遇冷加重。

舌苔脉象：舌淡，苔薄白，脉浮紧。

辨病辨证：瘾疹，风寒束表证。

治法：疏风散寒，解表止痒。

【按语】

桂枝麻黄各半汤出自《伤寒论·辨太阳病脉证并治太阳病证篇》，具有辛温解表，微发汗的功效。原方用于治疗邪郁在表、汗欲出而不得出至身痒之证，方中桂麻相配加生姜，药性辛温功开腠理，而桂芍酸甘化阴，用时加大枣以养阴和营，补充汗之源。加用防风、蝉蜕祛风止痒，全方共奏疏风散寒、解表止痒之功。

++++++

19. 姓名：马某　　性别：女　　年龄：23 岁

初诊日期：2021 年 07 月 24 日

临床诊断：中医诊断为瘾疹，风热犯表证　　西医诊断为急性荨麻疹

处方：

金银花 20g	连翘 12g	防风 12g	蝉蜕 12g
知母 30g	苦参 15g	炒黑芝麻 20g	荆芥 15g
苍术 12g	牡丹皮 12g	牛蒡子 10g	生地黄 12g
当归 12g	甘草 6g		

7 剂，水煎服，日一剂，早晚温服。

【处方解读】

主诉：发现皮肤风团伴瘙痒 3 天，加重 1 天。

现病史：患者 3 天前出现皮肤风团伴瘙痒。近日因天气炎热，瘙痒加重后就诊于王老处。现症见：神志清，精神可，上半身风团，色鲜红，咽喉肿痛，二便正常。

舌苔脉象：舌淡红，苔薄白，脉浮数。

辨病辨证：瘾疹，风热犯表证。

治法：疏风清热，解表止痒。

【按语】

消风散最早出自《太平惠民和剂局方》，陈实功在《外科正宗·卷四

杂疮毒门·疥疮论》："治风湿侵淫血脉，致生疮疥，瘙痒不绝，及大人小儿风热瘾疹，遍身云片斑点，乍有乍无并效。"方中荆芥、防风、蝉蜕、牛蒡子为君药。荆芥祛风解表，透疹，疏散在表风邪；防风为"风药中润剂"，"治风通用之品"。二者相伍，宣散风邪，止痒之效更强；蝉蜕、牛蒡子散风热，透疹止痒，助荆芥防风祛风之力，更能疏散风热透邪。四药合用共助风邪外出，共为君药。方中苦参清热燥湿，苍术健脾除湿，黑芝麻、生地黄、知母、当归滋阴润燥，养血活血为佐药；生甘草清热解毒，又可调和诸药，作为使药。诸药合用，共奏疏风养血、清热除湿之效。王老在此基础上加用金银花、连翘、牡丹皮、生地黄加重清热之力。

++++++

20. **姓名**：沙某某　　　**性别**：女　　　**年龄**：29 岁

初诊日期：2021 年 08 月 22 日

临床诊断：中医诊断为瘾疹，胃肠湿热证　　西医诊断为急性荨麻疹

处方：

金银花 20g	连翘 12g	防风 12g	蝉蜕 12g
麻黄 3g	薄荷 15g	大黄 6g	荆芥 15g
苍术 12g	芒硝 12g	滑石 12g	栀子 12g
黄芩 12g	桔梗 12g	当归 12g	白芍 12g
炒白术 15g	甘草 6g	薏苡仁 30g	茵陈 12g

7 剂，水煎服，日一剂，早晚温服。

【处方解读】

主诉：发现皮肤风团伴瘙痒 3 天。

现病史：患者 3 天前无明显诱因出现皮肤风团伴瘙痒，瘙痒剧烈，口服左西替利嗪未见明显效果。后就诊于王老处。现症见：神志清，精神可，神疲纳呆，大便泄泻，小便黄。

舌苔脉象：舌淡红，苔黄腻，脉滑数。

辨病辨证：瘾疹，胃肠湿热证。

治法：疏风解表，通腑泄热。

【按语】

防风通圣散是刘完素的代表方。该方由防风、川芎、当归、薄荷、麻黄等17味药组成，具有疏风解表、清热通便之表里双解的功效。此方运用汗、下、清、利四法，使上、中、下三焦并治，临床应用较为广泛，且可取得显著疗效。王老善用此方，在原方基础上加用薏苡仁、茵陈清热除湿，加强原有功效。

++++++

21. 姓名：陈某　　　性别：男　　　年龄：27岁

初诊日期：2021年11月22日

临床诊断：中医诊断为瘾疹，血虚风燥证　西医诊断为慢性荨麻疹

处方：

当归 12g	生地黄 12g	白芍 15g	茯苓 12g
川芎 15g	制首乌 9g	荆芥 12g	防风 12g
白蒺藜 12g	黄芪 12g	甘草 6g	蝉蜕 12g
熟地黄 15g	夜交藤 30g	合欢皮 12g	

14剂，水煎服，日一剂，早晚温服。

【处方解读】

主诉： 发现皮肤风团伴瘙痒反复发作5年余。

现病史： 患者5年间反复出现皮肤风团伴瘙痒，发作时口服抗组胺药即好转。通常夜间发作。今为求根治，就诊于王老处。现症见：神志清，精神可，心烦易怒，口渴欲饮，手足心热，小便黄，大便正常。

舌苔脉象： 舌红少津，脉细数。

辨病辨证： 瘾疹，血虚风燥证。

治法： 养血祛风，润燥止痒。

【按语】

《素问·至真要大论》有云："诸痛痒疮，皆属于心。"皮肤病常有瘙痒之症，多扰神以致心神不宁，王老认为应重视宁心安神在皮肤病中的应用。而且慢性荨麻疹患者病程较长，症状难忍，久而久之，常常有肝气郁结之

表现，故治疗上还应重视疏肝解郁。故本例患者在当归饮子的基础上加用熟地黄滋阴养血，夜交藤安神助眠，合欢皮理气解郁。

✚✚✚✚✚✚

22. 姓名：陈某某　　性别：女　　年龄：34 岁

初诊日期：2021 年 07 月 10 日

临床诊断：中医诊断为瘾疹，血虚风燥证　西医诊断为慢性荨麻疹

处方：

当归 10g	熟地黄 30g	白芍 10g	首乌藤 30g
黄芪 15g	白术 10g	防风 10g	浮萍 10g
桂枝 10g	干姜皮 10g	僵蚕 10g	白鲜皮 30g
川芎 10g	炙甘草 6g		

7 剂，水煎服，日一剂，早晚温服。

【处方解读】

主诉：皮肤瘙痒伴有风团 8 年余。

现病史：8 年前因产后受风而产生皮肤瘙痒，经常起大小不等的风团，时隐时现，剧烈瘙痒，多方求医，迁延未愈，持续 8 年，夜以继日，遇冷更甚，寝食俱废，严重时痒不欲生。近年来体质渐弱，时有头昏眼花，畏寒恶风，动则汗出。诊查：患者体质瘦弱，皮肤干燥，四肢及腹部有数片皮疹及铜钱大小的红斑，略高出皮面，皮肤划痕征阳性。

舌苔脉象：舌质淡，边有齿痕，舌苔薄白，脉沉细。

辨病辨证：瘾疹，血虚风燥证。

治法：养血疏风散寒，益气固表止痒。

二诊：服 7 剂后大便已通，皮损明显减少，皮肤划痕征阳性。头昏眼花，畏寒恶风，动则汗出明显减轻。原方加生地黄 15g，水煎服，每日 2 次。继服 7 剂而愈。

【按语】

王老认为本病初发可属实证，久病则多为虚证，而风邪是本病的主要外因。"风为百病之长，善行而数变"。风寒相合而为风寒之邪，风热相合

而为风热之邪，二者又可互相转化。因此治疗当以祛风为主，并根据挟寒、挟热不同，用清热或散寒之法。日久则多属虚证，应以益气养血之法治疗。方中防风辛温轻散，润泽不燥，为风药中之润剂，可祛风止痒；当归、白芍、川芎合熟地黄，属四物汤，取其补血行血，又寓"治风先治血，血行风自灭"之意；黄芪、白术、甘草，组成四君子汤，补气健脾，资助化生之源以壮气血；气血行，则风自止，少用桂枝、干姜皮配入补气血药中，能鼓舞气血之生成；白鲜皮清热燥湿；祛风解毒；僵蚕祛风止痉；浮萍透疹止痒；甘草兼以调和诸药。综观全方，"治风先治血，血行风自灭"，以养血润燥祛风止痒，而久病得愈。

＋＋＋＋＋＋

23. 姓名：褚某　　性别：男　　年龄：27 岁

初诊日期：2021 年 08 月 11 日

临床诊断：中医诊断为湿疮，湿热蕴肤证　西医诊断为湿疹

处方：

龙胆草 9g	黄芩 12g	栀子 15g	柴胡 12g
生地黄 15g	车前子 12g	泽泻 12g	当归 12g
甘草 6g	萆薢 12g	白鲜皮 12g	

7 剂，水煎服，日一剂，早晚温服。

【处方解读】

主诉： 发现双前臂湿疹 7 天。

现病史： 患者 7 天前无明显诱因出现双前臂湿疹，应用激素类外用药膏未见明显效果。今就诊于王老处。现症见：神志清，精神可，双前臂丘疱疹，部分已抓破渗出脂水，心烦口渴，小便短赤，大便干。

舌苔脉象： 舌红，苔黄，脉滑数。

辨病辨证： 湿疮，湿热蕴肤证。

治法： 清热利湿止痒。

【按语】

龙胆泻肝汤最早见于《太平惠民和剂局方》中，现用的龙胆泻肝汤出

自《医方集解》。方中龙胆草清肝胆湿热为君药；黄芩归肺经，栀子归心经，性味苦寒，清热燥湿泻火，助龙胆草清热除湿，泻火解毒；柴胡归肝经、胆经，与黄芩同用泄肝胆之热，同时作为引经药，使药物直达病所；车前子、泽泻、萆薢清热利湿，使湿热从小便而出；白鲜皮祛皮肤之风，共为臣药。生地黄凉血滋阴；当归养血补血，共为佐药；甘草为使，调和诸药。

++++++

24. 姓名：汪某某　　性别：男　　年龄：52 岁

初诊日期：2021 年 09 月 17 日

临床诊断：中医诊断为湿疮，湿热浸淫证。　　西医诊断为湿疹

处方：

龙胆草 10g	黄芩 10g	黄连 10g	板蓝根 30g
金银花 30g	连翘 15g	蒲公英 30g	白茅根 30g
生地黄 30g	牡丹皮 15g	车前子 30g	泽泻 15g
炙甘草 6g			

7 剂，水煎服，日一剂，早晚温服。

外用马齿苋 30g，黄柏 30g，紫花地丁 30g。水煎外用。

【处方解读】

主诉：左小腿外侧瘙痒，糜烂流水 1 年，加重 2 周。

现病史：1 年前开始左小腿外侧瘙痒，抓后糜烂流水，经久不愈，渐渐在周围扩展，曾先后到多家医院诊治，迁延未愈，近 2 周瘙痒加重，夜不能寐，搔抓不休，躯干及上肢出现红斑丘疹及脓疱，皮疹作痒，抓后流水，伴全身不适，口干口苦，不思饮食，有时恶心，大便硬结，小便黄赤而少。查体：左小腿红肿，外侧可见 10cm×15cm 鲜红色糜烂面，表面有脓疱及黄色浆液渗出，结黄色痂皮，边界清楚，周围皮肤发红，密布小丘疹、水疱、脓疱，腹股沟淋巴结肿大，触痛，躯干、上肢可见沿搔抓方向呈线状播散的红斑、丘疹、脓疱，左上肢较多见，部分皮疹抓破呈鲜红色糜烂面或已结痂。

舌苔脉象：舌质红，苔白中黄而腻，脉滑数。

辨病辨证：湿疮，湿热浸淫证。

治法：清热利湿，凉血解毒。

二诊：全身红斑脓疱明显消退，瘙痒减轻，已能入睡。大便通利，小便微黄，精神好转，舌质红，苔白，脉滑数。血象回降至正常。上方加茵陈30g，白鲜皮30g，厚朴10g，薏苡仁30g。

三诊：右小腿糜烂面渗出停止，红肿消退，创面干燥结痂，躯干四肢皮损基本消退，未见新生皮疹，饮食睡眠恢复正常，大便通畅，小便清。舌质红，苔白，脉滑数。治则改用健脾除湿、疏风止痒之法。处方：生白术10g，生枳壳10g，薏苡仁30g，厚朴10g，车前子15g，泽泻15g，苦参15g，白鲜皮30g，首乌藤30g，刺蒺藜30g，防己10g，防风10g，当归10g，黄柏10g。

四诊：服药10剂后，诸症已除，全身皮疹均已消退，有少许脱屑，左小腿陈旧皮损粗糙肥厚，色素沉着，有时作痒。

【按语】

方中龙胆草大苦大寒，既能清利肝胆实火，又能清利肝经湿热；黄芩、黄连苦寒泻火，燥湿清热；泽泻、车前子渗湿泄热，导热下行；连翘、蒲公英、板蓝根清热解毒；白茅根、牡丹皮清热凉血，解毒消肿止痛；马齿苋、紫花地丁局部清热利湿，解毒消肿。诸药合用，清热利湿，凉血解毒。湿疮是因禀赋不耐，风湿热邪客于肌肤所致，以皮肤呈多形性皮疹、渗液、结痂、瘙痒为主要表现的一类皮肤病。王老治湿疮精于辨证，主张从"风、湿、热"论治，清热凉血，解毒止痒，外用中药煎汤湿敷，内外合用，疗效更佳。

++++++

25. **姓名：**李某　　**性别：**男　　**年龄：**78岁

初诊日期：2021年06月26日

临床诊断：中医诊断为湿疮，湿热下注证　西医诊断为湿疹

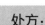

处方：

苍术 12g	黄柏 10g	白鲜皮 10g	牛膝 10g
生薏苡仁 10g	金银花 20g	玄参 10g	当归 10g
桃仁 10g	红花 12g	益母草 30g	甘草 6g

7 剂，水煎服，日一剂，早晚温服。

【处方解读】

主诉： 全身皮肤出现散在性红色丘疹，伴有瘙痒 20 多年。

现病史： 20 余年前患者无明显诱因出现全身散在性红色丘疹，范围逐渐扩大，皮色由红变黑，渐至溃烂，渗出物多，局部肿胀疼痛，伴有瘙痒，并有小片坏死。患者痛苦不堪，辗转于数家医院治疗无效，而求治于本院。

查体： 慢性病容，痛苦表情，全身皮肤暗红，大面积皮肤有丘疹，粗糙，脱屑，并有溃烂，有脓液及脓性渗出液，左踝上有多处皮肤坏死区域，坏死处面积多为 $1.5\sim2cm^2$。

舌苔脉象： 舌质暗红，苔白腻，脉沉。

辨病辨证： 湿疮，湿热下注证。

治法： 清热利湿，活血解毒。

二诊： 7 剂后局部肿痛减轻，渗出减少，嘱继服上方，另加中药外洗：荆芥 30g，防风 30g，地肤子 25g，蛇床子 25g，白蒺藜 15g，蝉蜕 15g，紫草 15g，枯矾 12g，水煎熏洗患处，如此治疗半月，病情明显好转，肿痛消失，瘙痒减轻，无渗出，溃疡渐愈。患者精神振奋，守方治疗半个月，结痂脱落，溃疡愈合，全身皮肤基本恢复正常，临床治愈。

【按语】

此方为四妙散，四妙散出自《丹溪心法》，主清热化湿，是治疗湿疮等湿热内盛证的代表方剂，王老用此方治疗湿疹之湿毒蕴结证，甚为恰当。王老在此基础上加金银花甘寒入心，清热解毒；当归活血散瘀；玄参泻火解毒；白鲜皮清热燥湿，祛风解毒；红花、桃仁活血化瘀；益母草活血消肿，清热解毒；甘草清解百毒，配金银花可加强清热解毒之力。诸药合用，既能清热解毒，又能活血散瘀，全方共奏清热解毒、活血止痛之效。古方妙用，辨证论治，内服外洗，临床治愈顽固性湿疹。

++++++

26. 姓名：江某某　　性别：女　　年龄：32 岁

初诊日期：2021 年 09 月 12 日

临床诊断：中医诊断为湿疮，脾虚湿蕴证　西医诊断为湿疹

处方：

防风 12g	苍术 12g	白术 15g	茯苓 12g
陈皮 15g	厚朴 12g	猪苓 12g	山栀 12g
泽泻 12g	草薢 12g	白鲜皮 12g	甘草 6g

7 剂，水煎服，日一剂，早晚温服。

【处方解读】

主诉： 双下肢湿疹反复发作 4 月余。

现病史： 患者 4 个多月前无明显诱因出现双下肢湿疹，应用药物后有所好转，停药即复发。今就诊于王老处。现症见：神志清，精神可，双下肢丘疹，瘙痒，部分已抓破渗出脂水，纳少，腹胀便溏。

舌苔脉象： 舌淡胖，苔白，脉濡。

辨病辨证： 湿疮，脾虚湿蕴证。

治法： 健脾利湿止痒。

【按语】

除湿胃苓汤源自《医宗金鉴》，方中苍术、白术、陈皮、厚朴健脾燥湿，猪苓、茯苓、泽泻利水渗湿，山栀、草薢清热利湿，防风祛风胜湿，甘草缓和药性。诸药合用共奏健脾除湿、和中利水之功效，为健脾除湿的基础方。王老在此基础上加用白鲜皮。《本草原始》有云："白鲜皮，入肺经，故能去风，入小肠经，故能去湿，夫风湿既除，则血气自活而热亦去。治一切疥癞、恶风、疥癣、杨梅、诸疮热毒。"

++++++

27. 姓名：苏某某　　性别：女　　年龄：37 岁

初诊日期：2021 年 06 月 02 日

临床诊断：中医诊断为湿疮，血虚风燥证　西医诊断为湿疹

处方：

当归 12g	生地黄 12g	白芍 15g	川芎 15g
制何首乌 9g	荆芥 12g	防风 12g	白蒺藜 12g
黄芪 12g	甘草 6g	鸡血藤 30g	

7 剂，水煎服，日一剂，早晚温服。

【处方解读】

主诉：双下肢湿疹反复发作 2 年余。

现病史：患者 2 年余前出现双下肢湿疹，反复发作。今皮损处色素沉着，皮损粗糙肥厚，剧痒难忍，遇热后瘙痒加重。今就诊于王老处。现症见：神志清，精神可，双下肢局部色素沉着，有抓痕，口干不欲饮水，腹胀，纳少。

舌苔脉象：舌淡，苔白，脉细。

辨病辨证：湿疮，血虚风燥证。

治法：养血润肤，祛风止痒。

【按语】

当归饮子中的当归、川芎、白芍、生地黄合为四物汤，取其"治风先治血，血行风自灭"之义，滋阴养血以治营血不足；何首乌、鸡血藤可益精生血，滋阴养血，润燥止痒；荆芥、防风为祛风解表常用药对，使外风从表而解；黄芪在本方中一为生肌，二为固表，防止外风入里；白蒺藜主入肝经，平肝祛风，可增强荆芥、防风的祛风功效；甘草调和诸药。诸药合用，养血活血不滞血，固表祛风防外风，标本兼顾。

＋＋＋＋＋＋

28. **姓名：**戴某 **性别：**男 **年龄：**43 岁

初诊日期：2021 年 06 月 15 日

临床诊断：中医诊断为湿疮，血虚风燥证 西医诊断为湿疹

处方：

当归 12g	生地黄 12g	白芍 15g	茯苓 12g
川芎 15g	白鲜皮 12g	蝉蜕 12g	薄荷 12g
独活 12g	荆芥 10g	防风 10g	甘草 6g

7 剂，水煎服，日一剂，早晚温服。

【处方解读】

主诉： 双下肢湿疹反复发作 10 年余。

现病史： 患者 10 余年前出现双下肢湿疹，反复发作。今皮损处色素沉着，粗糙肥厚，遇热后瘙痒加重。今就诊于王老处。现症见：神志清，精神可，双下肢局部色素沉着，有抓痕，口干，纳少。

舌苔脉象： 舌淡，苔腻略黄，脉弦细。

辨病辨证： 湿疮，血虚风燥证。

治法： 养血润肤，祛风止痒。

【按语】

四物消风饮，出自《医宗金鉴》，具有养血润肤、祛风止痒的作用。方中生地黄清热凉血滋阴，当归、川芎养血活血和营，三药配伍合用，共同为君药；荆芥、防风、独活祛风胜湿解表，蝉蜕、薄荷能够疏风透疹而止痒，共为臣药，起到利水渗湿、祛风止痒的作用；白鲜皮清热燥湿，祛肌肤湿邪，配伍白芍养血和营，共同为佐药；甘草调和诸药。全方能够疏风清热祛湿，养血生津润燥。

＋＋＋＋＋＋

29. 姓名：肖某某　　性别：女　　年龄：32 岁

初诊日期： 2021 年 11 月 28 日

临床诊断： 中医诊断为湿疮，风湿热客于肌肤证　西医诊断为湿疹

处方：

生黄芪 30g	党参 20g	当归 15g	生地黄 15g
地肤子 15g	丹参 20g	蝉蜕 10g	赤芍 12g
麸炒白术 15g	白薇 15g	茯苓 15g	金银花 15g
连翘 15g	炙甘草 6g		

14 剂，水煎服，日一剂，早晚温服。

【处方解读】

主诉： 周身泛发湿疹伴剧烈瘙痒反复发作 14 年。

现病史： 皮损初发在背部，继则延及两股内侧及腋窝、脐周等处，皮损以颈、项、背、两腋下、腘窝、腹股沟以及脐周为多，皮损呈大小不等

环状水疱样损害，两腹股沟内侧有掌心大小，角质增生，表面糜烂，渗液较多，冬轻夏重。

舌苔脉象：舌质红，苔薄白，脉弦细而数。

辨病辨证：湿疮，风湿热客于肌肤证。

治法：祛风清热，除湿敛疮。

二诊：自服上方 14 剂，皮损全消，皮肤光滑，亦无瘙痒已 10 余天，特来相告。随访半年，病未复发。

【按语】

方中党参、白术、茯苓健脾燥湿，地肤子清利湿热，金银花、连翘清热解毒，蝉蜕祛风止痒，当归、赤芍、生地黄、丹参凉血活血，取"血行风自灭"之意，结合黄芪、白薇，敛疮生肌，促进糜烂创面收燥愈合，标本兼顾，疗效良好。

湿疹迁延不愈者，从"风、湿、热"论治，予祛风清热、除湿止痒。湿疹属中医"粟疮湿癣"或"浸淫疮"范畴。《医宗金鉴·浸淫疮》云："浸淫疮发火湿风，黄水浸淫似疥形，蔓延成片痒不止。"王老认为痒有多种原因，风胜者则干痒而有脱屑，湿胜者痒而出水甚多。本例当属湿胜。湿疹之发生，常兼有内、外之因，然以内因为主，慢性湿疹尤以内因为重，多由饮食不节，伤及脾胃，导致脾运失健，水湿停滞，湿热内蕴，复感风邪，风湿热三邪蕴于肌肤而发病。故法取健脾祛湿以治本，祛风清热以治标。

＋＋＋＋＋＋

30. 姓名：闫某某　　性别：女　　年龄：48 岁

初诊日期：2021 年 03 月 26 日

临床诊断：中医诊断为热疮，湿热蕴结证　西医诊断为单纯性疱疹

处方：

金银花 15g	连翘 15g	酒黄芩 9g	蒲公英 15g
牡丹皮 10g	郁金 10g	苍术 10g	黄柏 9g
白鲜皮 15g	地肤子 15g	蛇床子 15g	土茯苓 15g
车前子 15g	炙甘草 6g		

7 剂，水煎服，日一剂，早晚温服。

【处方解读】

主诉：发现唇周疱疹10天。

现病史：患者10天前唇周环生疱疹，自感灼热明显，遂去当地某医院就诊，诊为"单纯性疱疹"，给予外用药（具体不详）涂搽，效不显。现仍感灼热明显，大便干结不畅，故来就诊。

舌苔脉象：舌红，苔黄腻，脉滑数。

辨病辨证：热疮，湿热蕴结证。

治法：清热化湿和中。

二诊：服前方后，疱疹结痂，仍感灼热。此属湿热未尽，继以清化湿热治疗。处方：焦山栀15g，金银花15g，连翘15g，黄芩9g，蒲公英15g，牡丹皮10g，苍术10g，黄柏9g，白鲜皮15g，地肤子15g，蛇床子15g，车前子15g，泽泻15g。14剂，水煎服，日1剂，分两次服。忌食辛辣及肥甘厚腻之品。

【按语】

热疮是因外感风热，或肺胃内热，或热病伴发所致，以皮肤黏膜交界处发生成簇水疱并糜烂、破溃、结痂，痒痛相兼为主要表现的疱疹类皮肤病，即西医的单纯疱疹。单纯性疱疹属中医"热疮"范畴，虽表现为唇周环生疱疹，但实与湿热蕴结脾胃有关，由于脾开窍于口，其华在唇，阳明胃经环绕口周，而今脾胃湿热内滞，循经上扰，故见此症。王老认为其治热疮重在清热化湿，兼顾脾胃。方中酒黄芩清热泻火，祛上焦头面热毒；连翘辛凉疏散头面；金银花、蒲公英清热解毒；牡丹皮、郁金清热凉血，活血化瘀；白鲜皮、地肤子、蛇床子、土茯苓清热燥湿，祛风解毒；黄柏、苍术，清热解毒，健脾燥湿；车前子清热渗湿。诸药合用，清热化湿，健脾和中，标本兼顾，主次分明，故一举而获效。

+++++++

31. 姓名：李某某　　性别：女　　年龄：47岁

初诊日期：2021年04月17日

临床诊断：中医诊断为热疮，肺胃热盛证　西医诊断为单纯性疱疹

处方：

辛夷（包煎）9g	黄芩12g	栀子15g	麦冬12g
石膏（包煎）30g	知母12g	甘草6g	枇杷叶12g
甘草6g			

7剂，水煎服，日一剂，早晚温服。

【处方解读】

主诉：发现口唇周围疱疹反复发作3月余。

现病史：患者3个多月前感冒发热后开始出现口唇周围疱疹，未予治疗。今就诊于王老处。现症见：神志清，精神可，口唇周围群集性小水疱灼热疼痛，小便黄，大便干。

舌苔脉象：舌红，苔黄，脉数。

辨病辨证：热疮，肺胃热盛证。

治法：疏风清热。

【按语】

《医宗金鉴·外科心法要诀》认为"肺风粉刺肺经热，面鼻疙瘩赤肿疼，破出粉刺或结屑"，并创立了辛夷清肺饮。辛夷清肺饮中石膏、知母清肺胃湿热，黄芩、栀子清上焦湿热，辛夷引药上行，枇杷叶宣肺，甘草调和诸药。共奏疏风清热之功。

✦✦✦✦✦✦

32. **姓名：**李某　　**性别：**女　　**年龄：**35岁

初诊日期：2021年10月23日

临床诊断：中医诊断为油风，气血两虚证　西医诊断为斑秃

处方：

人参9g	白术12g	茯苓12g	清半夏9g
陈皮12g	当归12g	熟地黄12g	白芍12g
川芎12g	女贞子12g	墨旱莲12g	炒黑芝麻20g
甘草6g			

7剂，水煎服，日一剂，早晚温服。

【处方解读】

主诉：产后头发斑块状脱落 1 年余。

现病史：患者剖宫产术 1 年余，产后出现头发斑块状脱落，由起初硬币大小进展至如今杯口大小。后就诊于王老处。现症见：神志清，精神可，头发斑块状脱落，毛发枯槁，气短懒言，倦怠乏力，二便正常。

舌苔脉象：舌质淡，苔薄白，脉细弱。

辨病辨证：油风，气血两虚证。

治法：益气补血，养血生发。

【按语】

八珍汤出自《瑞竹堂经验方》，为四君子汤与四物汤的合方，临床上常用于治疗气血两虚诸证。该患者在产后出现气血两虚，具体表现为斑秃。王老在针对主证气血两虚应用八珍汤的基础上加用乌发养精血之女贞子、墨旱莲及黑芝麻，从而达到标本同治的目的。

++++++

33. 姓名：江某　　性别：男　　年龄：29 岁

初诊日期：2020 年 04 月 13 日

临床诊断：中医诊断为油风，肝肾不足证　西医诊断为脱发

处方：

制首乌 10g	茯苓 20g	酒女贞子 30g	墨旱莲 30g
菟丝子 12g	枸杞子 12g	牛膝 12g	当归 15g
酒黄精 12g	桑葚 12g	侧柏叶 12g	虎杖 12g
荷叶 20g	山楂 15g	甘草 6g	

7 剂，水煎服，日一剂，早晚温服。

【处方解读】

主诉：发现脱发 3 年余。

现病史：患者 3 年多前出现脱发，头皮光亮，油性分泌物较多，发质细软。查体可见头发稀疏，头皮外露，油性分泌物量大。体型肥胖，偶有腰膝酸软、耳鸣，二便正常。

舌苔脉象：舌质淡、苔少、脉沉。

辨病辨证：油风，肝肾不足证。

治法：滋补肝肾，养血生发。

【按语】

《外科正宗》中最早记载了"油风"的病名，其中有云："油风乃血虚不能随气荣养肌肤，故毛发根空，脱落成片，皮肤光亮，痒如虫行，此皆风热乘虚攻注而然。治当神应养真丹服之，外以海艾汤熏洗并效。"提出油风之名的同时说明了其病因病机和临床表现。王老认为此病病因不外乎"热、瘀、虚"。该患者为典型肝肾不足引起的脱发，王老果断投用经典名方七宝美髯丹加减，取得了良好的效果。

✚✚✚✚✚✚

34. **姓名**：金某某　　**性别**：女　　**年龄**：36 岁

初诊日期：2021 年 04 月 05 日

临床诊断：中医诊断为油风，肾精不足证　西医诊断为脱发

处方：

炙龟板 18g	鹿角胶 3g	枸杞子 9g	仙茅 15g
仙灵脾 12g	菟丝子 12g	补骨脂 15g	当归 9g
石斛 12g	熟地黄 24g	黄芪 15g	白术 15g
防风 9g	生甘草 6g		

7 剂，水煎服，日一剂，早晚温服。

【处方解读】

主诉：发现脱发半年。

现病史：头顶部头发稀少可数，头皮暴露，日渐加甚已达半年，伴有口渴喜饮，头晕偶见，耳鸣目糊，腰酸不舒，精神欠佳。

舌苔脉象：苔薄白，质稍红，脉弦细。

辨病辨证：油风，肾精不足证。

治法：滋肾泻火。

二诊：服药后，精神转佳，脱发现象稍改善。继服上方加制首乌 9g。

【按语】

脱发是因湿热上蒸，或阴虚血弱所致，以头发细软、稀疏、脱落，并有油腻或干燥的红黄色鳞屑斑，头皮瘙痒为主要表现的皮肤疾病。西医称为脂溢性脱发。王老主张滋补肝肾为治脱发的基本原则，认为肝藏血，肾藏精，精血同源。精血亏损为脱发之源，故滋补肝肾为治脱发的基本原则。患者脱发仅是一个表象，而肾阴亏损是其病本，此案并见头晕、目糊、耳鸣、口渴、腰酸等症。此为肾精不足，精枯火盛，则毛发失养而落。治当滋肾泻火，故以龟鹿二仙膏为主方，滋补肝肾；配当归、熟地黄、枸杞子、石斛以增强补肾养血润燥之力；结合仙茅、仙灵脾、菟丝子、补骨脂以从阳中求阴；配玉屏风散以益气固表，调整机体的免疫力。

++++++

35. 姓名：常某某　　　性别：男　　年龄：19 岁

初诊日期：2021 年 03 月 10 日

临床诊断：中医诊断为白疕，血热风燥证　西医诊断为银屑病

处方：

当归 10g	生地黄 10g	蝉蜕 10g	牡丹皮 10g
荆芥 10g	防风 10g	苍术 10g	苦参 15g
石膏 10g	知母 15g	火麻仁 15g	白术 15g
茯苓 15g	甘草 10g	牛蒡子 10g	

7 剂，水煎服，日一剂，早晚温服。

【处方解读】

主诉：全身性红斑、鳞屑反复发作 1 年。

现病史：皮损以四肢为主，下肢为重，头面为轻，躯干部局部散在点状红色斑疹，上覆厚厚的白色鳞屑，伴口干，便干。曾在多家医院诊治，诊为银屑病，疗效欠佳。其家族中姥爷有类似病史。

舌苔脉象：舌质红，苔白，脉细数。

辨病辨证：白疕，血热风燥证。

治法：清热解毒、凉血润燥，辅以止痒。

二诊： 下肢皮损大部消退，舌质仍红，苔白，脉细数。上方加川牛膝10g，继服21剂。

三诊： 皮损基本消退，瘙痒减轻明显，脉转细缓，舌质略红，苔白，上方继服28剂。

四诊： 皮损已痊愈，停药观察，未再复发。

【按语】

银屑病是临床中较为棘手的疾病，易于反复发作，缠绵难愈，患者情绪容易波动，因此王老认为在治疗同时，更应注意饮食调护，忌酒及羊肉等发物，慎用外敷药物和激素治疗。治疗银屑病应紧扣"清热凉血"。由于银屑病多病程较长，易反复，中药治疗忌过用苦寒药物，以免伤及后天生化之本。病程较长者，恐"生风生燥"，治疗时应兼顾滋阴补血。方中荆芥、防风、牛蒡子、蝉蜕之辛散透达，疏风散邪，使风去则痒止；配伍苍术祛风燥湿；苦参清热燥湿；白术、茯苓健脾和胃利湿；石膏、知母清热泻火；牡丹皮清热凉血。风热内郁，易耗伤阴血，湿热浸淫，易瘀阻血脉，故以当归、生地黄养血活血，治以"治风先治血，血行风自灭"之意；甘草清热解毒，和中调药；火麻仁润肠通便，使邪有出路。诸药配伍以祛风为主，加以祛湿、清热、养血之品，祛邪之中，兼顾扶正，使风邪得散，湿热得清，血脉调和，则痒止疹消。

＋＋＋＋＋＋

36. 姓名：谭某　　性别：女　　年龄：42 岁

初诊日期： 2021 年 11 月 14 日

临床诊断： 中医诊断为白疕，肝经化火证　西医诊断为神经性皮炎

处方：

柴胡 10g	枳壳 10g	龙胆草 10g	栀子 10g
生地黄 15g	牡丹皮 10g	赤芍 10g	白芍 10g
当归 15g	首乌藤 30g	钩藤 10g	防风 10g

7 剂，水煎服，日一剂，早晚温服。

【处方解读】

主诉：全身瘙痒半年余。

现病史：近半年自觉颈项部瘙痒，渐发展至双肘，以至全身，夜间瘙痒尤甚，皮肤变粗变厚，自觉心烦易怒，夜寐不安，口苦咽干，月经不调。

诊查：颈项、肘、小腿外侧等处有片状肥厚角化皮损，边缘不整齐，皮峰皮沟明显，皮色稍黯，表面有抓痕、血痂。

舌苔脉象：舌边尖红，苔黄腻，脉弦滑。

辨病辨证：白疕，肝经化火证。

治法：疏肝理气，清热散风。

二诊：服上方后，痒势减轻，心静神安，皮损表面有少量抓痕，血痂。舌边尖红，苔微黄，脉弦滑。上方加全蝎6g，皂角刺6g，乌梢蛇15g，刺蒺藜30g，21剂，水煎服，每日2次。外用土槿皮100g，水煎，洗浴。

三诊：瘙痒停止，皮疹大部消失。继续服用上方10剂，临床治愈。

【按语】

方中龙胆草苦寒，既能清利肝胆实火，又能清利肝经湿热；栀子苦寒泻火，燥湿清热；当归、生地黄养血滋阴，邪去而不伤阴血；柴胡舒畅肝经之气，引诸药归肝经；赤芍气味苦平，清热凉血，活血止痛；白芍气味酸平，温阳补虚，健脾和胃，与赤芍合用，白补赤泻，白收赤散，白寒赤温，白入气分，赤入血分；防风祛风解表，止痛；首乌藤、钩藤合用养心安神，祛风通络；甘草调和诸药。

王老认为情志内伤、风邪侵扰是本病发病的诱发因素；营血失和、气血凝滞则为其病机。治疗的同时，生活中更要注意调护，调畅情志，保持情绪稳定。避免饮食辛辣刺激，戒烟酒。禁用手搔抓及热水烫洗，多穿棉质柔软衣料，避免硬质衣领摩擦。

＋＋＋＋＋＋

37. 姓名：许某某　　　性别：男　　　年龄：34岁

初诊日期：2021年08月02日

临床诊断：中医诊断为白疕，湿热内蕴证　西医诊断为牛皮癣

处方：

炒苍术 20g	麸炒薏苡仁 30g	土茯苓 30g	槐花 30g
连翘 15g	赤小豆 30g	白鲜皮 30g	制首乌 15g
当归 10g	赤芍 30g	泽泻 10g	生甘草 6g

7 剂，水煎服，日一剂，早晚温服。

【处方解读】

主诉：全身多发性点状牛皮癣 1 年余。

现病史：患者全身多发性点状牛皮癣 1 年余，现症见：腰酸背痛，头晕惛，目涩困，耳鸣，全身乏力，口干渴，大便干，每日 3~4 次，纳眠可。

舌苔脉象：舌质淡黯，舌苔白厚腻，脉沉滞。

辨病辨证：白疕，湿热内蕴证。

治法：凉血清热，祛湿解毒。

二诊：服上药，病情缓解，近期因工作劳累，病情反复，四肢、髋、胁部出现红疹干痒，有皮屑，大便溏，每日 2~3 次，舌质黯淡，舌苔黄腻，脉细，血分热毒，化燥生风。处方：生地黄 30g，槐花 30g，紫草 10g，牡丹皮 10g，赤芍 15g，野菊花 30g，蒲公英 30g，防风 10g，知母 15g，蝉蜕 10g，白僵蚕 10g，生甘草 6g。14 剂，水煎服，每日 1 剂。

三诊：服上药效可，上半身癣已消，下半身仍有零星存在，皮肤干燥，饮水不多，纳可，大便不成形，每日 2~3 次，怕冷，舌质黯淡，舌苔白腻滑，脉细滞。效不更方，加重活血祛风之力。

【按语】

王老认为清热祛湿、凉血润燥法治疗湿热内蕴之牛皮癣，注意运用甘淡祛湿之品，防其祛湿伤阴，加重血燥；养血之中注意活血，以活血息风。此病虽难治，但此方仍能见效，可见中药之长。此案治疗着眼点是凉血润燥。方中苍术、薏苡仁、土茯苓、赤小豆祛湿解毒；槐花、白鲜皮清热止痒；生地黄、制首乌、当归、赤芍凉血润燥；蝉蜕、白僵蚕祛风止痒。诸药合用清热祛湿，凉血润燥，养血活血。"治风先治血，血行风自灭"。

++++++

38. 姓名：赵某　　　性别：女　　　年龄：43 岁

初诊日期：2022 年 01 月 22 日

临床诊断：中医诊断为黧黑斑，肝郁气滞证　西医诊断为黄褐斑

处方：

当归 12g	醋柴胡 12g	茯苓 12g	白术 12g
丹参 15g	白芍 12g	川芎 12g	人参 9g
甘草 6g	牡丹皮 15g	栀子 15g	

7 剂，水煎服，日一剂，早晚温服。

【处方解读】

主诉： 发现面部褐色斑 5 年余。

现病史： 患者面部褐色斑 5 年余，逐渐加重，多方求治未见效果。今就诊于王老处。现症见：神志清，精神可，面部深褐色斑块，烦躁不安，经前乳房胀痛，口苦咽干，大便秘结。

舌苔脉象： 舌红，苔薄，脉细。

辨病辨证： 黧黑斑，肝郁气滞证。

治法： 疏肝理气，活血消斑。

【按语】

本方为丹栀逍遥散加减。方剂组成不再赘述。王老认为，本方重在达肝木，调营血，运中州，兼清郁热，是解郁之良剂。肝脏具有升发之性，一旦怫郁，则易化火，木旺克土。因此，丹栀逍遥散于调养中又寓疏通条达，再清郁热，使肝木以遂其性，则诸病得消。王老认为肝郁日久则致瘀，于是加用丹参、川芎，凉血活血，助气行血，从而达到疏肝理气，活血消斑之效。

++++++

39. 姓名：韩某某　　　性别：女　　　年龄：49 岁

初诊日期：2022 年 03 月 21 日

临床诊断：中医诊断为黧黑斑，肝肾不足证　西医诊断为黄褐斑

处方：

熟地黄 30g	山药 30g	牡丹皮 15g	泽泻 12g
酒萸肉 12g	茯苓 15g	丹参 15g	炒僵蚕 15g
女贞子 12g	墨旱莲 12g	甘草 6g	

7 剂，水煎服，日一剂，早晚温服。

【处方解读】

主诉： 发现面部褐色斑 9 年余。

现病史： 患者面部褐色斑 9 年余，多方求治未见效果。今就诊于王老处。现症见：神志清，精神可，面部深褐色斑块，面色晦暗，健忘，五心烦热，大便秘结。

舌苔脉象： 舌红，苔少，脉细。

辨病辨证： 黧黑斑，肝肾不足证。

治法： 补益肝肾，滋阴降火。

【按语】

本方为六味地黄丸合二至丸加减，六味地黄丸在此不再赘述。二至丸中有女贞子，《雷公炮制药性解》载女贞子"主安五脏，养精神，补阴分，益中气，黑须发，强筋力，去风湿，除百病，久服可延年"；《本草纲目》言墨旱莲主治"血痢。针灸疮发，洪血不可止者，敷之立已。汁涂眉发，生速而繁。乌髭发，益肾阴。止血排脓，通小肠，敷一切疮。膏点鼻中，益智"。两药合用有补益肝肾、滋阴止血、壮筋骨、乌须发的功效。再加用丹参、僵蚕是因为患者患病日久，久病成瘀。

＋＋＋＋＋＋

40. 姓名：楚某某　　**性别：** 女　　**年龄：** 35 岁

初诊日期： 2021 年 09 月 11 日

临床诊断： 中医诊断为黧黑斑，脾虚湿蕴证　西医诊断为黄褐斑

处方：

太子参 30g	黄芪 30g	白术 15g	茯苓 12g
炒白扁豆 15g	莲子肉 15g	山药 30g	薏苡仁 30g

砂仁（后下）6g　　红花 12g　　　　益母草 30g　　　桔梗 10g

炙甘草 6g

7 剂，水煎服，日一剂，早晚温服。

【处方解读】

主诉：发现面部褐色斑 3 年余。

现病史：患者面部褐色斑 3 年余，多方求治未见效果。今就诊于王老处。现症见：神志清，精神可，面部灰褐色斑块，神疲乏力，纳呆困倦，月经量少色淡，大便溏。

舌苔脉象：舌红淡胖，苔白腻，脉濡。

辨病辨证：黧黑斑，脾虚湿蕴证。

治法：健脾益气，祛湿消斑。

【按语】

本方为参苓白术散加减。参苓白术散出自宋代《太平惠民和剂局方》，方中以人参、黄芪补脾胃之气，白术、茯苓健脾渗湿，山药、莲子肉可健脾涩肠止泻，又助参、术健脾益气；白扁豆健脾化湿；薏苡仁健脾渗湿；砂仁行气止痛，醒脾燥湿和胃；桔梗宣开肺气，通利水道，载药上行；炙甘草健脾和中；调和药性。诸药合用温而不燥，补而不腻，起到益气健脾，渗湿止泻的作用。因患者月经量少色淡，王老加用红花、益母草以温经。

＋＋＋＋＋＋

41. 姓名：王某　　性别：女　　年龄：45 岁

初诊日期：2021 年 07 月 14 日

临床诊断：中医诊断为黧黑斑，气滞血瘀证　西医诊断为黄褐斑

处方：

当归 15g　　　　生地黄 15g　　　　白芍 12g　　　　川芎 12g

麸炒枳壳 15g　　牛膝 6g　　　　　炒桃仁 30g　　　红花 12g

甘草 6g

7 剂，水煎服，日一剂，早晚温服。

【处方解读】

主诉： 发现面部褐色斑 2 年余。

现病史： 患者面部褐色斑 2 年余，多方求治未见效果。今就诊于王老处。现症见：神志清，精神可，面部黑褐色斑块，乙肝病毒携带者，月经量少色暗有血块，二便正常。

舌苔脉象： 舌暗红有瘀斑，苔薄白，脉涩。

辨病辨证： 黧黑斑，气滞血瘀证。

治法： 理气活血，化瘀消斑。

【按语】

此方源自清代吴谦《医宗金鉴》的桃红四物汤。以四物汤补血，加桃仁、红花并入血分而逐瘀行血，则血虚血瘀之症均可消矣，具有活血化瘀、养血补血的双重功效。全方养血而不滞血，活血而不破血，补中有行，破中有收。诸药合用，达到活血行气、扶正祛邪之功效。王老在原方基础上加用麸炒枳壳理气行血，牛膝引血下行。

✛✛✛✛✛✛

42.姓名： 于某某　　**性别：** 男　　**年龄：** 35 岁

初诊日期： 2021 年 06 月 17 日

临床诊断： 中医诊断为酒糟鼻，肺胃瘀热证　西医诊断为酒渣鼻

处方：

黄芩 10g	赤芍 10g	当归 10g	白芷 10g
红花 10g	川芎 15g	枇杷叶 12g	桑白皮 12g
白术 15g	茯苓 15g	生地黄 15g	陈皮 15g
炙甘草 6g			

7 剂，水煎服，日一剂，早晚温服。

【处方解读】

主诉： 面部、鼻部发红半年余。

现病史： 半年前患者长期饮食、作息不规律后出现面部、鼻部发红，以鼻尖、鼻翼为主，鼻尖部呈浅表树枝状毛细血管样扩张，面部皮肤油亮，颜面犹如涂脂。此起彼伏，时轻时重。熬夜加班、饮酒及辛辣饮食刺激后加重。

舌苔脉象：舌红，苔黄腻，脉滑数。

辨病辨证：酒糟鼻，肺胃瘀热证。

治法：清肺泄热，凉血化瘀。

【按语】

王老认为本案主因饮食不节、肺胃积热上蒸、复感风邪、血瘀凝结所致。《医宗金鉴》载"此证生于鼻准头，及鼻两边；由胃火熏肺，更因风寒外束，血瘀凝结。故先红后紫，久变为黑，最为缠绵。治宜宣肺中邪气，化滞血，如麻黄宣肺酒、凉血四物汤俱可选用，使荣卫流通，以滋新血。"故治疗时须选用清热凉血、活血化瘀类中药；选用凉血四物汤加减。方中黄芩、生地黄清热凉血；当归补血养肝和血；赤药养血柔肝和营；川芎活血行气，畅通气血，配以红花活血化瘀，散瘀化滞，使营卫流通以滋新血；枇杷叶清肺胃热；桑白皮清泄肺热。临证应用注意辨证加减：气虚加黄芪；血热加紫草、丹皮；淤血明显加桃仁、丹参、泽兰；夹湿加土茯苓、地肤子、米仁、苦参等。治疗期间，应当调整作息，禁烟酒，清淡饮食。

✚✚✚✚✚✚

43. 姓名：王某某　　　**性别：**男　　　**年龄：**45 岁

初诊日期：2021 年 03 月 17 日

临床诊断：中医诊断为酒糟鼻，气滞血瘀证　　西医诊断为酒渣鼻

处方：

当归 15g	赤芍 15g	香附 12g	川芎 12g
麸炒枳壳 15g	桔梗 10g	炒桃仁 30g	红花 12g
醋莪术 12g	海藻 10g	大枣 8 枚	生姜 6 片

老葱 3 段

7 剂，水煎服，日一剂，早晚温服。

另服麝香（丸剂）0.5g。

【处方解读】

主诉：发现鼻翼两侧组织增生 2 年余。

现病史：患者鼻翼两侧组织增生 2 年余，多方求治未见效果。今就诊

于王老处。现症见：神志清，精神可，鼻部组织增生，呈结节状，毛孔扩大，二便正常。

舌苔脉象：舌质暗红，苔薄白，脉沉缓。

辨病辨证：酒糟鼻，气滞血瘀证。

治法：活血化瘀散结。

【按语】

本方化用通窍活血汤。通窍活血汤原方中的红花、川芎以及桃仁不仅能够活血化瘀而且还是养血佳品；大枣、生姜能够调和营卫；麝香、老葱气味辛香，能够走窜经络，通利血脉。全方活血化瘀，养血但不伤血，疏肝解郁却不伤气。诸药共奏活血化瘀、行气解郁、通络开窍之功能。王老认为在原方基础上加用莪术、海藻可以起到活血散结的作用，对鼻赘型酒糟鼻效果良好。

第十一节　其他疾病

一、概　论

本节所举医案主要包括便秘、肉瘤、瘰疬、痄腮、癥瘕、齿衄、不寐、眩晕、硬皮病、痔。

1. 便秘　便秘是指排便次数减少，同时排便困难，粪便干结，相当于西医的便秘。

王老认为本病或因素体阳盛，大肠积热，过食辛辣厚味，致肠胃积热，耗伤津液，粪质干燥，排出困难；或肝郁气滞，气机不利，导致腑气郁滞，通降失常，糟粕内停；或进食生冷，外感寒邪，过服寒凉药物，损伤肠胃，致传导失常，大便不行；或饥饱失常，劳倦内伤，体质虚弱，致大肠传导无力，便下无力；或素体阴虚，津亏血少，失血夺汗；或过食辛燥之品，及久服泻剂等，致大肠不荣，肠道失润，形成便秘。

2. 肉瘤　肉瘤是发生于皮下组织，由脂肪细胞组成的良性肿瘤，相当于西医的脂肪瘤。

王老认为本病多由过食肥甘，情志郁伤，导致脾运失司，湿痰内生，气血凝结而成。

3. 瘰疬　瘰疬是生于颈部的一种感染性外科疾病，相当于西医的颈淋巴结核。

王老认为本病或因情志不畅而导致肝气郁结于体内，造成脾气机不畅，则脾的运化功能失常，水液等物质停滞不通则伤脾，以致脾失健运，痰湿内生，生成瘰疬而结于颈部；或痰湿日久化热，情志不畅，肝阳上亢，肝郁化火，火下伤肾阴，热易灼伤肉而后腐败化脓，接着脓水淋漓，耗伤气血，身体日渐虚损；或重病、久病则肺肾阴亏，肾阴为一身阴气之根本，以至于身体阴亏火旺，肺部津液不能输布，肺火旺盛，灼津为痰，痰火凝结，日久结聚为核；或正气亏虚，则风、寒、暑、湿、燥、火等邪气侵袭人体，从而影响水液代谢，造成瘰疬。

4. 痄腮　痄腮是指因感受风温邪毒，壅阻少阳经脉引起的时行疾病，以发热、耳下腮部漫肿疼痛为临床主要特征，相当于西医的流行性腮腺炎。

王老认为本病主要病机为邪毒壅阻少阳经脉，与气血相搏，凝滞耳下腮部。风温邪毒从口鼻肌表而入，侵犯足少阳胆经。胆经起于眼外眦，经耳前耳后下行于身之两侧，终止于两足第四趾端。少阳受邪，毒热循经上攻腮颊，与气血相搏，气滞血郁，运行不畅，凝滞腮颊。

5. 癥瘕　癥瘕是指妇人下腹结块，伴有或胀、或痛、或满、或异常出血者，相当于西医的子宫肌瘤。

王老认为本病或因七情所伤，肝气郁结，气血运行受阻，滞于冲任胞宫，结块积于小腹，成为气滞癥瘕；或暴怒伤肝，气逆血留；或忧思伤脾，气虚而血滞，使瘀血留滞，瘀血内停，渐积成瘕；或素体脾虚，饮食不节，损伤脾胃，健运失职，湿浊内停，聚而为痰，痰湿下注冲任，阻滞胞络，痰血搏结，渐积成瘕；或经期产后，胞脉空虚，余血未尽之际，外阴不洁，或房事不禁，感染湿热邪毒，入里化热，与血搏结，瘀阻冲任，结于胞脉，而成癥瘕。

6. 齿衄　齿衄以牙龈萎缩疼痛，牙龈出血为主要症状，相当于西医的牙龈出血。

王老认为本病或因嗜食膏粱厚味，饮酒嗜辛，辛热伤胃，脾胃积热，其热循经，熏蒸牙龈，热邪壅盛，伤及龈肉血络，龈肉腐化渗脓渗血，久则龈萎根露，牙齿松动；或肾虚精亏髓少，肾精不得上达，齿失濡养，引起骨质的萎软，兼以阴虚火旺，虚火上炎于龈肉，久则牙齿疏豁，动摇，根露；或素体虚弱，久病耗伤，气血不足，不能上输精微于牙龈，牙龈失养，兼以病邪乘虚侵犯龈肉，以致其萎缩，气虚不能摄血，血不循经，由齿龈间流渗而出，而成此病。

7. 不寐　不寐是以经常不能获得正常睡眠为特征的一类病证；相当于西医的失眠。

王老认为本病或因情志不遂，肝气郁结，肝郁化火，邪火扰动心神，心神不安而不寐；或由五志过极，心火内炽，扰动心神而不寐；或由喜笑无度，心神激动，神魂不安而不寐；或由暴受惊恐，导致心虚胆怯，神魂不安，夜不能寐；或暴饮暴食，宿食停滞，脾胃受损，酿生痰热，壅遏于中，痰热上扰，胃气失和，可致失眠；或劳倦太过则伤脾，过逸少动亦致脾虚气弱，运化不健，气血生化无源，不能上奉于心，而致心神失养而失眠；或因思虑过度，伤及心脾，心伤则阴血暗耗，神不守舍，脾伤则食少，纳呆，生化之源不足，营血亏虚，心失所养，而致心神不安；或久病血虚，年迈血少，引起心血不足，心失所养，心神不安而不寐。

8. 眩晕　眩晕为头昏眼花，视物发黑、旋转的一种病症。轻者转瞬即逝，闭目则止；重者如坐舟车之中，旋转不定，以致不能站立。相当于西医的眩晕。

王老认为本病因素体阳盛、肝气郁滞、气郁化火、风阳上扰等；或气虚，清阳不升，血虚，清窍失养等可出现眩晕；或肾阴不足，水不涵木，风阳上扰等发为眩晕；或嗜食肥甘厚腻、吸烟饮酒，容易痰湿中阻清窍而发眩晕。

9. 硬皮病　硬皮病是一种以皮肤炎性、变性、增厚和纤维化进而硬化和萎缩为特征的结缔组织病，相当于西医的类风湿关节炎。

王老认为本病或因营卫不固，寒凝肌腠；或肺卫之疾，营血不足，卫外不固，风寒之邪乘隙稽留，凝结于肌腠，遂致脉络不通，营卫不和，气营瘀滞，肌肤失荣，皮萎而发硬；或肾阳虚衰，阴寒内盛，肾主藏精，肝气散精，皮肤之精血赖脾胃之供奉，脾胃阳虚即肌肤失荣，又阳虚则寒，阴寒内盛，凝聚肌表，致气血痹阻；或气不行血则血失运行之能，内则瘀滞积聚，促使血脉凝涩，外则经脉痹塞，皮肤失其所养则肌肤甲错。

10. 痔　痔以便血，伴有或不伴有痔脱出为临床表现。

王老认为本病多因脏腑本虚，兼因久立久坐，负重远行，或长期便秘，或泻痢日久，或临厕久蹲，或饮食不节，过食辛辣醇酒厚味之品，导致脏腑功能阴阳失调，风湿燥热下迫大肠，瘀阻魄门，瘀血浊气结滞不散，筋脉懈纵而成痔。

二、处　方

1. **姓名**：祝某某　　**性别**：男　　**年龄**：56 岁

初诊日期：2021 年 10 月 13 日

临床诊断：中医诊断为便秘，脾虚气陷证　西医诊断为便秘

处方：

黄芪 50g	火麻仁 15g	蜂蜜 10g	陈皮 12g
焦山楂 12g	焦麦芽 12g	焦神曲 12g	甘草 6g

7 剂，水煎服，日一剂，早晚温服。

【处方解读】

主诉：大便时排便困难 2 年。

现病史：患者 2 年前开始出现排便困难。大便不干，便条较细，排出困难。少气懒言，食少纳呆，小便正常。

舌苔脉象：舌质淡，苔白，脉弦。

辨病辨证：便秘，脾虚气陷证。

治法：补气润肠，健脾升阳。

【按语】

本方为黄芪汤加减。黄芪汤源自《金匮翼》。方剂由四味药组成，其中黄芪补脾肺之气，火麻仁、蜂蜜润肠通便，陈皮理气。患者纳差，王老加用焦三仙各 12g，甘草调和诸药。

++++++

2. **姓名**：顾某　　**性别**：男　　**年龄**：37 岁

初诊日期：2021 年 01 月 03 日

临床诊断：中医诊断为便秘，气机阻滞证　西医诊断为便秘

处方：

槟榔 15g	沉香（冲服）3g	木香 12g	乌药 12g
大黄（后下）9g	麸炒枳壳 12g		

7 剂，水煎服，日一剂，早晚温服。

【处方解读】

主诉：排便困难 2 月余。

现病史：患者 2 个多月前开始出现排便困难。大便不干，便条不粗但排出困难，胸胁痞闷，脘腹胀痛，纳食减少。

舌苔脉象：舌质淡，苔薄，脉弦。

辨病辨证：便秘，气机阻滞证。

治法：顺气行滞通便。

【按语】

六磨汤出自《世医得效方》，由沉香、木香、槟榔、乌药、大黄、枳壳组成。方中沉香性专下降，引上逆之气归于下；木香善于宣通上焦肺气、中焦脾气、下焦肝气；乌药为"胸腹逆邪要药耳"，可行胸腹之气；大黄攻积破瘀，可破气，为便秘要药；枳壳行于气分，下胸肺之气，肺与大肠相表里，利肺亦可下大肠之气而通便；槟榔善使气下行而通便。

++++++

3.姓名：户某某　　**性别：**男　　**年龄：**74 岁

初诊日期：2021 年 12 月 09 日

临床诊断：中医诊断为便秘，气阴两虚证　西医诊断为便秘

处方：

人参 9g	白术 12g	茯苓 12g	清半夏 9g
陈皮 12g	当归 12g	熟地黄 12g	白芍 12g
川芎 12g	制首乌 9g	肉苁蓉 12g	炒黑芝麻 30g
甘草 6g			

7 剂，水煎服，日一剂，早晚温服。

【处方解读】

主诉：排便困难 10 余年。

现病史：患者 10 余年前开始出现排便困难。临厕时虽有便意，但努挣乏力，挣后汗出气短，面色苍白。神疲乏力，烦热盗汗。

舌苔脉象：舌质淡红，苔薄少，脉细。

辨病辨证：便秘，气阴两虚证。

治法：益气养阴通便。

【按语】

本方为八珍汤加减。该患者为老年体弱，宜平补气血，加用首乌藤、肉苁蓉及黑芝麻实为增加养阴通便之效。

＋＋＋＋＋＋

4. 姓名：李某某　　性别：女　　年龄：82 岁

初诊日期：2021 年 09 月 18 日

临床诊断：中医诊断为便秘，阳虚寒凝证　西医诊断为便秘

处方：

当归 15g	牛膝 12g	肉苁蓉 12g	泽泻 9g
升麻 12g	麸炒枳壳 12g	肉桂 6g	甘草 6g

7 剂，水煎服，日一剂，早晚温服。

【处方解读】

主诉：大便时排便困难 10 余年。

现病史：患者 10 余年前开始出现排便困难。小便清长，四肢不温。腹中冷痛，腰部酸冷。

舌苔脉象：舌质淡，苔白，脉沉迟。

辨病辨证：便秘，阳虚寒凝证。

治法：温阳通便。

【按语】

济川煎为明代张景岳所创。《景岳全书》有言："便秘有不得不通者……济川煎主之。"方药组成包括肉苁蓉、当归、牛膝、枳壳、泽泻和升

麻等。其中君药肉苁蓉善于补肾助阳以润燥通便，对便秘疗效显著；臣药当归补血润燥滑肠；牛膝补益肝肾。三药共用以治体虚之本。麸炒枳壳理气行滞；泽泻利水渗湿；升麻升清降浊，治便结之标。

++++++

5. 姓名：吴某　　性别：女　　年龄：56 岁

初诊日期： 2020 年 08 月 28 日

临床诊断： 中医诊断为肉瘤，气滞痰凝证　西医诊断为脂肪瘤

处方：

陈皮 15g	法半夏 9g	茯苓 15g	僵蚕 12g
黄连 6g	甘草 6g	乌药 15g	川芎 15g
当归 12g	白芍 12g	香附 12g	青皮 12g
木香 6g	生姜 6 片	大枣 8 枚	

7 剂，水煎服，日一剂，早晚温服。

【处方解读】

主诉： 全身多发脂肪瘤 2 年余。

现病史： 患者 2 年多前开始出现全身多发脂肪瘤，总数可达二十余个，外院建议手术治疗，欲寻求中医药治疗，遂就诊于王老处。现症见：神志清，精神可，全身多发脂肪瘤，二便正常。

舌苔脉象： 舌淡红，苔白，脉弦滑。

辨病辨证： 肉瘤，气滞痰凝证。

治法： 理气健脾，化痰散结。

【按语】

化坚二陈丸出自《医宗金鉴》。原方中半夏辛温，功专燥湿祛痰，消痞散结，为治湿痰之要药；陈皮芳香，性辛苦温，擅理气调中，燥湿化痰；茯苓利水而不伤气，为利水渗湿要药；僵蚕化痰软坚；黄连清气郁之热，泻火解毒；甘草可矫味和中。全方行气散结，燥湿化痰。十全流气饮出自《外科正宗》，方中制香附、乌药、青皮、木香、陈皮疏肝解郁，白芍柔肝缓急，川芎、当归理气活血，炙甘草、生姜、大枣、茯苓健脾利湿。全方

功专疏肝健脾理气。

++++++

6. 姓名：乔某某　　性别：男　　年龄：35 岁

初诊日期：2019 年 12 月 14 日

临床诊断：中医诊断为瘰疬，痰凝瘀滞证　西医诊断为颈淋巴结核

处方：

浙贝母 15g	连翘 15g	玄参 15g	皂角刺 15g
海藻 10g	昆布 10g	猫爪草 15g	生大黄 10g
生甘草 10g			

14 剂，水煎服，日一剂，早晚温服。

外用金黄膏，蜂蜜调和外敷。

【处方解读】

主诉： 发现颈部淋巴结核 2 年。

现病史： 左颈部肿物 2 年，伴低热，食少纳呆，肿物不痛。曾于当地医院行手术治疗，病理诊断为颈淋巴结核。半年前术后肿物再生，当地医院建议再次手术，病人惧怕，遂求中医治疗。查左颈近锁骨处有一肿物，约 4cm×3cm，色红，光滑质软，推之不移，按之略痛。

舌苔脉象： 舌红，苔黄燥而腻，脉细而数。

辨病辨证： 瘰疬，痰凝瘀滞证。

治法： 软坚散结，化痰消瘰。

二诊： 肿物缩小至 2cm×1cm 大小，触痛减轻，有低热，食少纳呆减轻，舌苔薄白，脉细数。上方加山慈菇 18g，继服 21 剂，结核消散，诸症悉除。

【按语】

王老认为本案是由阴血不足，气郁化火，灼伤津液，炼液为痰，痰凝瘀滞，聚结于经络而成。方中浙贝母味苦性寒，有清热化痰、开郁下气的作用；连翘味苦性凉，具清热泻火、消肿散结之功效；浙贝母合连翘，清热毒，化痰浊，开郁滞，更增散结消肿之功；海藻、昆布合用增强消痰软

坚散结之效；猫爪草化痰散结；皂角刺消肿托毒；生大黄泻火通便，祛瘀解毒；甘草调和诸药。全方软坚散结，化痰消瘰，疗效显著。

++++++

7. **姓名**：陶某某　　　**性别**：女　　　**年龄**：21 岁

初诊日期：2021 年 11 月 04 日

临床诊断：中医诊断为痄腮，热毒入血证　西医诊断为流行性腮腺炎

处方：

黄芩 15g	黄连 10g	牛蒡子 6g	连翘 9g
僵蚕 5g	薄荷（后下）5g	玄参 8g	板蓝根 8g
桔梗 10g	山栀 6g	泽泻 10g	夏枯草 20g
大黄 6g	甘草 6g		

7 剂，水煎服，日一剂，早晚温服。

【处方解读】

主诉：右耳下肿胀 3 天，发热 2 天。

现病史：3 天前患者自觉精神倦怠，食欲减退，右侧耳下肿胀，酸楚不适。自服板蓝根冲剂数包，昨日起微寒发热，右耳下肿胀加剧，张口及咀嚼活动受限。大便干结，小便色深黄。体格检查：体温 38℃，心率 86 次 /min。局部检查：右侧耳下漫肿，按之酸楚微痛，皮色正常无灼热感，左侧耳下肿胀不明显，按之有轻微酸痛感。

舌苔脉象：舌红，苔黄，脉浮数。

辨病辨证：痄腮，热毒入血证。

治法：疏风散热，解毒透邪。

二诊：热退，大便通，右耳下肿痛明显减轻。检查：右耳下肿胀明显消退，继服上方 7 剂。

【按语】

《成方便读》曰："大头瘟，其邪客于上焦。故以酒炒芩、连之苦寒，降其上部之热邪；又恐芩、连性降，病有所遗；再以升、柴举之，不使其速下；僵蚕、马勃解毒而消肿；鼠、元、甘、桔利膈以清咽；板兰根解疫

毒以清热；橘红宣肺滞而行痰；连翘、薄荷皆能轻解上焦，消风散热。合之为方，岂不名称其实哉！"王老认为治疗本病在清热解毒为主时，兼以疏风透邪；风温时毒挟胃热侵袭少阳，故右腮肿胀酸楚，选用经典名方普济消毒饮合牛蒡解肌汤加减。诸药协同，发挥疏风清热、解毒散结清肿之功效。

＋＋＋＋＋＋

8. **姓名**：李某某　　　**性别**：女　　　**年龄**：39 岁

初诊日期：2021 年 11 月 13 日

临床诊断：中医诊断为癥瘕，寒凝血瘀证　西医诊断为子宫肌瘤

处方：

仙茅 10g	仙灵脾 10g	肉苁蓉 10g	蒲公英 20g
莪术 6g	香附 10g	知母 10g	泽兰 10g
红花 15g	高良姜 10g	甘草 6g	

7 剂，水煎服，日一剂，早晚温服。

【处方解读】

主诉：发现子宫肌瘤 3 年，停经 2 个月。

现病史：患者 3 年前体检做彩超时发现子宫体积大，多发子宫肌瘤，右侧附件区囊性结构。2 个多月前出现停经，早孕（−），曾用药物止血。症见：无腹痛、腹胀，纳可，眠可，手足冷，苔白，脉沉细。孩子 14 岁。

舌苔脉象：舌质红，苔白，脉沉细。

辨病辨证：癥瘕，寒凝血瘀证。

治法：补益冲任，破血散结。

二诊：月经未来，苔白，脉沉。处方：仙茅 10g，仙灵脾 10g，肉苁蓉 10g，阿胶 10g，肉桂 10g，高良姜 10g，香附 10g，当归 10g，白芍 10g，熟地黄 10g，川芎 10g，党参 10g，知母 10g，麦冬 10g，甘草 10g。

三诊：近两个月月经正常。今日 B 超：子宫肌层回声欠均匀，右侧附件囊肿。舌红苔白，脉沉。处方：柴胡 10g，枳壳 10g，桂枝 10g，川牛膝 10g，当归 10g，赤芍 10g，熟地黄 10g，莪术 10g，夏枯草 18g，连翘 10g，甘草 10g。小金胶囊 6 盒。每次口服 4 粒，每日 2 次。

【按语】

方中以二仙汤为主，重在补阳以驱寒，香附、莪术、红花为活血破血之要药；蒲公英消痈散结之功效极佳，佐以泽兰、知母以滋阴。诸药合用补益冲任，破血散结。

子宫肌瘤为妇科常见疾病，妇女可能会出现下腹部结块、胀满、腹痛等症状。从中医角度而言，可以将西医学的子宫肌瘤等女性疾病归于癥瘕痛。结合本医案，王老认为邪因正虚而入，这是人体发病的基本机制，这一机制提示我们治疗疾病需分清标本缓急。该患者治疗初期采用大量破血、行血之药不效，乃寒邪凝滞不去、瘀血不化所致，王老遂改为先温散寒邪，后活血破血，起到了极佳的疗效。由此可见，治疗大法先后不同，则疗效有天壤之别。

++++++

9. **姓名**：贾某某　　　**性别**：男　　　**年龄**：27 岁

初诊日期：2021 年 10 月 19 日

临床诊断：中医诊断为齿衄，胃火炽盛证　　西医诊断为牙龈出血

处方：

生地黄 15g	牡丹皮 12g	水牛角 30g	黄连 6g
连翘 12g	当归 12g	大黄 6g	黄芩 12g
升麻 9g	大蓟 12g	小蓟 12g	藕节 15g
甘草 6g			

7 剂，水煎服，日一剂，早晚温服。

【处方解读】

主诉：间断性牙龈出血 2 月余。

现病史：患者 2 个多月前出现间断性牙龈出血。就诊于王老处。现症见：神志清，精神可，间断性牙龈出血，齿龈红肿疼痛，口臭，大便干，小便正常。

舌苔脉象：舌红，苔黄，脉洪数。

辨病辨证：齿衄，胃火炽盛证。

治法：清胃泻火，凉血止血。

【按语】

本方为加味清胃散合泻心汤，以大黄、黄连为君药，可清降胃中实火，升麻为臣药，既清解阳明热毒，又能辛散胃中积热，有"火郁发之"之意，两药合用升降结合，清上泻下，既可疏散上炎之火，又可肃降内郁之热；胃有热，则阴血亦必受损，故以生地黄滋阴凉血，牡丹皮、水牛角清热凉血，当归养血和血；大蓟、小蓟及藕节止血；甘草调和诸药。诸药合用，共奏清胃泻火、凉血止血之功效。

++++++

10. 姓名：孙某　　性别：女　　年龄：37 岁

初诊日期：2021 年 09 月 30 日

临床诊断：中医诊断为不寐，肝胆郁热证　西医诊断为失眠

处方：

陈皮 12g	清半夏 9g	茯苓 12g	枳实 12g
竹茹 12g	石菖蒲 12g	黄连 6g	炙甘草 6g

7 剂，水煎服，日一剂，早晚温服。

【处方解读】

主诉：失眠 1 年余。

现病史：患者 1 年多前开始出现入睡困难，梦多易惊醒。精神不振，烦躁不安，纳差。

舌苔脉象：舌质红，苔黄厚，脉滑。

辨病辨证：不寐，肝胆郁热证。

治法：清胆豁痰，安神定志。

【按语】

黄连温胆汤属于中医名方，出自清代陆廷珍所撰写的《六因条辨》。其中曰"中暑吐泻并作，吐既止而泻不止者，宜胃苓汤泄之，若泻止而吐不止者，宜黄连温胆汤和之"及"伤暑汗出，身不大热，而舌黄腻，烦闷欲呕，此邪踞肺胃，留恋不解。宜用黄连温胆汤，苦降辛通，为流动之品，

仍冀汗解也"。由此可见，本方为和解剂，主要治疗中焦湿热病症。该方共8味组方：黄连、半夏、茯苓、陈皮、枳实、竹茹、甘草、生姜。其中黄连苦寒沉降，半夏辛温升散，二者共为君药，奏辛开苦降之功。调畅中焦脾胃气机，以杜绝生痰之源，中焦气机通畅，则上焦肺脏宣肃有序，贮痰之器得以清畅；竹茹清热降逆止呕吐，化痰定喘平咳逆，作为臣药，配伍半夏，使胃和痰除，呕止烦消；陈皮辛苦性温，理气健脾，行气通滞；枳实破气除痞消积食；茯苓作为佐药，甘淡平，健脾利水，渗湿除痰饮；甘草为使药，可调和诸药。纵观全方，温凉搭配，配伍精妙，具有化痰和胃、清热解郁的功效。

++++++

11. **姓名**：胡某某　　**性别**：男　　**年龄**：31 岁

初诊日期：2021 年 10 月 01 日

临床诊断：中医诊断为眩晕，精血不足、肾阴亏损证　西医诊断为眩晕

处方：

熟地黄 20g	山药 20g	山萸肉 15g	何首乌 20g
桑椹 20g	女贞子 15g	炒酸枣仁 12g	泽泻 15g
生龙骨 30g	生牡蛎 30g	菊花 12g	牡丹皮 12g
磁石 30g	茯苓 15g	炙甘草 6g	

7 剂，水煎服，日一剂，早晚温服。

【处方解读】

主诉：眩晕 1 年余。

现病史：患者 1 年多来经常头昏晕痛，寐少梦多，盗汗，精神萎靡，腰酸肢软，间或滑精，时有咽干口苦、呕恶、耳鸣等症。面色萎黄无华，形体消瘦，手足心热。进一步详询病史，始知患者年轻时沾染手淫恶习，遗精滑泄严重。

舌苔脉象：舌红少苔，脉象沉细稍数。

辨病辨证：眩晕，精血不足、肾阴亏损证。

治法：滋阴补肾，填精益髓。

二诊：服药 7 剂，睡眠好转，眩晕减轻。上方加白芍 12g、制龟板 30g、紫河车 30g。继服 10 剂后，诸症大减，眩晕止，效不更方，继服 14 天巩固疗效，随访半年未发。

【按语】

王老认为，先天不足、后天失养，长期劳累、生活紧张、房事过度或久病伤肾、年老体衰等原因均会使肾的功能失调，出现一系列肾虚症状。本案例表现为腰酸膝软、耳鸣头晕、遗精、早泄、手足心热，属肾阴虚证，肾阴虚治当滋补肾阴，通过补充肾阴的方法，让肾阴充足之后，它的偏衰状态就能够得以纠正了。故选滋补肾阴的常用方剂六味地黄丸加减，在原方基础上佐以养阴益肾、补肝生血之女贞子；桑椹、首乌藤合用补肝益肾，养血滋阴；生龙骨、生牡蛎平肝潜阳，镇惊安神，固精止遗；菊花、磁石清肝热，平肝阳。共奏滋阴补肾，填精益髓之效。

＋＋＋＋＋＋

12. 姓名：蔡某　　性别：女　　年龄：36 岁

初诊日期：2021 年 02 月 23 日

临床诊断：中医诊断为硬皮病，风毒湿热蕴于营分、血滞不畅证　西医诊断为类风湿关节炎

处方：

当归 15g	徐长卿 12g	红花 12g	蝉蜕 12g
地肤子 12g	生地黄 20g	白鲜皮 12g	桃仁 12g
豨莶草 15g	赤芍 15g	荆芥 9g	甘草 6g

7 剂，水煎服，日一剂，早晚温服。

【处方解读】

主诉：四肢皮肤发红伴疼痛 2 年。

现病史：2 年来患者四肢皮肤经常发紫发红、疼痛，手腕和下肢关节亦常有疼痛，活动不灵，经市某医院检查，血沉：50mm/h，肝功正常，遂确诊为"弥漫性硬皮病"。

舌苔脉象：舌质红、苔白薄，脉象弦细。

辨病辨证：硬皮病，风毒湿热蕴于营分、血滞不畅证。

治法：祛风毒，化湿热，行瘀滞。

二诊：复诊告知诸症大减，自觉服药后，麻、痒、痛减轻，四肢发红发紫消失，原方去赤芍药加桂枝，续服 10 剂，诸症消失。

【按语】

方中当归、红花、桃仁、赤芍活血化瘀，生地黄配伍赤芍泻火，养阴，凉血；白鲜皮咸寒且微苦微辛，能清散血中之滞热，通利关节，胜湿除热；地肤子味甘、微苦寒，除清湿热，利小便；豨莶草具解毒活血之功，能直入至阴，导其湿热，平肝化瘀，通其脉络；蝉蜕、荆芥疏风解毒解表，疏里宣外，共奏祛风毒、化湿热、行瘀滞之功。王老治疗弥漫性硬皮病之用药特色，乃集寒热辛苦于一炉，意在寒热辛苦各司其职，以迅速分消风、湿、热、毒诸邪，盖风、湿、热、毒分消，则痰瘀湿热分化，气血运行无限，四肢百骸皮毛得以濡养，故硬化、萎缩、强直，局部功能障碍，或烂、红肿等症均能速愈，此"流水不腐"之理也。

+ + + + + +

13. **姓名**：位某某　　**性别**：男　　**年龄**：41 岁

初诊日期：2021 年 09 月 23 日

临床诊断：中医诊断为痔，湿热下注证　西医诊断为痔

处方：

黄连 9g	黄芩 12g	生地黄 12g	赤芍 12g
当归 12g	槐角 12g	槐花 12g	荆芥穗 12g
地榆炭 12g	仙鹤草 15g	白头翁 12g	秦艽 10g
甘草 6g			

7 剂，水煎服，日一剂，早晚温服。

【处方解读】

主诉：便血 3 天余。

现病史：患者 3 天前饮酒后出现便血，色鲜红、量多。肛门灼热，排便时右肿物自肛内脱出，起身时可自行回纳。

舌脉：舌质红，苔黄腻，脉数。

辨病辨证：痔，湿热下注证。

治法：清热利湿止血。

【按语】

脏连丸，出自《证治准绳》，原方为黄连及猪大肠。本方则选用中成药脏连丸为底方，方中黄连、黄芩清热泻火止血；生地黄滋阴凉血，养血止血；赤芍凉血止血；当归补血活血止痛；槐花、槐角、地榆炭泻热清肠，凉血止血；荆芥穗辛散疏风，与上药相配疏风理血。诸药共用，共奏清肠止血之功。加用地榆炭、仙鹤草止血，白头翁、秦艽清热。